Gutachtenkolloquium 10

Springer
Berlin
Heidelberg
New York
Barcelona
Budapest
Hong Kong
London
Mailand
Paris
Tokyo

G. Hierholzer G. Kunze D. Peters (Hrsg.)

Bildgebende Untersuchungsverfahren Der ärztliche Sachverständige Beckenverletzungen Psychische Verarbeitung Fingerverlust / Fingerteilverlust Qualitätssicherung

Bearbeitet von
G. Hierholzer, P. M. Hax, S. Hierholzer und H. Scheele

Mit 56 Abbildungen und 9 Tabellen

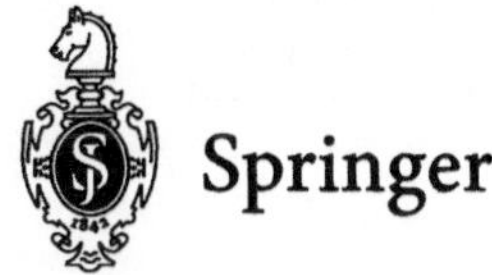

Springer

Professor Dr. med. Günther Hierholzer
Ärztlicher Direktor der Berufsgenossenschaftlichen Unfallklinik
Großenbaumer Allee 250, D-47249 Duisburg

Direktor Assessor Georg Kunze
Hauptgeschäftsführer der Maschinenbau-
und Metall-Berufsgenossenschaft
und
Geschäftsführer des Landesverbandes Rheinland-Westfalen
der gewerblichen Berufsgenossenschaften,
Kreuzstraße 45, D-40210 Düsseldorf

Direktor Assessor Dirk Peters
Stellv. Hauptgeschäftsführer der Hütten-
und Walzwerks-Berufsgenossenschaft
und
stellv. Geschäftsführer des Landesverbandes Rheinland-Westfalen
der gewerblichen Berufsgenossenschaften,
Kreuzstraße 45, D-40210 Düsseldorf

Das Buch erscheint im Auftrage des Landesverbandes Rheinland-Westfalen
der gewerblichen Berufsgenossenschaften, Essen und
des Hauptverbandes der gewerblichen Berufsgenossenschaften, Sankt Augustin

ISBN-13: 978-3-540-59203-7 e-ISBN-13: 978-3-642-79720-0
DOI: 10.1007/978-3-642-79720-0

Die Deutsche Bibliothek – CIP-Einheitsaufnahme
Bildgebende Untersuchungsverfahren. Der ärztliche Sachverständige [u.a.]. Mit Tabellen. G. Hierholzer ... (Hrsg.). Bearb. von G. Hierholzer. [Im Auftr. des Landesverbandes Rheinland-Westfalen der Gewerblichen Berufsgenossenschaften, Essen und des Hauptverbandes der Gewerblichen Berufsgenossenschaften, Sankt Augustin]. – Berlin ; Heidelberg ; New York ; Barcelona ; Budapest ; Hong Kong ; London ; Mailand ; Paris ; Tokyo : Springer, 1995
(Gutachtenkolloquium ; 10)

NE: Hierholzer, Günther [Hrsg.]; Der ärztliche Sachverständige; Gutachtenkolloquium: Gutachtenkolloquium

Herstellung: PRO EDIT GmbH, D-69126 Heidelberg
Satz: E. Kieser GmbH, D-86356 Neusäß
SPIN: 10483747 24/3130-5 4 3 2 1 0 – Gedruckt auf säurefreiem Papier

Vorwort und Laudatio für Herrn Dr. R. Bonnermann

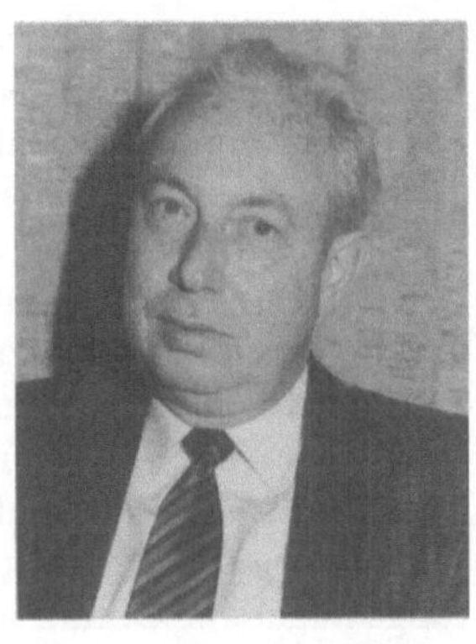

Das Duisburger Gutachtenkolloquium[1] hat eine fachliche und eine übergeordnete Zielsetzung. Außer der Abhandlung versicherungsrechtlich und medizinisch aktueller Fragen bemühen wir uns um die Darstellung der sozialpolitischen Bedeutung der Gesetzlichen Unfallversicherung, um ihr Zusammenwirken mit der Medizin, um das Verständnis für eine Solidargemeinschaft und um die Beachtung der dynamischen Entwicklung der Rechtsprechung der Sozialgerichtsbarkeit. Diese Aufgabenstellung wird trocken und abstrakt bleiben, sofern man nicht auf Persönlichkeiten hinweisen kann, die den Nachrückenden ein Beispiel geben.

Die Bescheidenheit von Herrn Dr. Bonnermann hat es mir fast verboten, sich seiner fachlichen Qualifikation, seiner beruflichen Erfahrung und der Wertschätzung aus der kollegialen Umgebung in der oben angesprochenen Form bedienen zu dürfen. Erst mit der Erklärung, daß damit dem berufsgenossenschaftlichen Selbstverständnis und dem Bewußtsein für das Gemeinwesen genutzt werden könne, hat er, wenn auch etwas murrend und mit dem Hinweis „dann aber bitte sehr kurz", seine Zustimmung erteilt.

Die Merkmale des Lebens von Herrn Dr. Bonnermann sind interessant. 1930 ist er in Gelsenkirchen-Horst in einer Familie geboren, in der der Vater Fahrsteiger war. Wer weiß aus dem versammelten Kreis heute noch um die Bedeutung dieser „Edelleute" des Reviers? Die Schuljahre verbrachte er zunächst im Ruhrgebiet, lernte in Verbindung mit den Kriegsereignissen andere Regionen Deutschlands kennen, legte im Herzen des Reviers die Reifeprüfung ab und studierte die Juristerei in Marburg und Köln. Der frischgebackene Assessor trat 1958 in die Dienste der Bergbau-Berufsgenossenschaft ein. Er heiratete 1959 und promovierte 1962 an der Universität Köln.

Unsere persönlichen Wege kreuzten sich 1963 mit meinem Eintritt in das Bergmannsheil in Bochum, die Kontakte währen also schon 31 Jahre.

---

[1] 11. Duisburger Gutachtenkolloquium, 18. bis 20. August 1994

Bereits 1971 wurde Herr Dr. Bonnermann zum stellvertretenden Geschäftsführer und 1980 zum Direktor der Bezirksverwaltung der Bergbau-Berufsgenossenschaft in Bochum bestellt.

Das Kriegserlebnis und die Nachkriegszeit, der ungeheuere Wirtschaftsaufschwung und die Entwicklung der wirtschaftlichen Rahmenbedingungen des Bergbaus als Vorläufer des Abschwunges mit den damit verbundenen schwerwiegenden sozialpolitischen Aufgaben haben seine Persönlichkeit mitgeformt.

Zu seinem 60. Geburtstag faßte der Hauptgeschäftsführer der Bergbau-Berufsgenossenschaft, Herr Dr. Brandts, sehr treffend zusammen: „Beladen mit allen möglichen spezifischen und unspezifischen Verwaltungsaufgaben, Organisationsfragen, Personalproblemen und Finanzfragen ist Herr Dr. Bonnermann nie zum Schmalspurjuristen degeneriert. Das Recht war nicht nur das gelernte Recht, er lebte damit Rechtstreue, Vorschriftentreue, aber auch Rechtsgenauigkeit." Präzision sei eine Lust für ihn, die RVO (Reichsversicherungsordnung) habe er gewissermaßen unter dem Arm.

Bei der heutigen Spezialisierung ist es keineswegs mehr selbstverständlich, daß ein Direktor einer Berufsgenossenschaftlichen Bezirksverwaltung die das Berufsgenossenschaftliche Heilverfahren betreffenden Fragen in- und auswendig beherrscht und obendrein als ausgewiesener Fachmann und Ratgeber der medizinischen Begutachtung gilt.

Konsequenterweise hat Herr Dr. Bonnermann das Duisburger Gutachtenkolloquium von vornherein mitgestaltet und mitbegleitet. Bei der Durchsicht der inzwischen erschienenen neun Buchbände zeigt sich, daß er eigentlich immer die schwierigeren oder vordergründig gesehen, nicht dankbaren Aufgaben übernahm. Beim Kolloquium beherrscht er die Kunst, hitzige Bemerkungen einfach zu übergehen, langatmige Diskussionen einem Schlußwort zuzuführen und den Mut für die Formulierung „das wissen wir nicht oder das wissen wir noch nicht", zu haben.

Es sei erlaubt, ein kurzes und ihn beschreibendes Beispiel anzufügen. Seit seiner Dankesrede anläßlich des 60. Geburtstages habe ich Schwierigkeiten mit dem Verb „erfolgen". Es steht selbst im Duden und ist somit hoffähig. Obwohl das Verb in der medizinischen Sprache und im Verwaltungsdeutsch weit verbreitet ist, prangert Herr Dr. Bonnermann die gebräuchlichen bürokratischen und wenig menschlichen Umschreibungen an: „Der Unfall erfolgte am ..." oder „... dann erfolgte die weitere Behandlung" oder „die Sachbearbeitung erfolgt nunmehr ..." oder „schließlich erfolgte die Anerkennung der BK ...". Jemand, der die deutsche Sprache so pflegt und so gut mit ihr umgeht, hat auch andere nachahmenswerte Qualitäten.

Das Verhältnis zwischen Ärzten und Verwaltungsjuristen ist zuweilen „vielschichtig". Eine Umfrage bei den anwesenden Ärzten mit der Bitte, die Persönlichkeit Dr. Bonnermanns zu beschreiben, ergab als Antwort: „Ein vielschichtiges Beschreiben führt hier nicht weiter, er ist den Medizinern einfach ein kollegialer Freund."

Unseren Dank, unsere Grüße, verbunden mit allen Wünschen für Herrn Dr. Bonnermann und seine verehrte Frau Gemahlin für die Zukunft, kann man mit dem schönen und wichtigen Wort aus dem Bergbau zusammenfassen

„Glückauf".

G. Hierholzer

Inhaltsverzeichnis

Teil V
***Begutachtung des Verlustes bzw. Teilverlustes von Fingern* 215**

Teil VI
***Qualitätssicherung und Kontrolle im berufsgenossenschaftlichen Heilverfahren* 251**

Mitarbeiterverzeichnis

Ackermann, R., Dr. med., Berufsgenossenschaftliche Unfallklinik, Ludwig-Guttmann-Str. 13, D-67071 Ludwigshafen

Behrens, S., Prof. Dr. med., Unfallchirurgische Abteilung, Kreiskrankenhaus, Rintelner Str. 85, D-32657 Lemgo

Benz, M., Assessor Dr., BV Dortmund der Berufsgenossenschaft Nahrungsmittel und Gaststätten, Hansbergstr. 28, D-44141 Dortmund

Bergmann, K. O., Dr., Rechtsanwalt und Notar, Anwaltssozietät, Postfach 14 11, D-59004 Hamm

Bilow, H., Dr. med., Abteilungen für Orthopädie und Querschnittlähmungen, Berufsgenossenschaftliche Unfallklinik, Schnarrenbergstr. 95, D-72076 Tübingen

Bindemann, D., Assessor, BV Köln der Maschinenbau- und Metall-Berufsgenossenschaft, Bergisch Gladbacher Str. 3, D-51143 Köln

Blome, O., Hauptverband der gewerblichen Berufsgenossenschaften, Alte Heerstr. 111, D-53757 Sankt Augustin

Böhm, H. J., Dr. med., Berufsgenossenschaftliche Unfallklinik, Großenbaumer Allee 250, D-47249 Duisburg

Böhmer, G., Dr. med., Berufsgenossenschaftliche Unfallklinik, Großenbaumer Allee 250, D-47249 Duisburg

Bonnermann, R., Dr. jur., Bez.-Verw. Bochum der Bergbau-Berufsgenossenschaft, Waldring 97, D-44789 Bochum

Borsch-Galetke, E., Prof. Dr. med., Gewerbemedizinaldirektorin, Landesanstalt für Arbeitsschutz des Landes NRW, Marienplatz 2, D-44787 Bochum

Brandenburg, St., Dr. jur., BV Bochum der Berufsgenossenschaft für Gesundheitsdienst und Wohlfahrtspflege, Kurt-Schumacher-Platz 3–7, D-44787 Bochum

Brandt, K. A., Dr. med., Berufsgenossenschaftliche Unfallklinik, Großenbaumer Allee 250, D-47249 Duisburg

Chylarecki, Ch., Dr. med., Berufsgenossenschaftliche Unfallklinik, Großenbaumer Allee 250, D-47249 Duisburg

Coumanns, P., BV Dortmund der Bau-Berufsgenossenschaft Wuppertal, Kronprinzenstr. 62–66, D-44135 Dortmund

Dürr, W., Prof. Dr. med., Unfallchirurgische Abteilung, Evang. Stift St. Martin, Johannes-Müller-Str. 7, D-56068 Koblenz

Echtermeyer, V., Prof. Dr. med., Unfallchirurgische Klinik, Klinikum Minden, Friedrichstr. 17, D-32427 Minden

Eilebrecht, G., Assessor, BV Dortmund der Bau-Berufsgenossenschaft Wuppertal, Kronprinzenstr. 62–66, D-44135 Dortmund

Erlinghagen, N., Assessor, Sektion III der Steinbruchs-Berufsgenossenschaft, Hausdorffstr. 102, D-53129 Bonn

Fahle, H., Dr. med., Berufsgenossenschaftliche Unfallklinik, Großenbaumer Allee 250, D-47249 Duisburg

Gissel, C., Assessor, BV Bonn der Bergbau-Berufsgenossenschaft, Schumannstr. 8, D-53113 Bonn

Hagen von, C., Dr. phil., Egerländer Str. 2, D-82393 Iffeldorf

Hansis, M., Prof. Dr. med., Klinik und Poliklinik für Unfallchirurgie, Universität Bonn, Sigmund-Freud-Str. 25, D-53127 Bonn

Hax, P.-M., Dr. med., Berufsgenossenschaftliche Unfallklinik, Großenbaumer Allee 250, D-47249 Duisburg

Hehling, W., Verwaltungs-Berufsgenossenschaft, Mönckebergstr. 7, D-20095 Hamburg

Heitemeyer, U., Priv.-Doz. Dr. med., Abteilung Unfallchirurgie, Allgemeines Krankenhaus Hamburg-Harburg, Eißendorfer Pferdeweg 52, D-21075 Hamburg

Herbst, B., Dr. med., Berufsgenossenschaftliche Unfallklinik, Großenbaumer Allee 250, D-47249 Duisburg

Hermichen, H., Dr. med., Unfallchirurgische Abteilung, Städtisches Klinikum Neuss, Lukas-Krankenhaus, Preussenstr. 84, D-41464 Neuss

Heuft, G., Priv.-Doz. Dr. med., Klinik für Psychotherapie und Psychosomatik der Rheinischen Landes- und Hochschulklinik, Virchowstr. 174, D-45147 Essen

Hierholzer, G., Prof. Dr. med., Berufsgenossenschaftliche Unfallklinik, Großenbaumer Allee 250, D-47249 Duisburg

Hierholzer, S., Dr. med., Berufsgenossenschaftliche Unfallklinik, Großenbaumer Allee 250, D-47249 Duisburg

Hinrichsen, K., Bez.-Verw. II der Berufsgenossenschaft Druck und Papierverarbeitung, Wall 24 a, D-42103 Wuppertal

Hörster, G., Prof. Dr. med., Unfallchirurgische Klinik, Städtische Krankenanstalten Bielefeld-Mitte, Teutoburgerstr. 50, D-33604 Bielefeld

Hutschenreiter, G., Prof. Dr. med., Urologische Klinik, Evang. und Johanniter-Krankenanstalten Duisburg Nord/Oberhausen GmbH, Steinbrinkstr. 96, D-46145 Oberhausen

Izbicki, W., Dr. med., Unfallchirurgische Abteilung, Evangelisches Krankenhaus, Wertgasse 30, D-45468 Mülheim/Ruhr

Kaiser, V., Dr. jur., Bez.-Verw. Stuttgart der Holz-Berufsgenossenschaft, Vollmoellerstr. 11, D-70563 Stuttgart

Köhler, G., Südwestliche Bau-Berufsgenossenschaft, Steinhäuserstr. 10, D-76135 Karlsruhe

Kötting, M., Dr. med., Berufsgenossenschaftliche Unfallklinik, Großenbaumer Allee 250, D-47249 Duisburg

Krause, M., BV 4 der Verwaltungs-Berufsgenossenschaft, Solinger Str. 18, D-45481 Mülheim

Kunze, G., Assessor, Landesverband Rheinland-Westfalen der gewerblichen Berufsgenossenschaften, Kreuzstr. 45, D-40210 Düsseldorf

Lange, K., Dr. med., Abteilung Radiologische Diagnostik, Klinikum Minden, Friedrichstr. 17, D-32427 Minden

Maintz, G., Dr. med., Steinbruchs-Berufsgenossenschaft, Sektion 3, Hausdorffstr. 102, D-53129 Bonn

Mehrhoff, F., Dr. jur., Hauptverband der gewerblichen Berufsgenossenschaften, Alte Heerstr. 111, D-53757 Sankt Augustin

Oehme, J., Assessor, Gebietsverwaltung Ost der Tiefbau-Berufsgenossenschaft, Helmstedter Str. 2, D-10717 Berlin

Pappai, W., Assessor, BV Dresden der Maschinenbau- und Metall-Berufsgenossenschaft, Königsbrücker Landstr. 159, D-01109 Dresden

Peters, D., Assessor, Landesverband Rheinland-Westfalen der gewerblichen Berufsgenossenschaften, Kreuzstr. 45, D-40210 Düsseldorf

Reill, P., Dr. med., Abteilung für Handchirurgie, Berufsgenossenschaftliche Unfallklinik, Schnarrenbergstr. 95, D-72076 Tübingen

Reinhardt, E., BV Düsseldorf der Maschinenbau- und Metall-Berufsgenossenschaft, Kreuzstr. 54, D-40210 Düsseldorf

Remke, St. Dr., Bielastr. 1, D-04430 Böhlitz-Ehrenberg

Roesgen, M., Priv.-Doz. Dr. med., Abteilung Unfallchirurgie, Kliniken der Landeshauptstadt Düsseldorf, Krankenhaus Benrath, Urdenbacher Allee 83, D-40593 Düsseldorf

Römer, W., Dr., BV Hannover der Berufsgenossenschaft Nahrungsmittel und Gaststätten, Tiergartenstr. 109–111, D-30559 Hannover

Ruidisch, M. H., Dr. med., Berufsgenossenschaftliche Unfallklinik, Prof.-Küntscher-Str., D-82418 Murnau/Obb.

Sangmeister, M., Dr. med., Unfallchirurgische Klinik, Klinikum Minden, Friedrichstr. 17, D-32427 Minden

Scheele, H., Dr. med., Chirurgische Klinik, Krankenhaus Maria Hilf, Sandradstr. 43, D-41061 Mönchengladbach

Scheuer, I., Priv.-Doz. Dr. med., Klinik für Unfall- und Wiederherstellungschirurgie, Kreiskrankenhaus, Schwarzenmoorstr. 70, D-32049 Herford

Schröter, F., Dr. med., Institut für Medizinische Begutachtung, Landgraf-Karl-Str. 21, D-34131 Kassel

Schürmann, J., Dr. jur., Bau-Berufsgenossenschaft Wuppertal, Viktoriastr. 21, D-42115 Wuppertal

Schwerdtfeger, U., Assessor, Bez.-Verw. Köln der Holz-Berufsgenossenschaft, Kalscheurer Weg 12, D-50969 Köln

Senf, W., Prof. Dr. med., Klinik für Psychotherapie und Psychosomatik der Rheinischen Landes-und Hochschulklinik, Virchowstr. 174, D-45147 Essen

Sievers, K. W., Priv.-Doz. Dr. med., Röntgendiagnostik OPZ II, Universitätsklinikum Essen, Hufelandstr. 55, D-45147 Essen

Spohr, H., Hauptverwaltung der Binnenschiffahrts-Berufsgenossenschaft, Düsseldorfer Str. 193, D-47053 Duisburg

Weskott, V., Assessor, BV Wuppertal der Bau-Berufsgenossenschaft, Hofkamp 84, D-42103 Wuppertal

Wessely, J., Dr. med., Grabenstr. 13, D-53424 Remagen

Teil I

Nutzen und Grenzen der Anwendung bildgebender Verfahren für die Begutachtung

Die Bedeutung der nativen Röntgendiagnostik am Beispiel von Frakturen und anderen Skelettveränderungen

I. SCHEUER

Einleitung

1895 hat Wilhelm Conrad Röntgen die X-Strahlen, die später nach ihm benannt wurden, entdeckt. Mit der Entwicklung von geeigneten Röntgengeräten und der Möglichkeit der Dokumentation von Röntgenbildern auf entsprechendem Filmmaterial hat die Medizin, insbesondere die Knochenchirurgie und Orthopädie, einen ganz entscheidenden Impuls in ihrer Entwicklung erfahren. Gegenwärtig ist die Unfallchirurgie und Orthopädie bezüglich der Diagnostik, Therapie und Begutachtung ohne die tägliche Anwendung von Röntgengerät, Bildverstärker und Durchleuchtung nicht mehr denkbar.

Die Anwendung von Röntgenstrahlen wird geregelt in der gültigen Röntgenverordnung (RöV); Röntgenstrahlen können eingesetzt werden

1. Zur Diagnostik bei konkreten Verdachtsmomenten und Erkrankungen sowie Schäden,
2. wenn ein Gewinn zusätzlicher Informationen zu erwarten ist und
3. zur Therapie von Erkrankungen und Körperschäden.

Das native Röntgen hat heute einen wesentlichen Stellenwert in der Diagnostik des Skelettsystems. Unter Ausnutzung der vorgegebenen Möglichkeiten sind Röntgenbilder mit relativ wenig Aufwand anzufertigen und besitzen eine hohe Aussagefähigkeit bezüglich der Beurteilung von Skelettverletzungen und Veränderungen. Röntgenbilder dokumentieren Fakten, die auch nach Jahren noch objektiv nachvollziehbar sind, was jedoch entscheidend von der Erfahrung des Beurteilenden und der Art und Weise der Röntgenbilderstellung abhängig ist. Für die Betrachtung und Beurteilung von Röntgenbildern sind nur wenige Hilfsmittel notwendig; Röntgenbildbetrachtungsgerät mit Blende und Lichtquellenregelung, Punktlichtquelle mit Irisblende, eine gute Lupe sowie Zentimetermaß und Winkelmesser.

Röntgentechnische Hinweise

Körpergewebe sind je nach Dicke und Dichte mehr oder weniger für Röntgenstrahlen durchlässig und bewirken dadurch eine mehr oder weniger ausgeprägte Schwärzung des Filmmaterials. Ausgehend von einer möglichst punktförmigen Strahlenquelle treffen divergierende Strahlenbündel auf das Objekt und bilden dieses in Form von mehr oder weniger dichten Schattenbildern auf der Bildebene (Röntgenfilm) ab.

Bei standardisierten Röntgenaufnahmen ist der Film-Fokus-Abstand definiert und einzuhalten: bei Extremitätenaufnahmen sind dies 1,20 m, bei Bekkenaufnahmen und Teilaufnahmen der Wirbelsäule 1,45 m. Die Veränderung des Fokus-Objekt-Abstandes bzw. Objekt-Bild-Ebenen-Abstandes kann einen Vergrößerungs- oder Verkleinerungseffekt haben, der je nach Fragestellung erwünscht ist. Die Zentrierung erfolgt auf die festgelegte anatomische Struktur, der jeweilige Strahlengang wird auf die Körper- bzw. Extremitätenachsen bezogen. Der Zentralstrahl trifft senkrecht auf die Röntgenfilmmitte. Werden andere Effekte gewünscht, so ist dies in der Röntgenanforderung anzugeben und am Objekt kenntlich zu machen. Der Einfallswinkel kann beispielsweise variabel gewählt werden. Durch die dann auftretende Paralaxenverschiebung ergeben sich bei den abzubildenden räumlichen Körpern gewünschte Freiprojektionen einzelner Körperabschnitte. Durch Auswandernlassen des Zentralstrahles zur Seite, nach oben oder unten oder durch Kippung des Objektes bzw. der Bildebene entstehen Verzerrungen. Der Beurteilende hat zu berücksichtigen, daß ein dreidimensionaler Körper immer nur flächenhaft zweidimensional abgebildet wird. Räumliche Vorstellungen werden durch die Anfertigung mehrerer Perspektiven dargestellt [1–3, 5].

Üblich ist bei Extremitätenaufnahmen das Anfertigen der Aufnahmen in 2 Ebenen, der Frontal- und der Sagittalebene; der Strahlengang geht dabei in ***a***nteriorer/***p***osteriorer Richtung bzw. ***p***osteriorer und ***a***nteriorer. Die Sagittalebene wird durch den seitlichen Strahlengang – rechtwinklig zum a.-p.-Strahlengang – abgebildet. Neben diesen Übersichtsaufnahmen werden Detailuntersuchungen erforderlich in Form von Schrägaufnahmen mit angegebenem Strahleneinfallswinkel bzw. Objektkippung, sowie Durchleuchtungs- und Zielaufnahmen, mit denen die vorgefundenen Veränderungen jeweils gezielt dokumentiert werden können (Abb. 1).

Anhand von Funktionsaufnahmen lassen sich Bewegungseinschränkungen bzw. unnormale Bewegungsabläufe und Gelenkkörperstellungen dokumentieren. Gehaltene Aufnahmen werden unter Durchleuchtung oder unter Verwendung spezieller Halteapparaturen angefertigt (Abb. 2). Sie ergeben im Vergleich zur gesunden Seite ein nachvollziehbares Maß bezüglich vorliegender Gelenkinstabilitäten. Schließlich läßt sich anhand des Schichtaufnahmeverfahrens (Tomographie) eine bestimmte Körperschicht scharf abbilden unter gleichzeitiger Verwischung anderer Körperpartien. Dieses Untersuchungsprinzip läßt sich dadurch erreichen, daß je nach gewähltem technischem Verfahren sowohl die Röntgenröhre als auch die Filmkassette senkrecht zum Zentralstrahl bewegt wird.

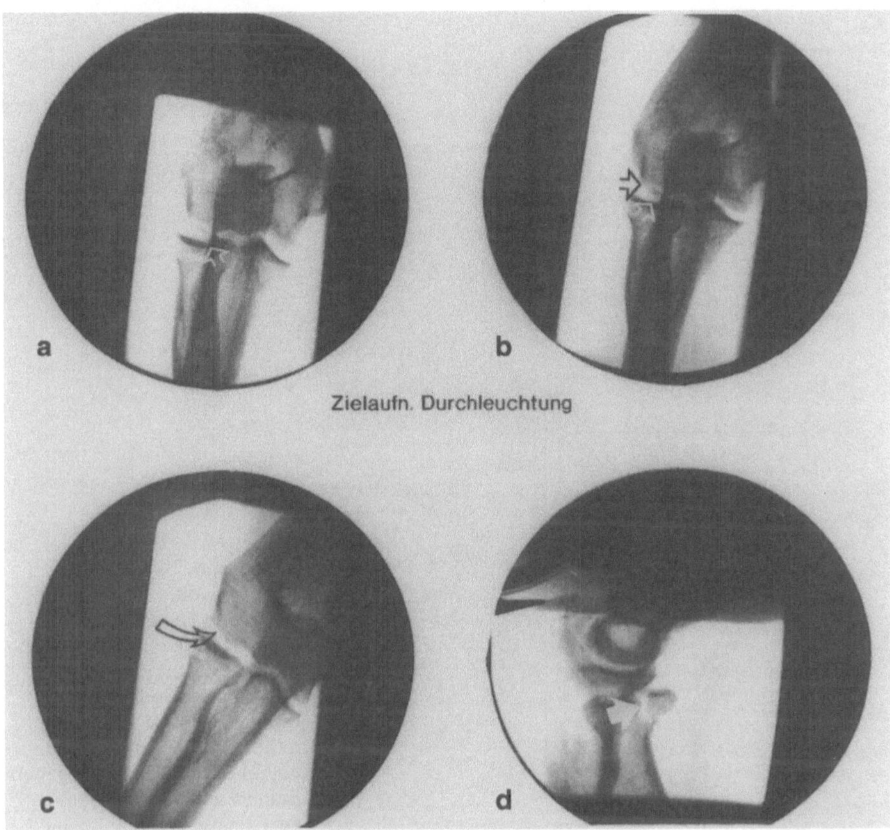

Abb. 1a–d. Zielaufnahmen des Speichenköpfchens unter Durchleuchtung des Ellenbogengelenkes zeigen das wahre Verletzungsausmaß: Gelenkstufe im Bereich des Speichenköpfchens sowie die Gelenkimpression und die Abscherfraktur im Bereich der speichenseitigen Oberarmrolle

Eine einheitliche, schematisierte Röntgenuntersuchungstechnik hilft Wiederholungen von Röntgenaufnahmen zu vermeiden und reduziert damit die Strahlenbelastung des Untersuchten. Wesentlich ist, wie und was geröntgt wird und mit welcher technischer Geräteausstattung gearbeitet wird. Das setzt jedoch voraus, daß entsprechend der klinikbezogenen Einschätzung das jeweilige effekte Bildgebungsverfahren verfügbar ist und angewendet wird. Dies ist auch dann zu berücksichtigen, wenn Fremdaufnahmen und Vorbefunde verwertet werden. Qualitätsmängel und das unvollständige Beibringen von Fremdaufnahmen bedingen häufig ein erneutes Röntgen.

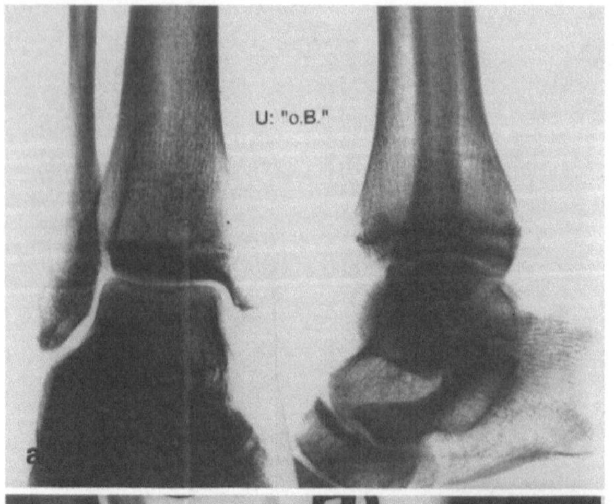

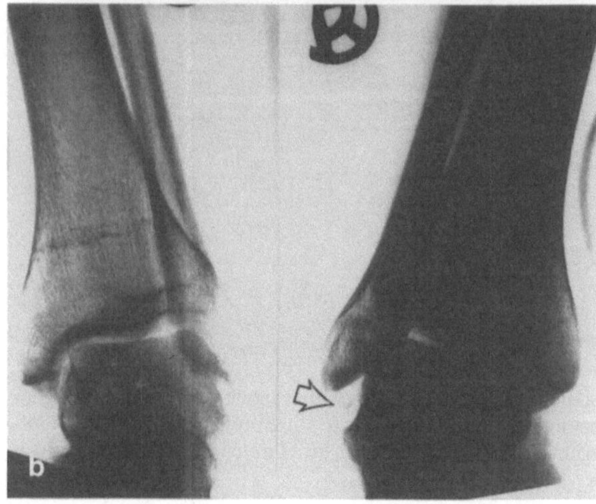

Abb. 2a, b. 14 Jahre alte Patientin, die „mit dem Fuß irgendwie" umgeknickt sei; klinisch ist neben Schmerzen nur eine leichtgradige Außenknöchelbandlockerung feststellbar. Die Röntgenaufnahmen des oberen Sprunggelenkes in 2 Ebenen ergeben keinen Anhalt für Knochenverletzung; die gehaltenen Aufnahmen beweisen neben der leicht vermehrten Aufklappbarkeit den knöchernen Bandausriß (*Pfeil*) im Bereich der Außenknöchelspitze

Forderungen und Voraussetzungen

Aus der Vorgeschichte und der klinischen Untersuchung ergibt sich die gezielte Fragestellung, die in der Röntgenanforderung niedergelegt wird. Die Entscheidung, ob und was geröntgt wird, kann nur von dem behandelnden Arzt oder Gutachter in Verbindung mit der klinischen Einschätzung der Notwendigkeit entschieden werden. Der Radiologe wiederum ist in der Lage, die zur Verfügung stehenden Verfahren zweckentsprechend anzuwenden.

Die klinische Zuordnung von Röntgenbefunden, ihre Bedeutung in der Begutachtung, kann nur von dem mit der Klinik vertrauten Arzt vorgenommen werden. Das Ausmaß von Röntgenveränderungen am Skelettsystem entspricht oft nicht dem Maß der Beschwerden bzw. dem Grad der Behinderung; Röntgennativaufnahmen dokumentieren Veränderungen, ihre Wertigkeit hängt jedoch entscheidend ab vom klinischen Erscheinungsbild. Im Röntgenbild erkennbare Verschleißveränderungen eines Gelenkes müssen nicht zwangsläufig mit einer Funktionseinschränkung einhergehen, auffällige Verbildungen werden allzu oft überbewertet [4].

Das sach- und fachbezogene Röntgen ist vom behandelnden Arzt bzw. Gutachter anzuordnen. Dieser muß selbstverständlich auch in der Lage sein, die nativen Röntgenbilder zu beurteilen, denn nur er weiß, wo er in Verbindung mit den klinischen Angaben entsprechende Verletzungen oder Veränderungen suchen muß. Spricht die Vorgeschichte und die Klinik für eine Fraktur, ergeben Nativaufnahmen in 2 Richtungen aber keinen sicheren Frakturnachweis, so ist die vermutete Knochenbruchschädigung dann anhand einer weiterführenden Röntgennativdiagnostik (Schrägaufnahmen, Zielaufnahmen, Schichtaufnahmen) zu suchen und zu dokumentieren.

Praxisbezogene Röntgennativdiagnostik

Röntgennativaufnahmen dienen der Krankheits- und Verletzungserkennung am Bewegungsapparat und deren zeitlichen Entwicklung. Festgelegt wird aber auch der vorgegebene Istzustand an Knochen und Gelenken.

Therapie

In der Frakturbehandlung sind Röntgennativaufnahmen einerseits zur Diagnosestellung, andererseits zur Sicherung des therapeutischen Erfolges und zum Erkennen des Ausheilungszustandes unverzichtbar. In Abhängigkeit von Lage und Art des Knochenbruches – ob metaphysär oder diaphysär gelegen – heilt der verletzte Knochen in Verbindung mit der jeweils eingeschlagenen Behandlung in Abhängigkeit vom Alter des Verletzten langsam über Wochen und Monate aus. Das jeweilige Knochenbruchalter ist schwer einschätzbar und allenfalls in Zeiträumen von Wochen zu bestimmen. Störungen der Knochenbruchheilung dokumentieren sich allmählich im Röntgenverlauf. Wann Röntgenverlaufskontrollen angeordnet werden, hängt entscheidend vom individuellen klinischen Verlauf ab. In diesem Zusammenhang dokumentieren Verlaufskontrollen:

1. Die Entwicklung der normalen Frakturheilung, aber auch ihrer Komplikationen, wie verzögerte Heilung, Falschgelenkbildung, Implantatlockerung, Knocheninfektion,
2. Die Entwicklung von primären und sekundären Veränderungen im Sinne des zunehmenden Verschleißes und der Verbildungen, v. a. im Bereich der Gelenkkörper. Da sich im Regelfall diese Verbildungen sehr langsam entwickeln, können wir Veränderungen frühestens nach Ablauf von 3–4 Monaten, manchmal erst nach Jahren erwarten.

Begutachtung

Für die Unfallbegutachtung ist die Bestimmung des zum Zeitpunkt des Unfalles vorbestehenden Istzustandes wesentlich, v. a. im Bereich der Gelenke. Nur unter gleichzeitiger Hinzuziehung der Unfallaufnahmen ist der Gutachter in der Lage, im weiteren Verlauf anlagebedingte oder erworbene vorbestehende Veränderungen von den versicherten Schädigungsfolgen zu unterscheiden und im Sinne der Abgrenzung oder Einbeziehung zu bewerten.

Hilfreich kann die Anfertigung von Vergleichsaufnahmen der gesunden Körperseite sein:

1. Am wachsenden Skelett zur Bestimmung der individuell vorliegenden Knochenentwicklung um altersentsprechende Knochenstrukturen und Knochenverletzungen abzugrenzen.
2. Zum Erkennen von isolierten oder systemischen anlagebedingten oder erworbenen Veränderungen und deren Entwicklung (Beurteilung des Vorschadens und des Folgeschadens).
3. Zur Bestimmung von Achsverbiegungen und Längenbestimmung ist immer der Röntgenvergleich zur vermeintlich gesunden Seite mit heranzuziehen.

Erweiterte konventionelle Röntgendiagnostik

Die unfallchirurgische Erfahrung zeigt, daß es zweckmäßig ist, bei Verletzten nach bestimmten Verletzungsmustern zu suchen, die bei der einfachen Röntgennativdiagnostik mit Anfertigung von Röntgenaufnahmen in 2 Ebenen oft übersehen werden.

Kniegelenk

Bei der Röntgenstandarduntersuchung des Kniegelenkes reicht das Anfertigen von Röntgenbildern in 2 Richtungen nicht aus, da Lage, Position und Stellung der Kniescheibe einschließlich der möglichen Verbildungen und Verletzungen von Kniescheibe und Kniescheibengleitlager nur unvollständig miterfaßt werden (Abb. 3). Daher ist das gleichzeitige Anfertigen einer Kniescheibenaxialaufnahme, besser noch Axialaufnahmen der Kniescheibe in 30°, 60° und 90° Beugestellung des Knies, nicht nur sinnvoll, sondern zu fordern.

Bei vermutetem Schienbeinkopfbruch entgehen geringfügige Stufenbildungen, Spaltbrüche und auch Einsenkungen eines Schienbeinkopfplateaus häufig der Routinediagnostik. Das Anfertigen von Röntgenbildern des betreffenden Knies in 4 Richtungen (a.-p., seitlich und 2 schräge Richtungen in jeweils 45° Drehung des Knies nach innen bzw. nach außen) deckt auch ohne weiterführende aufwendige Suchdiagnostik den klinisch vermuteten Schienbeinkopfbruch fast immer auf.

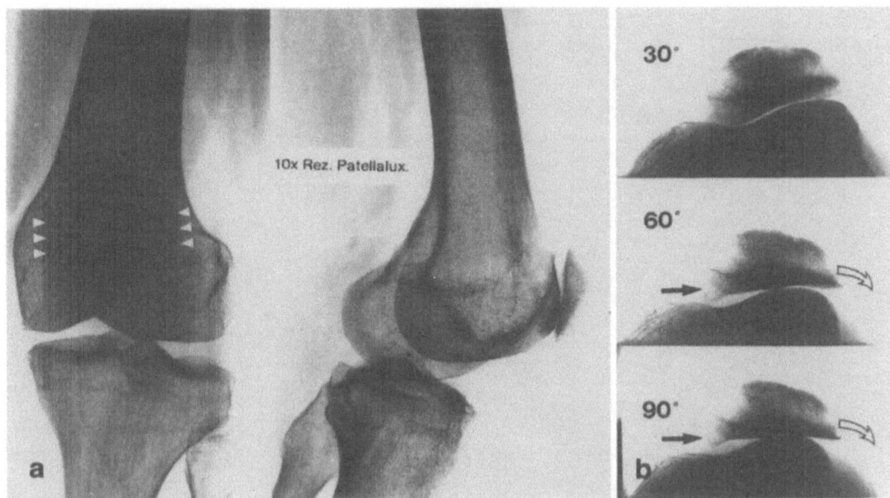

Abb. 3a, b. 36jährige Patientin mit rezidivierender Kniescheibenverrenkung (10mal). **a** Die Röntgenaufnahmen des Kniegelenkes zeigen eine scheinbar mittig stehende Kniescheibe ohne erkennbare Verschleißveränderungen. **b** Erst die axialen Kniescheibenaufnahmen dokumentieren den Verschleiß mit Wulstbildungen innenseitig und die mit zunehmender Beugestellung auftretende spontane Teilverrenkung der Kniescheibe

Fußwurzel, Sprunggelenk

Die zahlreichen Traumen im Bereich der Fußwurzel und der Sprunggelenke verursachen häufig Zerrungen und Zerreißungen des Außenknöchelbandapparates bzw. Verrenkungen im oberen Sprunggelenk mit knöcherner Verletzung der Knöchelgabel. Bandlockerungen und Zerreißungen lassen sich sowohl klinisch als auch unter standardisierten Bedingungen mit gehaltenen Röntgenaufnahmen nachweisen. Der standardisierten Röntgenuntersuchung des Fußgelenkes in 2 Richtungen entgehen aber häufig kleine Abrißbrüche an der Außenknöchelspitze und v. a. im Bereich der Fersenbein-Würfelbein-Bandhaft außenseitig.

Aus diesem Grunde ist bei einem entsprechendem Umknicktrauma anläßlich der ersten Röntgenuntersuchung die Röntgenuntersuchung im Fußgelenkbereich in 3 Richtungen zu fordern (a.-p. in leichter Innendrehstellung von ca. 15–20°, seitlicher Strahlengang und die 3. Ebene mit 30° geneigtem Strahlengang bei aufgestelltem Fuß zur Darstellung der Knöchelgabelspitzenregion und der angrenzenden Fußwurzel) (Abb. 4).

Fersenbein

Stauchungsbrüche des Fersenbeines, verursacht durch Sprung aus großer Höhe oder eine Absturzverletzung, sind häufig vergesellschaftet mit weiteren Kno-

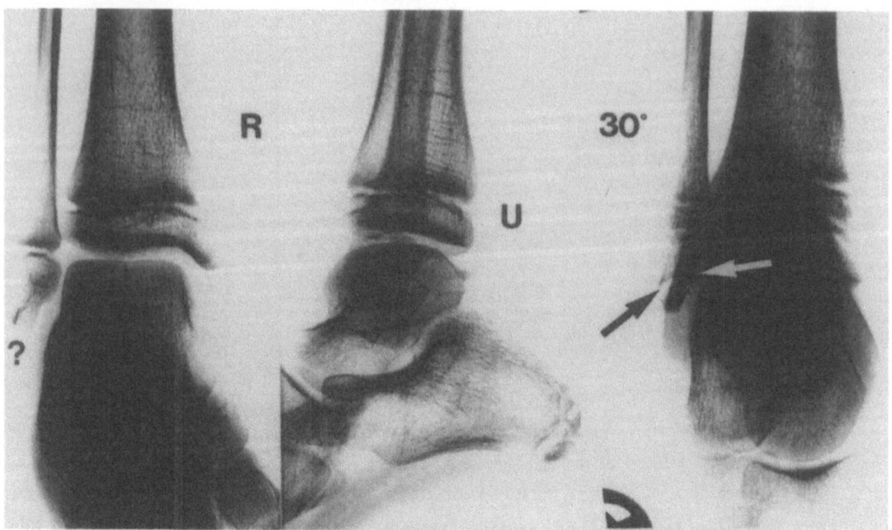

Abb. 4. 10 Jahre alte Schülerin, die beim Sport mit dem rechten Fuß nach außen weggeknickt war; die erhebliche Verschwellung und Schmerzhaftigkeit im Außenknöchelbereich war durch a.-p. und seitliche Röntgenaufnahmen nicht zu erklären. Erst die Schrägaufnahme der Sprunggelenkregion brachte den Außenknöchelbruch zur Darstellung (*Pfeil*)

chenbrüchen, die im Sinne der Verletzungskette Schienbeinkopf, Schenkelhals und v. a. die Lendenwirbelsäule betreffen können. Im Rahmen der Suchdiagnostik sollte daher bei Fersenbeinbrüchen immer im Sinne einer sog. „Fersenbeinserie" nach weiteren Verletzungen gefahndet werden. Der lang anhaltende, heftige Fußwurzelschmerz läßt gewisse Beschwerden seitens der Lendenwirbelsäule in den Hintergrund treten; erst Wochen und Monate später geäußerte Wirbelsäulenbeschwerden, die vom Verletzten mit dem Unfall in Zusammenhang gebracht werden, bereiten im Rahmen der Zusammenhangsbeurteilung unnötige Schwierigkeiten, wenn Röntgenaufnahmen der fraglich mitbetroffenen Körperregion in der Frühphase der Behandlung nicht angefertigt wurden.

Halswirbelsäule

Bei Verletzungen der Halswirbelsäule ist als Standarduntersuchung die Halswirbelsäule in 4 Richtungen zu röntgen (Abb. 5). Bei vermuteten Bandläsionen sind frühzeitig Funktionsaufnahmen ggf. auch gehaltene Aufnahmen unter Durchleuchtung (der Patient beugt sich rückwärts und vorwärts unter leichtem Zug), anzufertigen. Trotz des erhöhten reflektorischen Muskeltonus lassen sich so frühzeitig diskoligamentäre Instabilitäten im Bereich der Halswirbelsäule nachweisen und einer weiterführenden gezielten Diagnostik und Behandlung zuführen. Anhand der geforderten Schrägaufnahmen der Halswirbelsäule sind Verschleißveränderungen, v. a. im Bereich der Wirbelgelenke, Einengungen

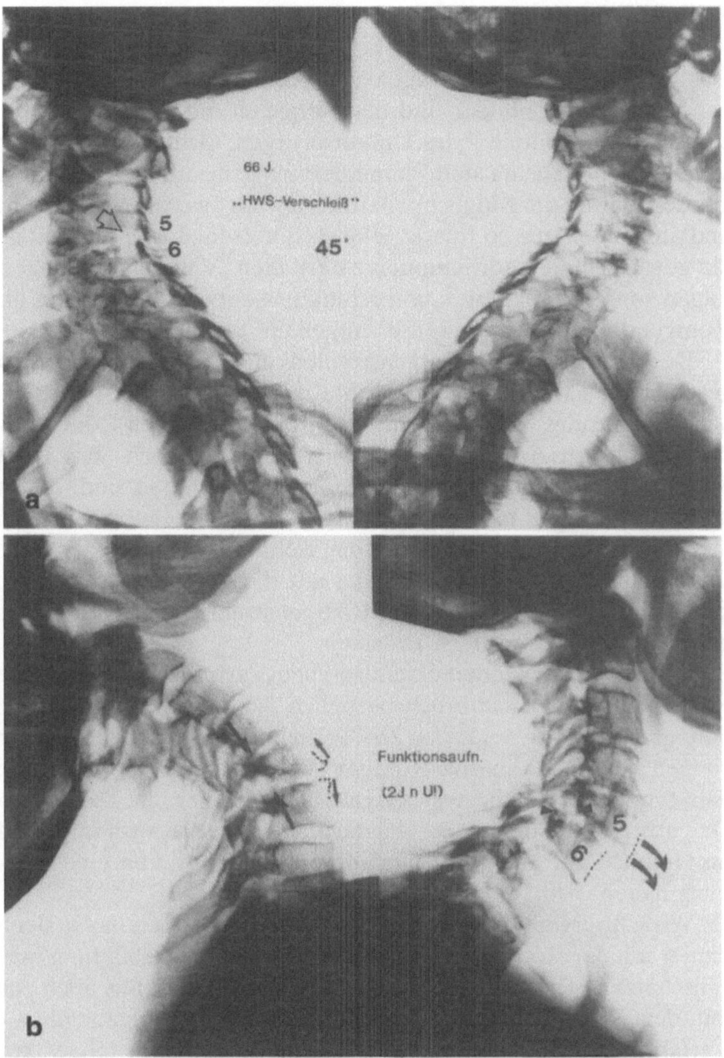

Abb. 5 a, b. 66jährige Patientin, seit 2 Jahren behandelt wegen „Halswirbelsäulenverschleiß" (v. a. im Bereich C5/C6, **a** Schrägaufnahmen der Halswirbelsäule in 45°). Klinisch auffällig war, daß radikuläre Beschwerden v. a. beim Beugen des Kopfes nach vorne auftraten. In der Vorgeschichte war ein schwerer Pkw-Unfall mit nachfolgender mehrtägiger Bewußtlosigkeit bekannt. **b** Die Funktionsaufnahmen der Halswirbelsäule belegen die 2 Jahre zurückliegende Verletzung mit erheblicher diskoligamentärer Instabilität C5/6 und die posttraumatischen Verschleißveränderungen

der Zwischenwirbellöcher sowie Wirbelbogenbrüche und Fortsatzbrüche korrekt zu dokumentieren. Gleiches gilt auch für den Bereich der Lendenwirbelsäule.

Schlußbemerkungen

Das Anordnen und Beurteilen von Röntgenaufnahmen, die Durchsicht vorhandener Röntgenbilder und der Vergleich mit aktuellen Aufnahmen gehört zur täglichen Routine jedes Unfallchirurgen, Orthopäden und Gutachters. Der jeweilige Untersucher sollte zumindest in bezug auf die Nativröntgenaufnahmen aus der Vielfalt der Möglichkeiten das jeweils zweckdienliche Verfahren kennen und auswählen, um so relativ gefahrlos, kostengünstig und mit großer Effizienz die gewünschten Informationen zu erhalten. Viele Verletzungen, Verletzungsfolgen sowie Krankheiten und Krankheitsentwicklungen sind ohne zusätzliche Röntgendokumentation weder zeitgerecht noch ordnungsgemäß zu beurteilen.

Der Umgang mit Röntgenstrahlen und Röntgenbildern setzt jedoch die gesetzlich geforderte Fach- und Sachkunde sowie ein hohes Maß an persönlicher Erfahrung voraus, um dieses Mittel der nativen Röntgendiagnostik nutzbringend einzusetzen. Zu berücksichtigen ist jedoch, daß Röntgenbilder des Stütz- und Bewegungsapparates Momentaufnahmen sind, die nur wenig Auskünfte über den tatsächlichen Krankheitswert geben und keine Aussage machen in bezug auf den Grad der Behinderung oder der funktionellen Einschränkung. Der tägliche Umgang mit dieser potentiell gefährlichen Materie kann dazu verleiten, sorglos mit Röntgenstrahlen umzugehen, d. h. kritiklos viel oder sogar sinnlos röntgen zu lassen.

Bei den bildgebenden diagnostischen Verfahren stehen wir gegenwärtig vor einem technischen Umbruch bezüglich der sich bietenden Möglichkeiten von Sonographie-, CT- und v. a. MRT-Techniken. Noch ist nicht absehbar, ob in einigen Jahren das „native Röntgen" überflüssig sein wird; zur Zeit besitzen wir damit noch ein einfaches, ausgeklügeltes, über die Jahrzehnte verfeinertes Diagnostikmittel mit großer Aussagefähigkeit, das auch in den nächsten Jahren im Hinblick auf andere weiterführende Diagnostiken eine wegweisende Wirkung haben wird.

Wir Chirurgen, Orthopäden und Gutachter haben uns in der Vergangenheit immer mit der Röntgendiagnostik befaßt und in Verbindung mit der klinischen Einschätzung Erfahrungen gesammelt. Wir werden uns auch zukünftig sowohl mit der Röntgendiagnostik als auch anderen bildgebenden diagnostischen Verfahren beschäftigen müssen, da nur der klinisch tätige Arzt den jeweilig vorliegenden Befund mit dem klinischen Erscheinungsbild in Einklang bringen kann. Andererseits sind wir zunehmend auf die Zusammenarbeit mit Radiologen angewiesen, die neben der Organisation der bildgebenden Abteilung in der Lage sind, unter Absprache mit dem behandelnden Arzt das jeweils technisch sinnvolle Verfahren anzuwenden.

Literatur

1. Birkner R (1990) Das typische Röntgenbild des Skeletts. Urban & Schwarzenberg, München Wien Baltimore
2. Hafner E, Meuli HCH (1976) Röntgenuntersuchung in der Orthopädie. Huber, Bern

3. Köhler A, Zimmer EA (1967) Grenzen des Normalen und Anfänge des Pathologischen im Röntgenbild des Skeletts. Thieme, Stuttgart
4. Scheuer I (1989) Meniskusresektion – Folgearthrose. In: Hierholzer G, Ludolph E, Hamacher E (Hrsg) Gutachten-Kolloquium 8. Springer, Berlin Heidelberg New York Tokyo
5. Thelen M (Hrsg), Ahlers J (1993) Radiologische Diagnostik der Verletzungen von Knochen und Gelenken. Thieme, Stuttgart New York

Der diagnostische Wert der Sonographie, der Computertomographie und der Magnetresonanztomographie am Beispiel von Verletzungen und degenerativen Veränderungen des Schultergelenkes

C. Chylarecki und G. Hierholzer

Einleitung

Die primäre Aufgabe eines diagnostischen Verfahrens in der Unfallchirurgie besteht nicht nur darin, krankhafte Veränderungen aufzudecken, sondern auch zwischen den Unfallfolgen und den vorbestehenden unfallfremden Veränderungen eine Grenze zu ziehen. Daraus werden in der klinischen Praxis die therapeutischen und im gutachterlichen Alltag die rentenrelevanten Konsequenzen gezogen. Die nichtinvasiven bildgebenden Untersuchungsmethoden folgen einer sorgfältig erhobenen Anamnese und einer standardisierten klinischen Untersuchung. Die faszinierenden und eindrucksvollen Bilder können die klinisch-funktionelle Prüfung nicht ersetzen. Eine umgekehrte Reihenfolge in der Diagnostik ist falsch und irreführend. Sie hat unvermeidlich zur Folge, daß nicht die Patienten und ihre Beschwerden, sondern verschiedenartige Bilder behandelt werden.

Die rasante Entwicklung der computergestützten bildgebenden Verfahren hat unsere diagnostischen Möglichkeiten erheblich erweitert. Der Einsatz der Sonographie, der Computertomographie und der Magnetresonanztomographie hat unser Verständnis der Krankheitsbilder, der pathomorphologischen und pathophysiologischen Zusammenhänge bereichert. Es entstanden gleichzeitig „neue Krankheitsbilder" und „neue Unfallfolgen", deren klinische Bedeutung bis heute im wesentlichen unbekannt bleibt. Als Beispiel sind hier degenerative und posttraumatische Veränderungen des Labrum glenoidale, der Gelenklippe des Schultergelenkes, zu nennen. Ist die Degeneration des Labrums mit Verlust seiner Funktion und mit einer latenten Instabilität verbunden? Muß das degenerativ aufgefaserte Labrum ähnlich wie beim Meniskusschaden reseziert werden? Verursacht ein Abriß des Labrums mit der langen Bizepssehne Beschwerden und welche? Diese und andere Fragen bleiben bis heute noch unbeantwortet, die klinischen Erfahrungen müssen noch gesammelt werden.

Die sich schnell entwickelnde Schulterchirurgie wird durch diese Probleme besonders geprägt. Desto aktueller erscheint es, die Frage einer praxisbezogenen und patientenorientierten Diagnostik des Schultergelenkes in die Diskussion zu bringen. Bevor auf die einzelnen diagnostischen Methoden eingegangen wird, ist es wichtig festzustellen, daß die Vielfalt der chronischen Schulterbeschwerden weitgehend auf 4 Krankheitsbilder zurückzuführen ist. An erster

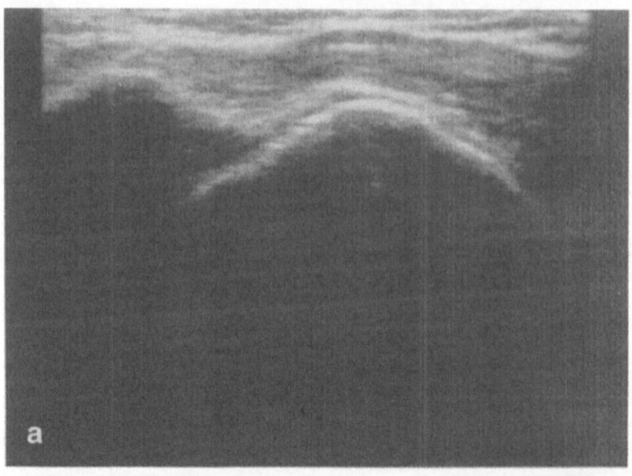

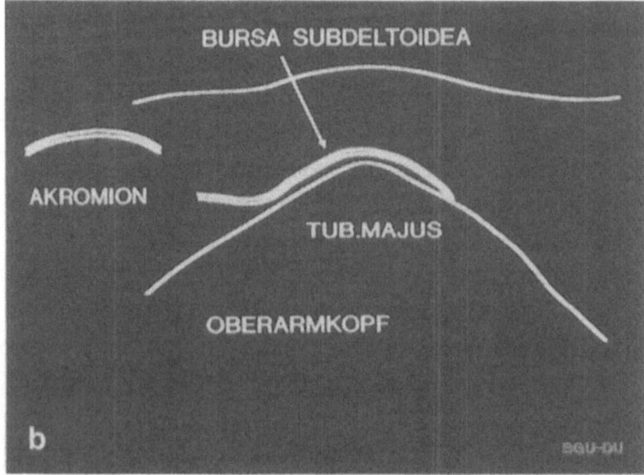

Abb. 1. a, b Ausgedehnte Ruptur (Defekt) der Rotatorenmanschette (Supraspinatussehne) im Sonogramm

Stelle ist hier das subakromiale Engpaß-(Impingement-)syndrom zu nennen. Es handelt sich dabei um eine Störung der Gleitbewegung zwischen dem Oberarmkopf inklusive der Rotatorenmanschette und dem Schulterdach (Akromion). Die Bewegung findet physiologischerweise zwischen den Blättern des Schleimbeutels (Bursa subacromialis) statt. Jede Veränderung des Inhaltes und der Begrenzung des subakromialen Raumes kann zu einem Engpaß des Schultergelenkes führen. Hier sind insbesondere degenerative Erscheinungen der Rotatorenmanschette einschließlich von Teilrupturen, Kalkeinlagerungen und vorzeitigem Verschleiß des Schultereckgelenkes wesentlich.

Ein frischer traumatischer Riß der Rotatorenmanschette stellt eine viel seltenere Verletzung dar, als bisher angenommen wurde. Betroffen sind v. a. jüngere Patienten, die nach einem adäquaten Unfallereignis eine Funktionseinschränkung des Armes vorführen. Dieses wird vom klinischen Zeichen eines Engpaßsyndroms begleitet. Eine chronische Instabilität des Schultergelenkes kann von einem geeigneten Unfallmechanismus herrühren, kann aber auch anlagebedingt sein. Die geklagten Beschwerden sind hier uncharakteristisch, die Anamnese ist wichtig, aber nicht immer ausschlaggebend, und klinische Unter-

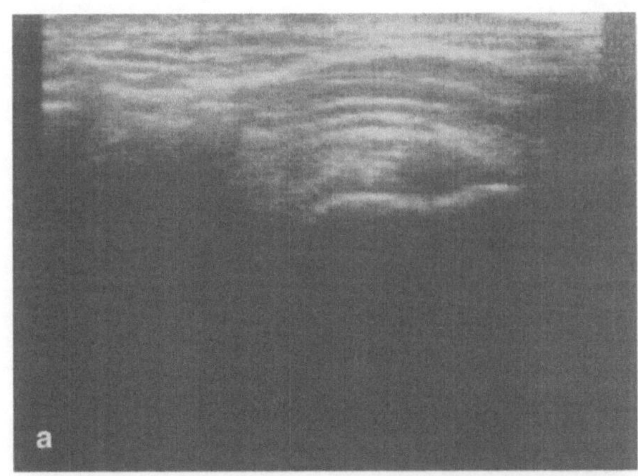

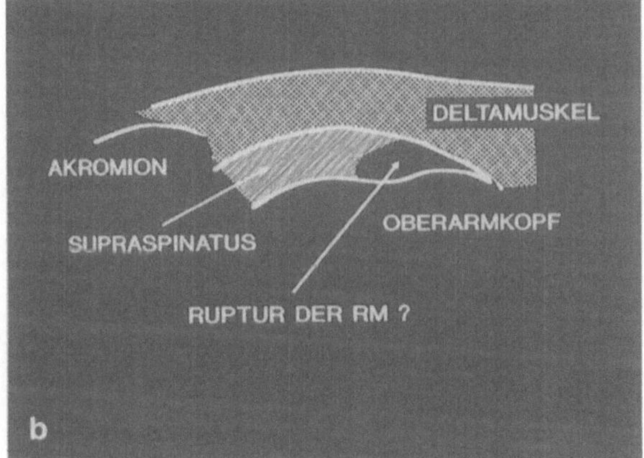

Abb. 2. a, b Veränderung der Echogenität der Rotatorenmanschette (Supraspinatussehne) als unsicheres Zeichen einer Ruptur

suchungen sind zuweilen wenig aufschlußreich. Eine Schultersteife oder -teilsteife besteht in einer Einschränkung der aktiven und passiven Beweglichkeit des Gelenkes, wobei die auswärtige Drehung vorzugsweise betroffen ist. Die Schmerzsymptomatik steht hier nicht im Vordergrund.

Sonographie (Ultraschalluntersuchung)

Als erstes, einfaches sowie meist verbreitetes bildgebendes Verfahren steht dem Chirurgen die Sonographie zur Verfügung. Diese Untersuchung wird mittlerweile nahezu in jedem Krankenhaus, aber noch nicht in jeder D-Arzt-Praxis durchgeführt. Die Domäne der Schultersonographie ist zweifelsfrei die Diagnostik von Verletzungen und Veränderungen der Rotatorenmanschette [4]. Die Ergebnisse der Studien belegen, daß eine Ruptur mit einem Defekt der Rotatorenmanschette mit einer Sensitivität und Spezifität von ca. 80–90% diagnostiziert werden kann [1]. Diese Trefferquote, der klinischen Untersuchung deutlich überlegen, ist für den Alltag ausreichend (Abb. 1). Aus dem

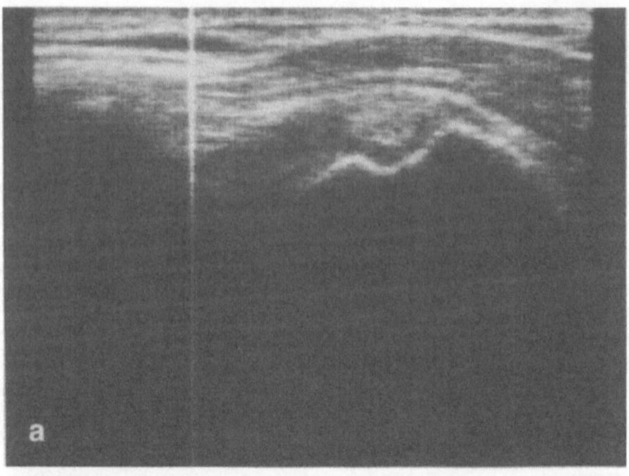

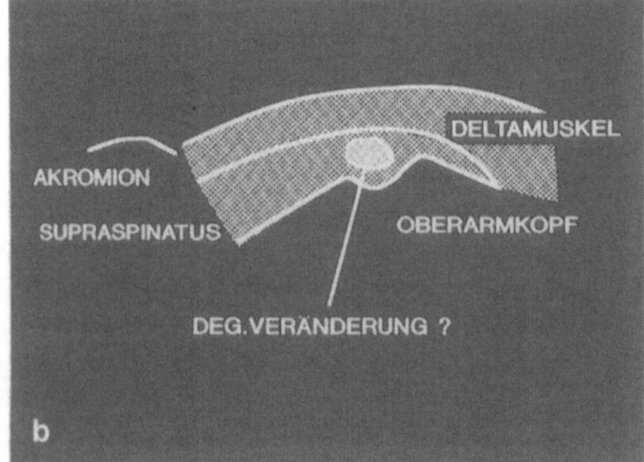

Abb. 3. a, b „Typisches Bild“ der Degeneration der Rotatorenmanschette im Sonogramm

erhobenen Befund eines traumatischen Risses der Rotatorenmanschette sind im Zusammenhang mit den positiven klinischen Symptomen therapeutische, im Regelfall operative Konsequenzen zu ziehen. Die Sensitivität der Sonographie bei degenerativen Teilrissen ist deutlich niedriger [4]. Die therapeutischen Konsequenzen aus einem verkannten Teilriß sind von geringer Bedeutung, da diese Veränderung primär einer konservativen Behandlung zugeführt wird (Abb. 2).

Begutachtung

In der Begutachtung der Unfallfolgen bleiben der Sonographie wenige Fragen vorbehalten. Ein Riß der Rotatorenmanschette wird im Regelfall schon im Laufe des Heilverfahrens diagnostiziert. Mit Hilfe der Sonographie kann ein Teilriß der Rotatorenmanschette nicht sicher ausgeschlossen werden. Ein degenerativer, klinisch stummer Riß der Gegenseite kann Hinweise auf die Degeneration der Rotatorenmanschette geben. Eine Differenzierung zwischen

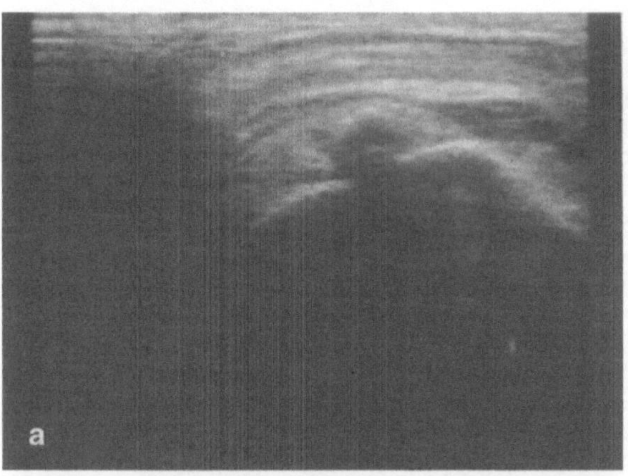

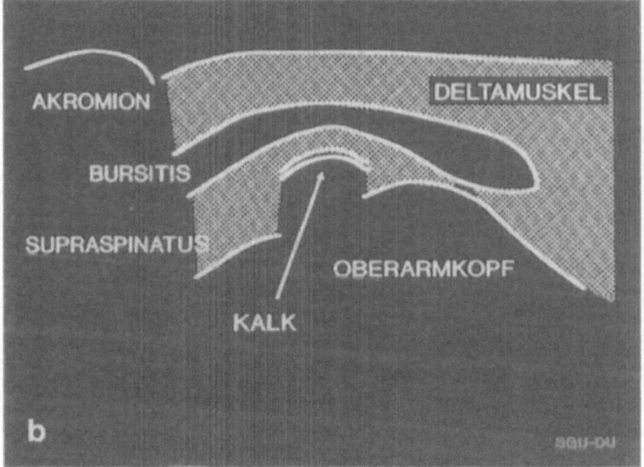

Abb. 4. a, b Intratendinöse Kalkeinlagerung als Ursache eines Engpaßsyndroms des Schultergelenkes

einem degenerativen und einem traumatischen Riß ist im Sonogramm nicht möglich. Die Sonographie erlaubt keine sichere Aussage über den Zustand der Rotatorenmanschette und das Ausmaß der Degeneration (Abb. 3). Eine Korrelation zwischen dem Ultraschallbild und dem histologischen Befund ist nicht gegeben.

Engpaßsyndrom

Das Engpaßsyndrom des Schultergelenkes ist als eine Störung der Funktion des subakromialen Nebengelenkes zu betrachten und wird in erster Linie anhand der klinischen Untersuchung diagnostiziert. Die Sonographie kann bei der Feststellung der Ätiologie des Syndroms helfen, für die Diagnose ist sie aber nicht richtungsweisend. Beim Engpaßsyndrom stößt der Oberarmkopf gegen das Akromion und die Kante des Lig. coracoacromiale. Dies kann sonographisch nur sehr eingeschränkt beurteilt werden, da der Vorgang im Schallschatten des Akromions stattfindet. Als Ursache des Engpaßsyndroms kom-

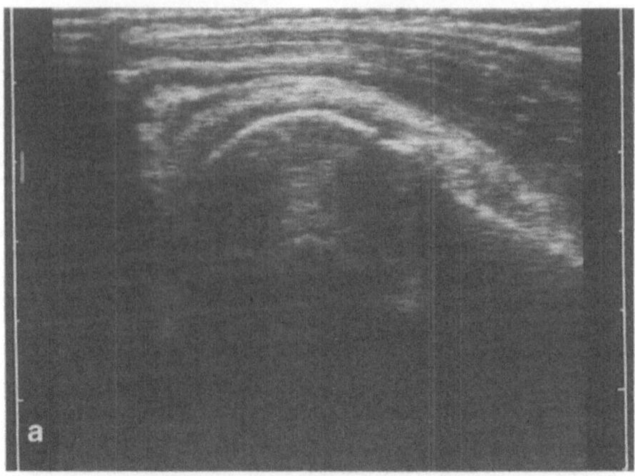

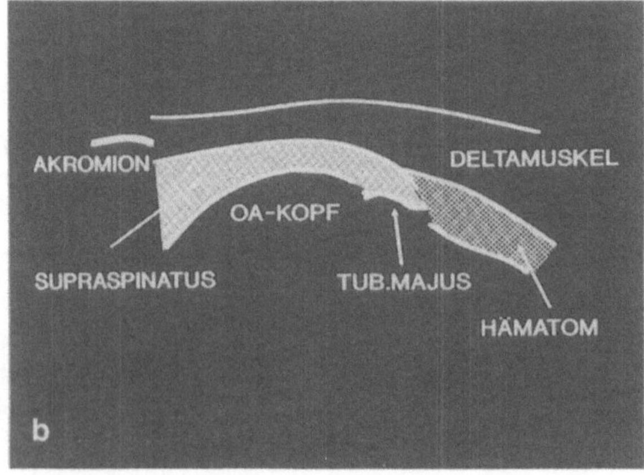

Abb. 5. a, b Sonographisches Bild eines wenig verschobenen knöchernen Ausrisses des Tuberculum majus mit begleitendem Hämatom

men folgende Veränderungen in Betracht, die sich sonographisch feststellen lassen:

Bei einer Tendinitis der Rotatorenmanschette (Impingementstadium 1 nach Neer) erscheint die Supraspinatussehne gegenüber der kontralateralen Seite deutlich verdickt. Ausgeprägte degenerative Veränderungen mit Teilrupturen der Rotatorenmanschette (Impingementstadium 2 nach Neer) verursachen eine inhomogene Struktur der Rotatorenmanschette im Ultraschallbild mit typischen echoreichen Formationen, die von einem echoarmen Hof begleitet werden. Eine Bursitis subacromialis stellt sich als eine echoarme bzw. echofreie, gut abgrenzbare, ovaläre Struktur zwischen der Rotatorenmanschette und dem Deltamuskel dar. Eine intratendinöse Kalkeinlagerung bildet eine echoreiche Formation mit einem typischen Schallschatten (Abb. 4).

Die unter Dislokation verbleibenden knöchernen Ausrisse der Rotatorenmanschette am Oberarmhöcker sind an einer Unterbrechung der sonst regulären Knochenlinie des Oberarmkopfes erkennbar und werden direkt nach dem Unfall von einem echoreichen koagulierten Hämatom begleitet (Abb. 5). Nach wie vor muß aber betont werden, daß die Diagnose und somit die Operations-

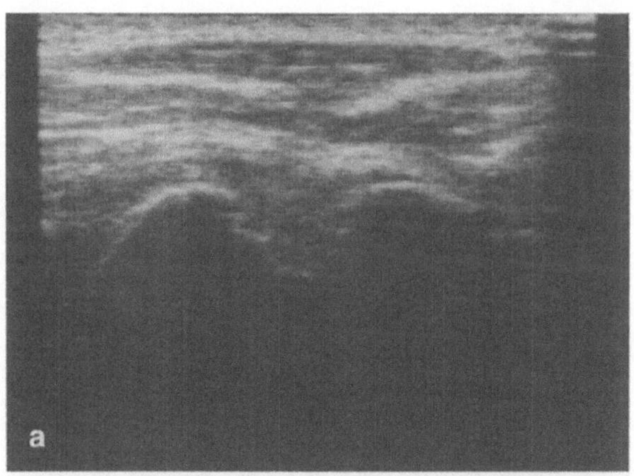

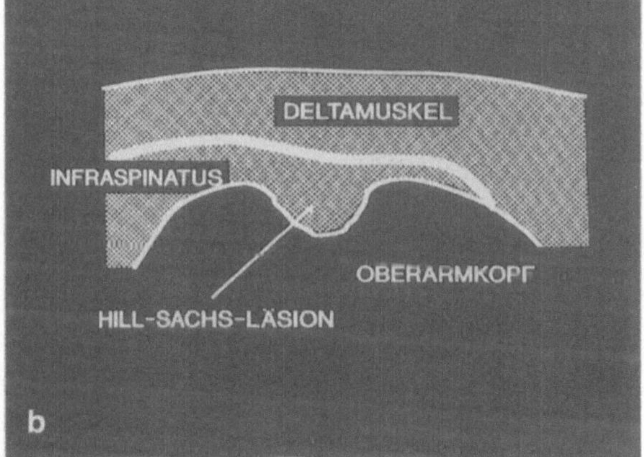

Abb. 6. a, b Die Impressionsfraktur der dorsokranialen Gelenkfläche des Oberarmkopfes (sog. Hill-Sachs-Läsion) nach einer traumatischen Schulterluxation kann sonographisch beurteilt werden

indikation nicht vom Ultraschallbild, sondern vom Befund einer klinischen Untersuchung abzuleiten ist. Zwischen dem Ausmaß der Veränderungen im subakromialen Raum und den Beschwerden läßt sich kein sicherer Zusammenhang feststellen.

Chronische Schulterinstabilität

Eine chronische Schulterinstabilität wird nur ansatzweise sonographisch beurteilt. Bei kooperativen, muskelschwachen Patienten kann eine ventrale oder eine multidirektionale Translationsbewegung beobachtet und quantifiziert werden. Das Ausmaß der Translation des Oberarmkopfes wird aber nicht nur durch die tatsächliche Instabilität bestimmt, sondern auch durch die muskuläre Verspannung beeinflußt. Hingegen gelingt es problemlos, eine Hill-Sachs-Läsion als Hinweis auf eine posttraumatische Instabilität nachzuweisen und ihre Größe zu bestimmen (Abb. 6). Die Verletzungen des ventralen Labrum-Kapsel-Band-Komplexes als Ursache einer Instabilität können im Rahmen einer dynamischen

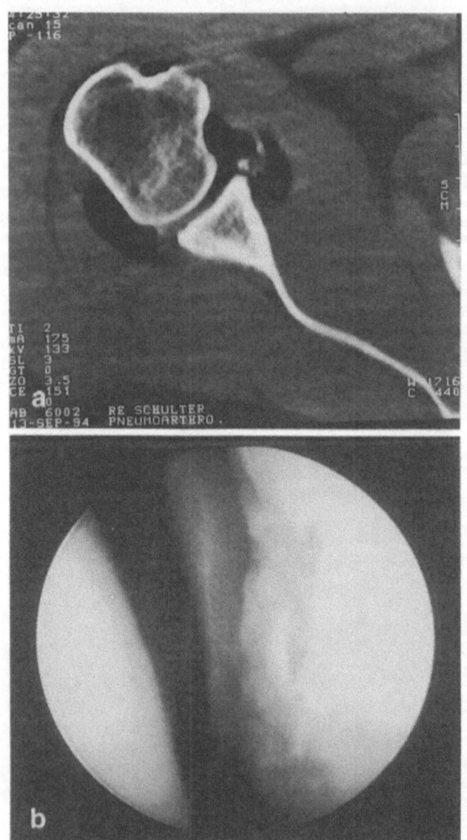

Abb. 7 a, b. Ein Abriß des ventralen Labrums nach einer ersten traumatischen Schulterluxation: **a** Arthro-Pneu-CT, **b** arthroskopisches Bild

Sonographie beobachtet werden, eine sichere Diagnostik ist heute nicht möglich.

Die Diagnose einer Schultersteife bleibt ebenfalls der klinischen Prüfung vorbehalten. Auch hier kann die Sonographie nur eine Hilfe leisten, indem die krankhaften Veränderungen des subakromialen Raumes als mögliche Ursache abgeklärt werden.

Computertomographie (Arthro-Pneu-CT)

Als eine weitere aufschlußreiche Methode gilt die Computertomographie des Schultergelenkes. In der konventionellen Technik werden nur die knöchernen Strukturen beurteilt. Um die Aussagekraft zu erhöhen, wird diese Untersuchung in einer Monokontrast- (Luft) oder Doppelkontrasttechnik (Luft und Kontrastmittel), als Arthro-Pneu-CT durchgeführt. Die Gelenkfüllung mit einem Glas erlaubt es, insbesondere den knöchernen vorderen Pfannenrand, das Labrum wie auch den ventralen Kapsel-Band-Apparat zu beurteilen. Diese

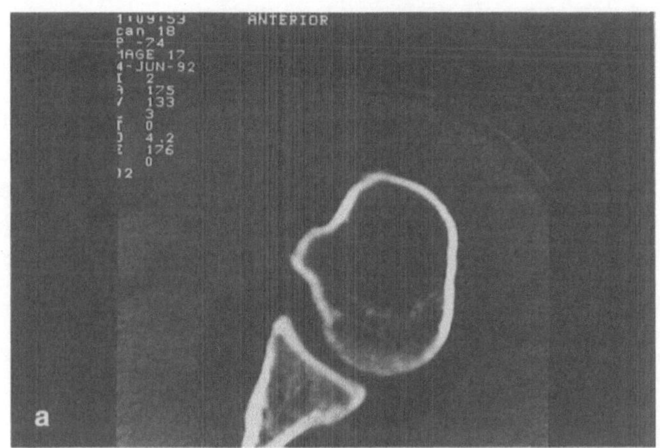

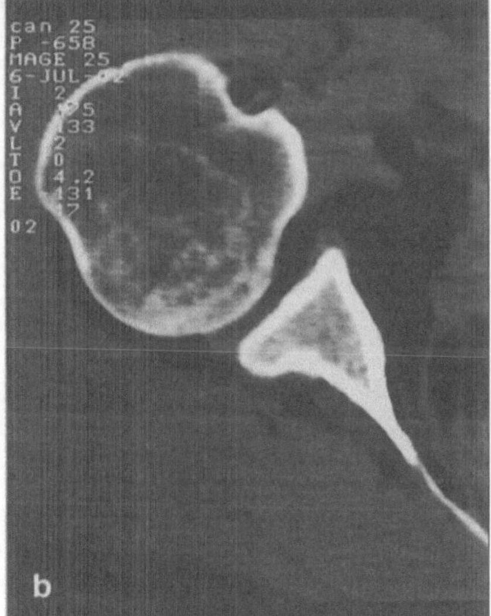

Abb. 8a, b. Ventrale Ablösung der Gelenkkapsel nach traumatischer Schulterluxation: **a** chronischer Zustand mit Zerstörung des Labrum glenoidale, **b** erste traumatische Luxation mit noch vorhandenem Labrum glenoidale

Untersuchungsmethode hat sich bei der Abklärung einer chronischen posttraumatischen Schulterinstabilität gut bewährt [5]. Sie stellt einen festen Bestandteil der präoperativen Diagnostik dar. Anhand der Arthro-Pneu-CT können Form und Neigung der Schulterpfanne exakt bestimmt und somit die anlagebedingten Luxationsfaktoren beurteilt werden. Der besondere Wert dieser Untersuchungstechnik liegt in einer guten Darstellung des Labrum glenoidale und seinen posttraumatischen Veränderungen, da diese Struktur zur Entstehung einer Instabilität maßgeblich beiträgt (Abb. 7).

Die Arthro-Pneu-CT erlaubt es genauso, die Läsionen der ventralen Gelenkkapsel zu objektivieren. Eine Ausweitung der synovialen Tasche ventromedial des Pfannenrandes deutet auf eine luxationsbedingte Verletzung des ventralen Kapsel-Band-Komplexes mit Beeinträchtigung der Gelenkstabilität

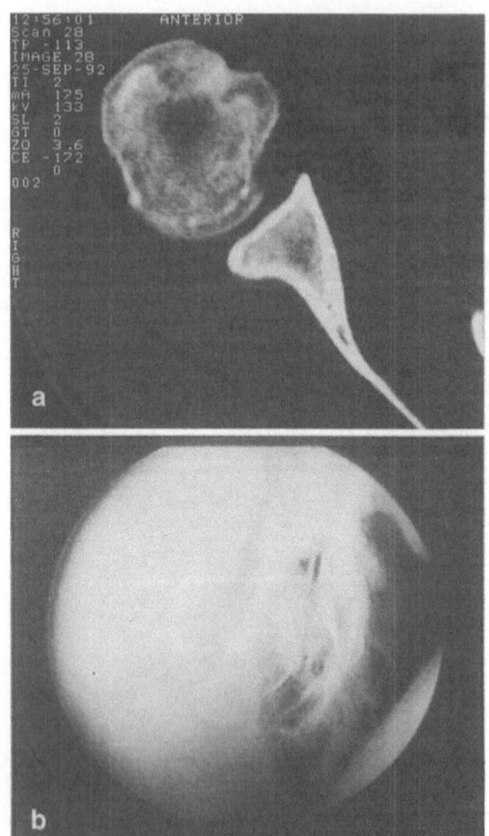

Abb. 9 a, b. Zerstörung (Defekt) des Labrum glenoidale bei rezidivierender, posttraumatischen Schulterluxation: **a** Arthro-Pneu-CT, **b** arthroskopisches Bild

(Abb. 8). Die Komponenten einer Bankart-Läsion können hier festgelegt und ein adäquates Operationsverfahren gewählt werden (Abb. 9). Die exakte Darstellung einer Hill-Sachs-Läsion ist als Nebeneffekt der Untersuchung zu werten, da sich daraus nur selten neue Gesichtspunkte für die Operationstechnik ergeben. Diese Impressionsfrakturen des Oberarmkopfes sind vorwiegend bei traumatischen Luxationen, selten bei konstitutionellen Instabilitäten nachweisbar. In bezug auf ein Engpaßsyndrom, einen Riß der Rotatorenmanschette und eine Schultersteife ist die Computertomographie nicht aussagekräftig und somit nicht indiziert.

Operationsplanung, Begutachtung

Mit Hilfe einer Arthro-Pneu-CT kann bei einer Instabilität eine präoperative Planung vorgenommen werden. Der Einsatz dieser invasiven Untersuchungsmethode im Rahmen der Begutachtung ist hingegen sehr eingeschränkt. Es handelt sich hier um eine diagnostische Methode, die eine geringe Komplika-

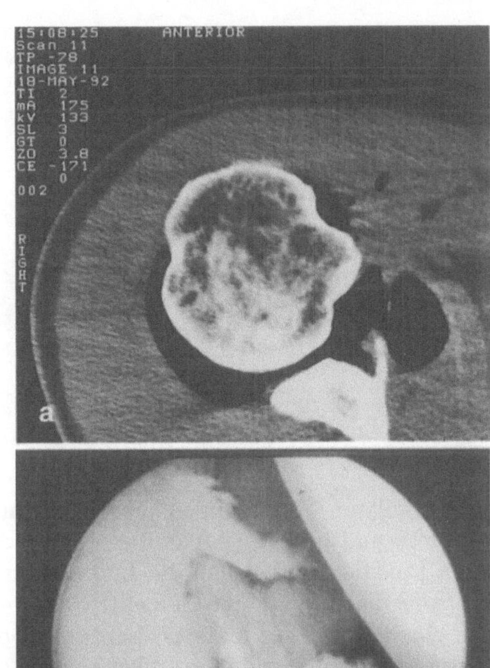

Abb. 10 a, b. Ventrale Pfannenrandfraktur mit Verletzung des Labrum-Band-Komplexes (sog. Bankart-Läsion): **a** Arthro-Pneu-CT, **b** arthroskopisches Bild

tionsrate aufweist, dennoch sind mögliche Komplikationen (Gelenkempyem) schwerwiegend und können nicht ausgeschlossen werden. Die im Rahmen der Behandlung erfolgten CT-Untersuchungen sollten jedoch zur Begutachtung herangezogen werden. Insbesondere bei der Beurteilung der Zusammenhangsfrage einer Schulterluxation ergeben sich aus der Untersuchung wertvolle Hinweise zur Ätiologie (traumatisch oder atraumatisch) einer Luxation [7]. Das Ausmaß der nachgewiesenen Läsionen korreliert grundsätzlich mit der Schwere des Traumas und erlaubt nur im Zusammenhang mit der Anamnese (Unfallmechanismus) eine Aussage über die Kausalität.

Sichere Beweise für die Genese einer Instabilität sind anhand des Verletzungsmusters nicht bekannt. Dennoch werden die knöchernen Verletzungen, wie z. B. Impressionsfrakturen des Oberarmkopfes (Hill-Sachs-Läsion) und Frakturen des vorderen und unteren Pfannenrandes, vorzugsweise bei traumatischen Erstluxationen beobachtet (Abb. 10). Eine flache Hill-Sachs-Läsion oder ein erheblicher Defekt des vorderen Pfannenrandes kann unabhängig davon auch bei konstitutionellen chronischen Instabilitäten ohne jegliches Trauma in der Vorgeschichte festgestellt werden. Anhand der Konstellation

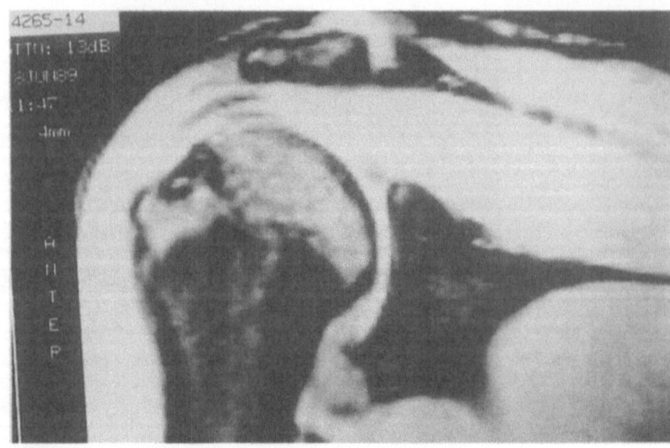

Abb. 11. Unauffällige Darstellung der Supraspinatussehne in der MRT

der artikulären Verletzungen kann im Arthro-Pneu-CT zwischen einer latenten vorderen und hinteren Luxationsneigung differenziert werden: Bei einer hinteren Luxation findet man die Impressionsfraktur des Oberarmkopfes an der ventromedialen Seite der Gelenkfläche (sog. „reverse Hill-Sachs-Läsion“) und ggf. einen Abriß des hinteren Labrum glenoidale. Dies entspricht dem Luxationsmechanismus und dem Luxationsweg des Oberarmkopfes.

Magnetresonanztomographie (MRT)

Die Magnetresonanztomographie stellt in der Diagnostik von Verletzungen und Erkrankungen des Schultergelenkes eine Bereicherung dar [2]. Sie erlaubt es, im Schichtbildverfahren die Anatomie des Schultergelenkes und somit nahezu alle Veränderungen darzustellen (Abb. 11). Zur Zeit werden in der Diagnostik des Schultergelenkes in Abhängigkeit vom Gerät verschiedenste Untersuchungstechniken verwendet, die unterschiedliche Spulen (Körperspulen, Oberflächenspulen), frei gewählte Schnittführungen (transversale, koronare mit verschiedenen Angulationen) sowie Schichtdicken und diverse Gewichtungen (T1, T2) umfassen. In Abhängigkeit von der angewandten Technik kann sich eine Binnenstruktur des Schultergelenkes signalarm darstellen oder eine hohe Signalintensität liefern.

Demzufolge können mit differenten Methoden sehr abweichende Bilder und unterschiedliche Befunde erhoben werden, was die Spezifität und Sensitivität der Methode verändert.

Die exakte Interpretation der Bilder erfordert nicht nur eine genaue anatomische Kenntnis, sondern v.a. Kenntnisse über das Verhalten (Signalintensität) einzelner Strukturen in verschiedenen Sequenzen. Dies erschwert den Vergleich der festgestellten Veränderungen nicht unerheblich. Da es sich hier um eine relativ neue Untersuchungsmethode handelt, die ständig einer technischen Entwicklung unterliegt, konnte bis heute kein standardisierter Untersuchungsgang erarbeitet werden. Die immer neuen Gerätegenerationen bringen

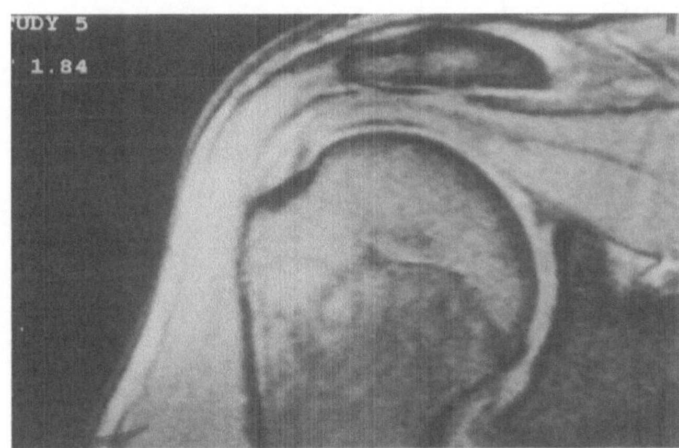

Abb. 12. Hyperdense Areale im distalen Bereich der Rotatorenmanschette bei Degeneration (unfallfremd)

bessere Auflösungsvermögen, so daß die erhobenen Befunde immer differenzierter und präziser werden. In der Literatur gibt es inzwischen fast zu jeder Pathologie Veröffentlichungen; nach wie vor fehlen umfassende klinische Studien, die den klinischen und therapiebezogenen Wert der Magnetresonanztomographie in bezug auf unterschiedliche Verletzungen und krankhafte Veränderungen belegen.

Differenzierung von traumatischen und degenerativen Schäden

Mit Hilfe der Magnetresonanztomographie können nicht nur knöcherne, sondern auch artikuläre und paraartikuläre Weichteile dargestellt werden. Die Stärke der Magnetresonanztomographie liegt in der Darstellbarkeit sowohl der traumatischen als auch der degenerativen Veränderungen der Rotatorenmanschette inklusive der Bizepssehne. Bei der Degeneration, die schon bei 20jäh-

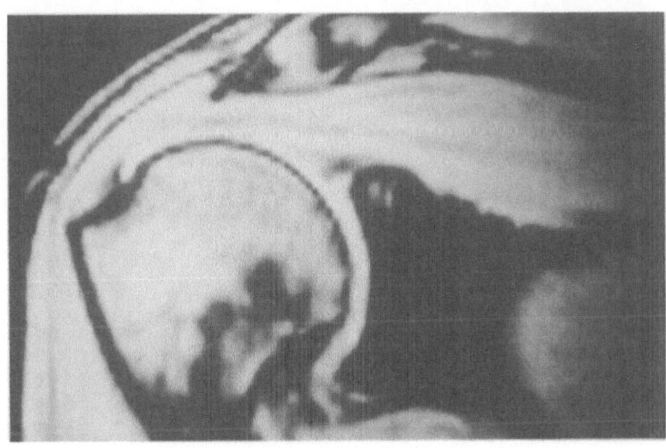

Abb. 13. Höhere Signalintensität innerhalb der Supraspinatussehne bei einer Tendinitis (unfallunabhängig)

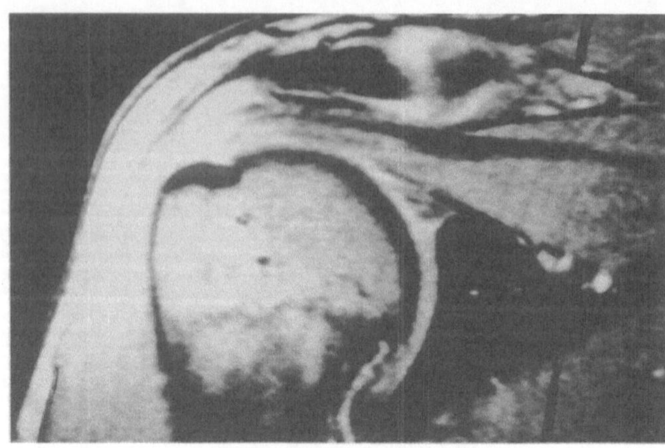

Abb. 14. Hypodense Areale bei einer fortgeschrittenen Degeneration der Supraspinatussehne

rigen nachzuweisen ist, findet man im distalen Bereich hyperdense Areale (Abb. 12). Eine Tendinitis manifestiert sich bei einer intakten Sehne durch eine höhere Signalintensität innerhalb der Rotatorenmanschette (Abb. 13). Die fortgeschrittenen degenerativen Veränderungen mit einer Fibrose ergeben eine Signalabschwächung und eine Atrophie des zugehörigen Muskels, v.a. des Supraspinatus, als wichtiges Zeichen eines seit längerer Zeit bestehenden Prozesses (Abb. 14).

In diesem Zusammenhang besitzt die Magnetresonanztomographie eine große Aussagekraft direkt nach dem Unfallereignis, eine nachträgliche Differenzierung zwischen degenerativen und posttraumatischen Veränderungen anläßlich der Begutachtung ist auch mit der Magnetresonanztomographie nicht möglich. Bei Rupturen der Rotatorenmanschette findet sich eine Dehiszenz bei einer inhomogenen Struktur der Sehne oder ein deutlicher Kalibersprung, der als sicheres Rupturzeichen gilt (Abb. 15). Als indirektes Zeichen eines Risses haben sich ein begleitender Erguß im subakromialen Raum, im

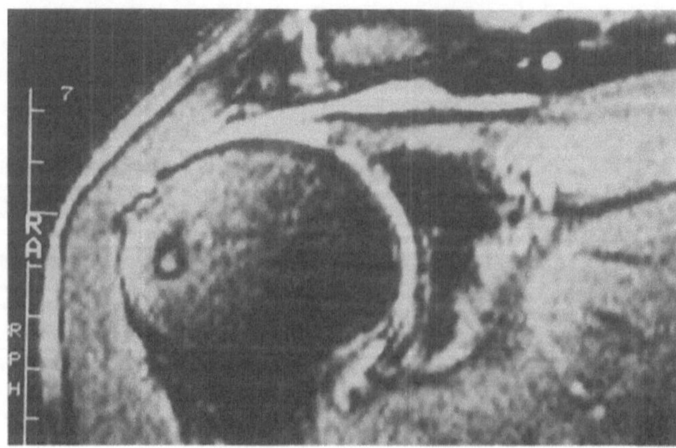

Abb. 15. Riß (Defekt) der Supraspinatussehne in der MRT nach einem adäquaten Trauma

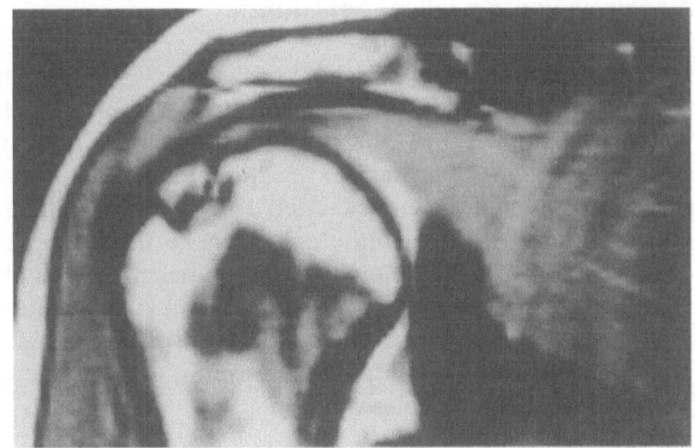

Abb. 16. Ansatztendinose der Rotatorenmanschette im Rahmen einer Tendinose bei Überkopfarbeitern (unfallunabhängige, aber berufsspezifische Veränderungen)

glenohumeralen Gelenk oder in der Umgebung der langen Bizepssehne (Halo-Effekt), bewährt.

Die Qualität und Quantität einer Ruptur kann durch die Magnetresonanztomographie schon präoperativ bestimmt werden [3]. Untersuchungen zeigen eine sehr hohe Spezifität und gute Sensitivität der Methode, die zwischen 0,80 und 0,95 schwankt [6]. Bei einer kompletten Ruptur der Rotatorenmanschette (Defekt) konnte eine weitgehende Korrelation zwischen der kernspintomographisch ermittelten und der intraoperativ gemessenen Größe eines Defektes erreicht werden. Bei Teilrupturen und Degeneration der Rotatorenmanschette sind niedrigere Qualitätsmerkmale festzustellen.

Zu betonen ist, daß auch mit der Magnetresonanztomographie eine sichere Differenzierung zwischen einer partiellen und einer kompletten Ruptur der Sehnenkappe nicht immer möglich ist. Ein eigenständiges Bild ergibt sich bei einer Ansatztendinose der Rotatorenmanschette. Bei Überkopfarbeitern betreffen die Veränderungen nicht die Sehne selbst, sondern den Ansatz der Sehne am Tuberkulum mit mottenfraßähnlichen Veränderungen des Knochens (Abb. 16). Dieses unfallfremde Krankheitsbild ist streng vom Engpaßsyndrom, das eine andere Pathophysiologie aufweist, zu trennen.

Trotz der anfänglichen Hoffnungen kann ein Impingement-(Engpaß-)syndrom des Schultergelenkes auch mit Hilfe der Magnetresonanztomographie nicht ausgeschlossen werden. Die subdeltoidale Fettlinie ist hier nicht ausschlaggebend. Hingegen können die Ursachen eines klinisch nachgewiesenen sekundären Engpaßsyndroms abgeklärt werden: Eine Bursitis subacromialis, eine Degeneration des Schultereckgelenkes und Formvarianten des Akromions sind kernspintomographisch nachweisbar. Eine intratendinöse Kalkablagerung im Rahmen einer Tendinitis calcarea kann jedoch nur gelegentlich nachgewiesen werden.

Nachweis von Knochenkontusionen

Auch posttraumatische Knochenkontusionen (sog. okkulte Knochenläsionen) werden mit dieser Untersuchungstechnik dargestellt. Die häufig eindrucksvollen Bilder einer Knochenkontusion gehen sowohl mit als auch ohne Beschwerden einher. Die daraus resultierenden therapeutischen Konsequenzen sind nicht bekannt, die eingeleiteten Therapiemaßnahmen schwanken zwischen „Nihilismus" und „Maximaltherapie". Die kernspintomographische Darstellung des Knochens ermöglicht eine Aussage über die Vitalität des Knochens. Eine Oberarmkopfnekrose, häufige Komplikation eines operativ stabilisierten Oberarmkopfbruches und Ursache unklarer posttraumatischen Beschwerden bei unauffälligem Röntgenbild, kann frühzeitig diagnostiziert werden, bevor erste röntgenologische Zeichen auftreten.

Begleitverletzungen

Begleitende Verletzungen des vorderen Pfannenrandes, des Labrums und des Kapsel-Band-Komplexes bei einer Schulterinstabilität können erfaßt werden. Das Vorliegen eines Ergusses erhöht die Spezifität und die Sensitivität der Methode. Es lassen sich dabei nicht nur Risse des Labrums, sondern auch degenerative Veränderungen nachweisen [8]. Die Gelenkkapsel ist von den umgebenden Weichteilen nur bedingt abzugrenzen. Eine sichere Beurteilung ist bei einem Erguß möglich. Bei einem fehlenden Erguß erhöht die intraartikuläre Injektion eines Kontrastmittels (Gadolinium-DPTA) den diagnostischen Wert, was aber die Untersuchung invasiv macht. Mit Gadolinium-DPTA können der Knorpel und das Labrum glenoidale differenziert eingeschätzt werden. Die knöchernen Läsionen bei einer Instabilität, wie die Hill-Sachs- und Bankart-Läsion, können problemlos dargestellt werden, obwohl dies auch mit Hilfe anderer einfacher Untersuchungsmethoden möglich ist.

Zusammenfassung

Die Magnetresonanztomographie leistet gute Dienste bei der Erkennung von Rupturen und Teilrupturen der Rotatorenmanschette, in der Differentialdiagnostik des Engpaßsyndroms und der Beurteilung der artikulären Läsionen nach Schulterluxationen. Die Schultersteife wie auch synoviale Gelenkerkrankungen stellen keine geeignete Indikation für die Magnetresonanztomographie dar.

Die recht optimistische Darstellung der Möglichkeiten der Magnetresonanztomographie berechtigt, sich kritisch mit der heute vorhandenen Qualität der Untersuchung auseinanderzusetzen. Die anfangs genannten differenzierten Befunde lassen sich nur mit leistungsfähigen, modernen Geräten erheben. Es gibt wenige radiologische Zentren, die sich intensiv mit der Schulterdiagnostik beschäftigen. In der Praxis werden nicht selten qualitativ unzureichende Aufnahmen mit einer beliebigen Schnittführung erstellt. Gerade bei der Diagnostik der Schulter werden die Befunde sehr unterschiedlich interpretiert. Die Magnetresonanztomographie liefert eine Flut von Befunden, deren praktische Bedeutung häufig unbekannt bleibt. Es fehlen diesbezüglich große und zuverlässige Studien, die den Zusammenhang zwischen den diagnostizierten Veränderungen und den Beschwerden des Patienten herstellen.

Die Indikation für eine Magnetresonanztomographie des Schultergelenkes muß in Zukunft kritischer überprüft werden. Die erhobenen Befunde sind zwar von wissenschaftlichem Interesse, neue und gewichtige Diagnosen werden damit jedoch selten gestellt; ausschlaggebende operative Konsequenzen sind davon nicht abzuleiten. Für die Therapie und die Begutachtung bleibt die klinische Untersuchung weiter federführend. Als Resümee bleibt, die Kosten der beschriebenen bildgebenden Verfahren vorzustellen. Eine sonographische Untersuchung eines Schultergelenkes kostet den gesetzlichen Unfallversicherungsträger ca. 44 DM. Eine Arthro-Pneu-CT verursacht Kosten von ungefähr 578 DM. Für eine Magnetresonanztomographie des Schultergelenkes zahlt die Berufsgenossenschaft 1092 DM.

Literatur

1. Hannesschläger G, Riedelberger W, Neumüller H, Schwarzl G (1989) Computertomographie der Rotatorenmanschette – Vergleich mit anderen bildgebenden Verfahren. Fortschr Röntgenstr 150/6: 643–649
2. Iannotti JP, Zlatkin MB, Esterhai JL, Kressel HY, Dalinka MK, Spindler AP (1991) Magnetic Resonance Imaging of the shoulder. J Bone Joint Surg Am 73: 17–29
3. Jerosch J, Castro WHM, Assheuer J (1992) Wertigkeit der Kernspintomographie bei der Diagnostik von Rupturen der Rotatorenmanschette. Orthop Praxis 12: 830–836
4. Misamore GW, Woodward C (1991) Evaluation of Degenerative Läsion of the Rotator Caff. J Bone Joint Surg Am 75: 704–706
5. Obrist J, Zirknitzer J, Berger U, Hertz H (1994) Computertomographische Limbusdiagnostik nach traumatischer Erstluxation der Schulter. Unfallchirurgie 20: 11–17
6. Recht MP, Resnik D (1993) Magnetic Resonance-Imaging Studies of the shoulder. J Bone Joint Surg Am 75: 1244–1253
7. Resch H, Kadletz R, Beck E, Helweg G (1986) Die Pneumarthrocomputertomographie in der Diagnostik von rezidivierenden und habituellen Schulterluxationen. Unfallchirurg 89: 441–445
8. Runkel M, Kreitner KF, Wenda K, Degreif J, Grebe P (1993) Kernspintomographie bei Schulterluxationen. Unfallchirurg 96: 1245–128

Aussagekraft der nativen Röntgendiagnostik, der Computer- und der Magnetresonanztomographie bei Verletzungen und Erkrankungen der Wirbelsäule

K.W. Sievers

Einleitung

Nach der Statistik der Gesetzlichen Unfallversicherungen beträgt der Anteil registrierter Wirbelsäulenverletzungen in der Bundesrepublik Deutschland etwa 3% aller Verletzungen [4]. Hierbei stellen die Verkehrsunfälle mit ca. 15–20% die häufigste Ursache [8, 9, 11, 21, 22]. Prozentual folgen Stürze aus großer Höhe, Sportunfälle, Gewaltverbrechen und Arbeitsunfälle. In dieser Verteilung der Wirbelsäulenschädigungen spiegelt sich auch die spätere Anforderung auf Begutachtung wider, ob dies zur grundsätzlichen Abklärung einer Schädigung oder zur Einstufung von Spätschäden (Gerichtsverfahren, Versicherungsfälle) der Fall ist. Aber auch berufsbedingt chronische Schäden der Wirbelsäule sind zu beachten, die besonders bei berufsgenossenschaftlichen Gutachten zur Einstufung der Minderung der Erwerbsfähigkeit (MdE) beurteilt werden müssen.

Bei der Begutachtung stellt sich jedoch grundsätzlich die Frage nach der Kausalität von Veränderungen, die durch die gutachtlichen Interessen der Geschädigten mit einer klinischen Untersuchung allein zumeist nicht zu beantworten ist. Hier leisten die bildgebenden Verfahren der Röntgendiagnostik eine erhebliche Hilfestellung, wobei jedoch die Aussagekraft der jeweiligen Untersuchungstechnik, die maximal notwendige Invasivität, sowie die entstehenden Kosten bereits vor der Anforderung bedacht werden sollten.

Radiologische Untersuchungsmethoden

Zur Begutachtung der Wirbelsäule stehen grundsätzlich die konventionelle Röntgendiagnostik, die Computer- (CT) und die Magnetresonanztomographie (MRT) zur Verfügung. Jede Methode ist in Abhängigkeit von der Fragestellung, den unbedingt, hinzuzuziehenden klinischen Informationen und eventuellen Voruntersuchungen einzusetzen.

Konventionelle Diagnostik

Die konventionelle Röntgendiagnostik kann mit geringem Aufwand einen Gesamtüberblick über größere knöcherne Abschnitte der Wirbelsäule bieten, wobei die Darstellung in 2 Ebenen als Conditio sine qua non anzusehen ist. Schräge Projektionen geben zusätzliche Auskunft über die Foramina intervertebralia. Die konventionelle Schichtung erlaubt eine zusätzliche und weitgehend überlagerungsfreie Information über die innere Struktur der Wirbelkörper.

Eine Aussage über die Weichteilverhältnisse ist nur mehr eingeschränkt – im Spinalkanal überhaupt nicht möglich. Ein Vorteil der konventionellen Röntgendiagnostik liegt in der unproblematischen Darstellung metallischer Fremdkörper (Osteosynthesematerial, Clipse, u. a.), die besonders in der Begutachtung posttraumatischer Fälle oft anzutreffen sind.

Computertomographie

Mit Entwicklung der schnittbildgebenden Verfahren Anfang der 70er Jahre bestand in der Röntgendiagnostik erstmals die Möglichkeit einer zweidimensionalen und überlagerungsfreien Darstellung von Strukturen, die durch den Einsatz von Hochleistungsrechnern auch nachbearbeitet werden konnte. So war mit der CT nicht nur die Darstellung von Weichteilen, sondern auch die nachträgliche Berechnung von Knochenschichten im hochauflösenden Algorithmus möglich. Herausragend ist die CT durch die sehr hohe Ortsauflösung, die auch die Darstellung feinster Fissuren im Bereich des Knochens erlaubt. Ein Problem der CT liegt in der gebundenen (transversalen) Schnittebene. Auch kann die CT durch den hohen Zeitaufwand nur kurze Bereiche einer fraglichen Region abdecken, ein Überblick über einen ganzen Wirbelsäulenabschnitt ist mithin nicht sinnvoll.

Selbst die neuere Ausführung der CT, das Spiral-CT, kann die Informationsdichte für hochauflösende Knochenschichten nicht in der vorgegebenen kurzen Akquisitionszeit erfassen. Zunehmend können allerdings die in Dünnschnittechnik (1 oder 2 mm) durchgeführten „Datenblöcke“ auch dreidimensional dargestellt und in der Schnittebene nachträglich modifiziert werden.

Metallische Fremdkörper können gelegentlich zu einer erheblich eingeschränkten Aussage führen. Auch sog. Metallartefaktreduktionsprogramme haben zu keiner wesentlichen Besserung geführt, da hier bei einem lokalisierten Informationsverlust nur die erfaßten Umgebungsdaten auf den betreffenden Bereich extrapoliert werden.

Magnetresonanztomographie

Die MRT wurde Anfang der 80er Jahre zur Serienreife gebracht und stellt in der modernen Bilddiagnostik eine der wichtigsten Untersuchungsmodalitäten dar. Durch die grundsätzlich unterschiedliche Bildentstehung sind jedoch einige

Besonderheiten zu beachten: Anders als in der konventionellen Diagnostik und auch der CT werden hier nicht mehr die Absorptionsunterschiede der Röntgenstrahlen dargestellt, sondern die Anzahl der Wasserstoffprotonen und deren Bindungsverhältnisse.

Hieraus resultiert eine deutlich überlegene Weichteilauflösung dieser Methode (bei niedrigerer Ortsauflösung zur CT), die besonders im Bereich des Spinalkanales sowie der Zwischenwirbelfächer zum Tragen kommt. Als Voraussetzung einer kompletten Untersuchung ist allerdings zumindest die Gewichtung in T1- und T2-Gewichtung anzusehen, da nur hierdurch eine sichere Einstufung von Strukturen möglich ist. Weiterhin erlaubt die beliebige Wahl der Schnittebene sowie ein großes „Field-of-View" (dargestellter Ausschnitt) eine umfassende Abklärung von ganzen Wirbelsäulenabschnitten.

Nachteilig stellt sich die bei ca. 5–10% der Patienten bestehende Klaustrophobie dar sowie die teils eingeschränkte Beurteilbarkeit bei metallischen Fremdkörpern [18]. Mit verbesserter Software, geänderten Werkstoffen sowie den mittlerweile bestehenden Erfahrungen auf diesem Gebiet ist Metall heute jedoch nicht mehr als absolute Kontraindikation für eine derartige Untersuchung anzusehen. Lediglich Osteosynthesematerial oder Clips in unmittelbarer Nachbarschaft zu neuronalen Strukturen oder Gefäßen sowie Herzschrittmacher stehen der Indikation zur Untersuchung entgegen.

Kontrastmittel

Bei allen 3 Methoden kann eine intravenöse bzw. -arterielle oder auch intrathekale Kontrastmittelgabe den Informationsgehalt erhöhen. In der konventionellen Diagnostik kann die Angiographie Gefäßprobleme abklären, wie sie im Bereich der A. vertebralis oder auch der spinalen Gefäße möglich sind. Die Myelographie erlaubt die gezielte Beurteilung des Duralsackes bei Verdacht auf Stenosen, Bandscheibenvorfällen oder Liquorfisteln [3]. Die intravenöse Applikation von Kontrastmittel in der CT oder MRT (Gadolinium-DTPA) kann die Weichteilinformationen insbesondere in der Abklärung entzündlicher oder tumoröser Veränderungen erheblich steigern.

Aufgrund inhärenter Probleme (Kontrastmittelreaktionen, Nephrotoxizität, punktionsbedingte Schädigungen [1, 5–7, 13, 14, 20]) einerseits, der medizinisch niedrig einzuschätzenden Indikation zur Untersuchung andererseits, sollte die Applikation von Kontrastmitteln bei Begutachtungsfällen jedoch äußerst zurückhaltend durchgeführt werden.

Begutachtung

Die Frage der Ursächlichkeit einer Veränderung setzt für den Radiologen die Kenntnis der möglicherweise auslösenden Ursache sowie der bestehenden Klinik voraus. Die Übertragung dieser Informationen auf die erstellte Untersuchung kann innerhalb eines gewissen Rahmens die Kausalität klären.

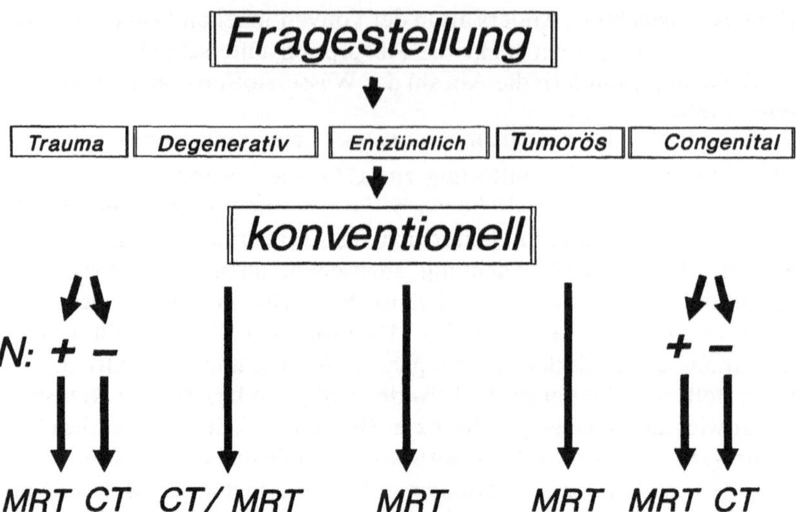

Abb. 1. Entscheidungshilfe für entsprechende Untersuchungsmodalitäten je nach Fragestellung (*N*: Neurologische Symptomatik vorhanden/nicht vorhanden, *MRT* Magnetresonanztomographie, *CT* Computertomographie)

Diagnose verschiedener Erkrankungsformen (Abb. 1)

In der Begutachtung von Aufnahmen spielen die posttraumatischen wie auch die degenerativen Veränderungen die wesentliche Rolle. Seltener sind primär gutachtlich die (post-)entzündlichen, tumorösen oder kongenitalen Veränderungen zu berücksichtigen, müssen differentialdiagnostisch jedoch beachtet werden.

Traumatische und posttraumatische Veränderungen

Traumatische Veränderungen der Wirbelsäule treten typischerweise im Bereich der Halswirbelsäule und dem thorakolumbalen Übergang auf [4]. Hierbei kann je nach Art der Fraktur in einem gewissen Rahmen auch auf den jeweiligen Mechanismus geschlossen werden. Von entscheidender Bedeutung ist die Beurteilbarkeit der Stabilität einer Wirbelsäulenfraktur [4]. Untersuchungstechnisch spielt hierbei nach der konventionellen Röntgendiagnostik mit Erfassung weiter Wirbelsäulenabschnitte die CT die wesentliche Rolle.

Die exzellente Darstellung der mittleren Säule (hinteres Drittel des Wirbelkörpers mit Bandscheibe und hinterem Längsband) ist hierbei ausschlaggebend für eine evtl. durchzuführende operative Stabilisierung [2, 10, 12]. Erst bei Verdacht auf eine Contusio oder Commotio spinalis ist die MRT einzusetzen und sinnvoll. Bei Akutpatienten sind allerdings die teils noch bestehenden anästhesiologischen Probleme durch die Röhre und das Magnetfeld zu berücksichtigen.

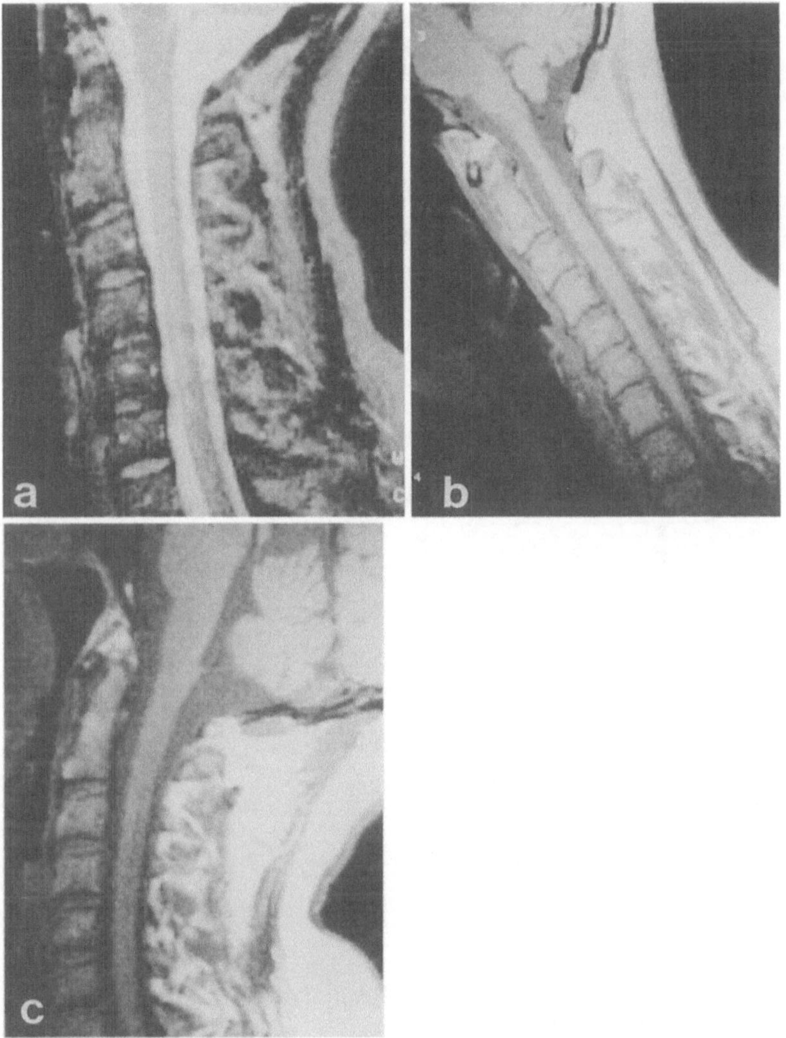

Abb. 2a–c. 51jährige Patientin mit Zustand nach Schleudertrauma der Halswirbelsäule. Kyphosierung des Segmentes C3–C5 in der T2-Gewichtung (**a**). Kein Nachweis einer Einengung des Spinalkanales oder einer Syringomyelie. In den MR-tomographisch durchgeführten Funktionsaufnahmen kein Nachweis einer Gefügelockerung (**b, c**), jedoch eingeschränkte Funktion. Ergebnis: Durchaus im Rahmen eines „Schleudertraumas" zu beobachtende, persistierende Fehlstellung der Halswirbelsäule mit Funktionseinschränkung

Posttraumatische Veränderungen sind konventionell oft schon an einer Fehlstellung (z.B. Streckhaltung der Halswirbelsäule nach Schleudertrauma) zu erkennen (Abb. 2). Eine Minderung der Wirbelkörperhöhe wie auch lokalisierte degenerative Veränderungen weisen auf ein möglicherweise stattgehabtes Trauma hin. Wesentliches Kennzeichen ist der knöcherne Umbau im Sinne einer verstärkten Sklerosierung mit evtl. auftretenden Abstützreaktionen.

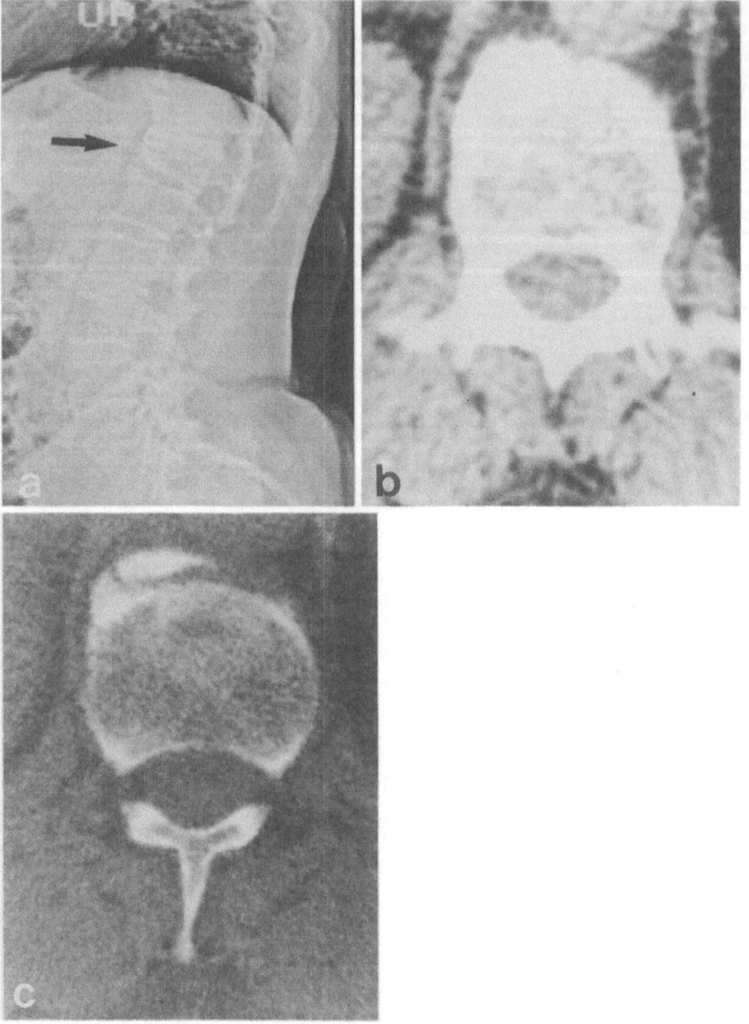

Abb. 3a–c. 56jähriger Patient mit Zustand nach Wirbelkörperkompressionsfraktur LWK 1. Bereits im Topogramm (**a**) Darstellung des im ventralen Anteil um ca. 50% gesinterten Wirbelkörpers. Bei im Weichteilfenster nicht eindeutig abgrenzbarer Veränderung der knöchernen Strukturen (**b**) ist im hochauflösenden Knochenalgorithmus (**c**) nicht nur die durchbaute Fraktur ventral nachweisbar, sondern auch die glatte Begrenzung der Wirbelkörperhinterkante. Normale Weite des Spinalkanals. Ergebnis: Komplikationsloser Verlauf einer Wirbelkörperfraktur

Eine erweiterte Diagnostik – der direkte Nachweis einer älteren Fraktur – kann jedoch erst tomographisch oder computertomographisch erfolgen (Abb. 3).

Neben Stufen und Fehlstellung sind vermehrt sklerosierte Anteile der Wirbelkörper zu beobachten. Durch die niedrigere Ortstauflösung ist die MRT hierfür weniger sinnvoll (Abb. 4) als vielmehr zum Nachweis sekundärer

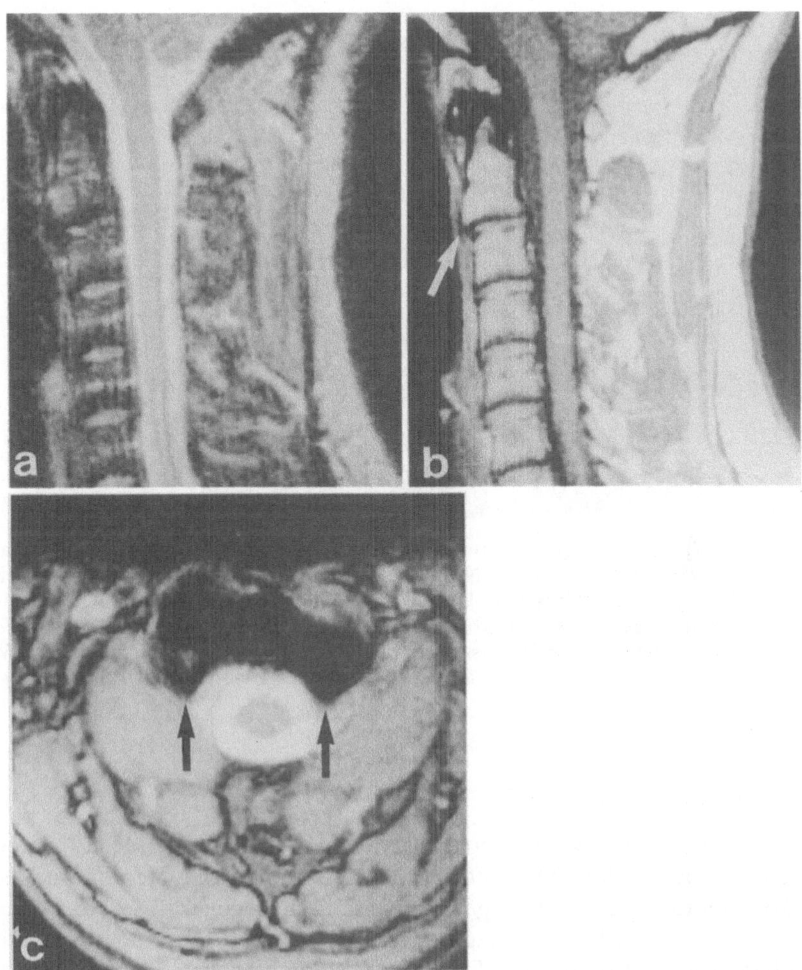

Abb. 4a–c. 29jähriger Patient nach Schleudertrauma der Halswirbelsäule vor 4 Jahren. Bei einer Streckstellung, sonst aber praktisch normaler Darstellung in T2-Gewichtung (**a**) ist in T1-Gewichtung (**b**) eine geringe Ventralstellung des Axis nachweisbar. In axialer Schichtebene war der Corpus axis zum weiteren Verlauf der Halswirbelsäule in der Achse fehlgestellt. Keine Einengung des Spinalkanals. Ergebnis: Befund vereinbar mit einer möglichen Gefügelockerung C2/3 nach Unfall. Eine Computertomographie wäre hier zur Darstellung der knöchernen Strukturen eher indiziert gewesen

Veränderungen im Sinne von Engen des Spinalkanals mit oder ohne Kompression des Myelons oder der Wurzeln. Je nach Ausmaß und Alter des Traumas sind u. U. auch noch Veränderungen des Myelons im Sinne einer ödematöser Signalanhebung in T2 Gewichtung nachweisbar. Die schnellen Gradientenechosequenzen können die Abklärung von Halswirbelsäulenveränderungen mit temporären Einengungen des Spinalkanals durch Funktionsaufnahmen in der sagittalen Ebene komplettieren (Abb. 2).

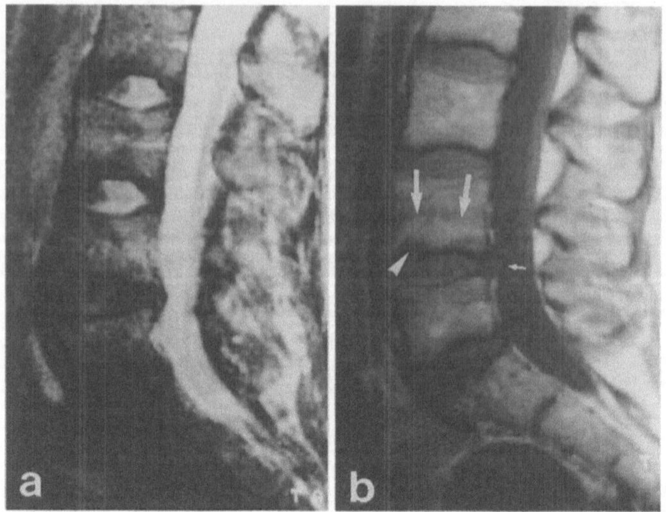

Abb. 5a, b. 32jährige Patientin (Beruf: Krankenschwester) mit Beschwerdesymptomatik auf Höhe LWK 4/5. In diesem Bereich Nachweis einer in T2-Gewichtung deutlichen Dehydrierung der Zwischenwirbelscheibe (**a**). Die unregelmäßige Grundplatte LWK 4 ist jedoch in der T1-Gewichtung dargestellt (**b**, *Pfeilkopf*). Die Erhöhung der Signalintensität (*große Pfeile*) ist typischerweise bei einer Spondylodiszitis zu beobachten. Prolaps der Bandscheibe LWK 4/5 (*kleiner Pfeil*). Ergebnis: Zustand nach Spondylodiszitis LWK 4/5 mit Prolaps, möglicherweise berufsbedingt

Degenerative Veränderungen

In der konventionellen Diagnostik sind Ausziehungen der Randkanten und Überbrückungen der Wirbelkörper sowie arthrotische Veränderungen der Unkovertebralgelenke wichtige Hinweise auf degenerative Erkrankungen. Diese sind aber differentialdiagnostisch nur schwierig von posttraumatischen Veränderungen abzugrenzen. Das Ausmaß (generalisiert oder lokalisiert) gibt unter Kenntnis des auslösenden Faktors allerdings einen wichtigen Hinweis auf die Genese. Die CT kann die Ausprägung präzisieren, aber zusätzliche Informationen nur bei Mitbeteiligung des Myelons oder der Wurzeln geben.

So sollte die Einstufung eines Bandscheibenvorfalles mit der CT erfolgen, die durch die hohe Ortsauflösung sogar der MRT bei dieser Fragestellung überlegen ist. Auch ist das sog. Vakuumphänomen, ein Gaseinschluß innerhalb der Bandscheibe, mit der CT leicht zu diagnostizieren, das für degenerative Veränderungen als pathognomonisch anzusehen ist.

Entzündliche und postentzündliche Veränderungen

Frisch entzündliche Veränderungen zeigen konventionell zwar Zeichen einer Arrosion und Destruktion, letztlich kann eine sichere Aussage jedoch nur durch die kontrastmittelgeführte CT (Weichteile) oder die MRT (Weichteile und

Knochen) erfolgen. Das Kontrastmittel speichernde Verhalten gibt hier den Aufschluß.

Postentzündliche Veränderungen hinterlassen in der konventionellen Diagnostik oft Zeichen, die von degenerativen Veränderungen nicht abgrenzbar sind. Auch die CT wird neben eventuellen Destruktionen nur die knöchernen Umbauvorgänge darstellen können. Die MRT ermöglicht jedoch eine weitergehende Aussage über den Zustand des medullären Fettmarkes, den Hydratationszustand der Zwischenwirbelscheibe und eventuelle anatomische Veränderungen (Destruktionen, Raumforderungen, (post-)entzündliche Foci, Abb. 5). Die Differentialdiagnose „Narbe versus Rezidiv" nach operativer Versorgung eines Bandscheibenvorfalles ist mit der MRT in der Regel zu beantworten.

Tumoröse Veränderungen

Tumoröse Veränderungen zeigen sich bereits in der konventionellen Diagnostik als vermehrt (osteoplastisch) oder vermindert (osteolytisch) röntgendichte Bezirke in den Wirbelkörpern, wobei stets auf den Erhalt der Wirbelkonturen zu achten ist. Auch in der CT ist die sehr viel genauere Ausdehnung darstellbar, die sensitivste Methode ist jedoch grundsätzlich die MRT. Hier sind auch Frühe Veränderungen in den knöchernen Strukturen nachweisbar, die sich der konventionellen Diagnostik noch entziehen (Abb. 6).

Auch intraspinale Tumoren, die erst mit der beginnenden Umformung oder dem Verlust der Wirbelbögen konventionell sichtbar werden, sind frühzeitig in der MRT darzustellen. Wenn bei ossären Veränderungen die T1-Gewichtung eine hohe Genauigkeit aufweist, so bedürfen spinale Tumoren zumeist doch der Kontrastmittelgabe.

Kongenitale Veränderungen

Kongenitale Veränderungen der Wirbelsäule beschränken sich in der Regel auf Teil- oder komplette Fusionen einzelner oder mehrerer Wirbelkörper, oder auch auf Spaltbildungen im Bereich der Dornfortsätze bis zum Vollbild der Spina bifida. Derartige Veränderungen sind bereits konventionell leicht zu diagnostizieren und von berufsbedingten und/oder traumatischen Ursachen zu differenzieren. Problematischer stellt sich die Situation im Bereich des okzipitozervikalen Überganges dar.

Kongenitale Veränderungen können sich im Bereich der Schädelbasis (basiläre Impression), des Atlas (Teil- bzw. Vollassimilationen, Spaltbildungen, Ponticulus posterior bis Foramen arcuale) und des Axis (Denshypo- bzw. -aplasie, Ossiculum terminale persistens, Os odontoideum, persistierende subdentale Synchondrose) abspielen (Abb. 7), zeigen jedoch oft erst in der 4. bis 5. Lebensdekade eine neurologische Symptomatik (15–17, 19].

Neben diesen in der konventionellen Röntgendiagnostik ansonsten gut zu diagnostizierenden Fehlbildungen stellt die Differentialdiagnostik zwischen

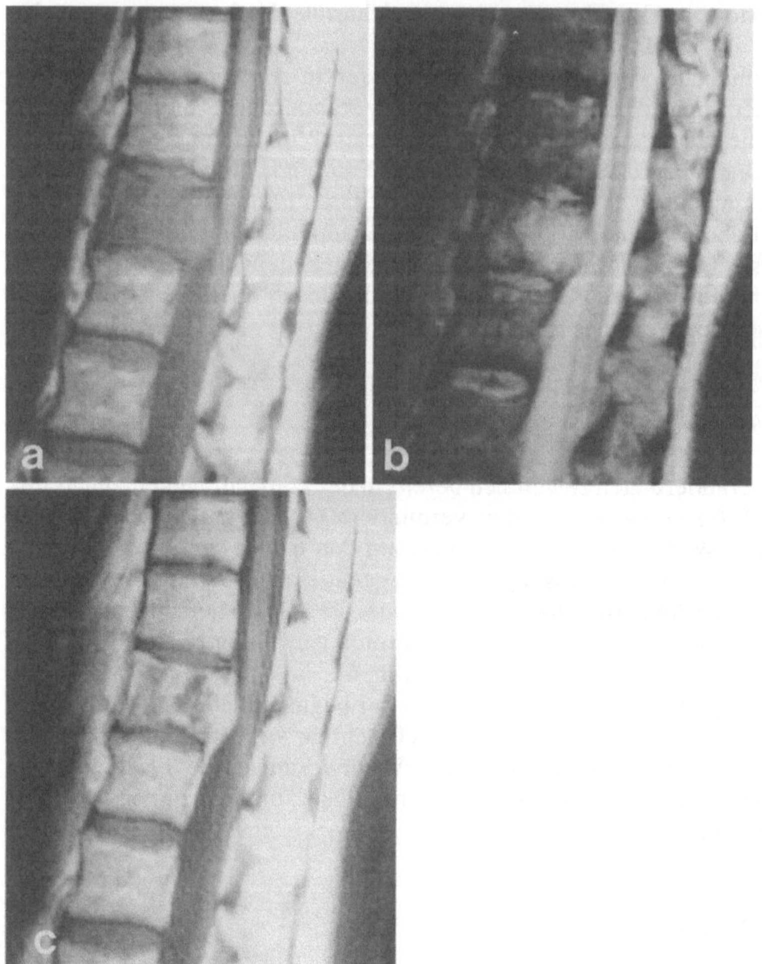

Abb. 6a–c. 59jährige Patientin mit gürtelförmiger Schmerzsymptomatik. Auf Höhe BWK 12 zeigt sich eine deutliche Änderung der Signalintensität BWK 12 (**a**) mit dorsaler Vorwölbung der Wirbelkörperhinterkante. In T2-Gewichtung (**b**) rundliche Struktur, die den Spinalkanal einengt. In T1-Gewichtung mit Gadolinium-DTPA (**c**) ist das ganze Ausmaß der tumorösen Veränderung dargestellt. Ergebnis: Metastase bei bekanntem Mammakarzinom

einer möglicherweise abgelaufenen Densfraktur (erworbenes Os odontoideum) und einer kongenitalen Veränderung (sog. Os odontoideum als hypertrophiertes Ossiculum terminale persistens, echtes Os odontoideum als Dens mit peristierender subdentaler Synchondrose) ein Kernproblem dar. Hierbei kann die CT, u. U. auch die MRT weiterhelfen: Der Nachweis oder Ausschluß einer dentalen mittelständigen Kortikalislinie als Rest der beiden verschmolzenen Knochenkerne oder die Übereinstimmung einer Dehiszenz mit der subdentalen Synchondrose kann die kongenitale oder traumatische Genese untermauern [15].

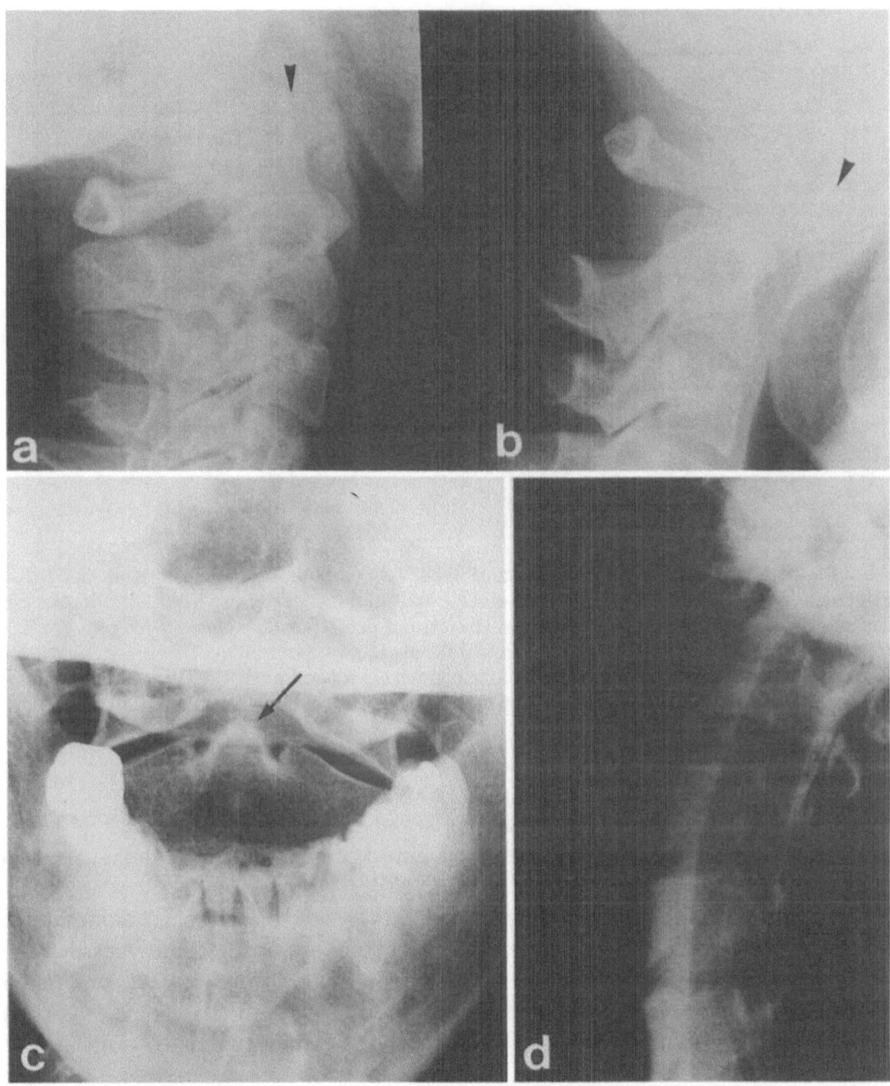

Abb. 7a–d. 31jährige Patientin mit Zustand nach Schleudertrauma vor 2 Jahren. Die konventionellen Funktionsaufnahmen ergaben eine ausgeprägte Hypermobilität im Segment C1/2 (**a, b**) wobei in Anteflexion der Vorderrand des Atlas weit nach ventral verschoben wurde (*schwarze Pfeilköpfe*). In der p.-a.-Untersuchung konnte ein hypoplastischer Dens (**c**, *Pfeil*) mit hypertrophiertem Ossiculum terminale persistens nachgewiesen werden. Eine Myelographie zeigte keine Einengung des Spinalkanals (**d**). Ergebnis: kongenitale Veränderung mit begleitender Beschwerdesymptomatik nach Schleudertrauma

Die wichtige Differenzierung einer kongenitalen von einer traumatischen Genese zeigt sich gelegentlich in Veränderungen des Myelons. Nur die magnetresonanztomographisch sichere Diagnose einer (mit Glia ausgekleideten)

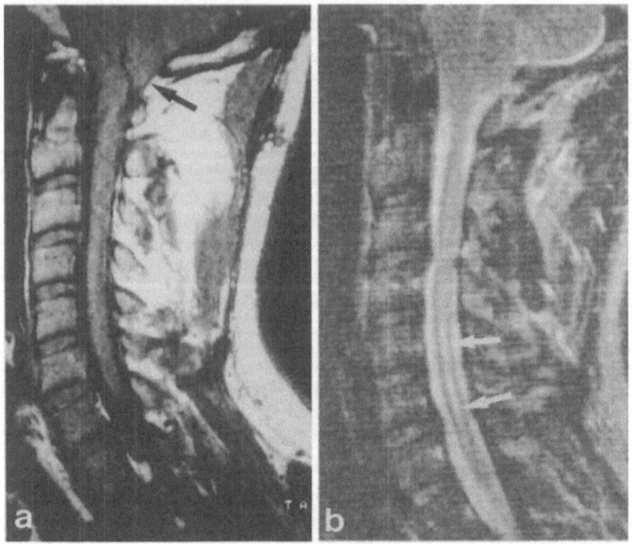

Abb. 8a, b. 43jähriger Patient mit Zustand nach Verkehrsunfall vor 2 Jahren. In der MRT zeigt sich in T1-Gewichtung (**a**) neben einer Streckstellung der Halswirbelsäule bereits ein Tiefstand der Kleinhirntonsillen bis zum Hinterrand des Atlas (*schwarzer Pfeil*). In der T2-Gewichtung (**b**) Nachweis einer Syringomyelie ab Höhe C4 (*weiße Pfeile*). *Oberhalb* der Syrinx leichte Protrusio des vorderen Längsbandes C3/4 (und auch C5/7) im Sinne degenerativer Veränderungen. Ergebnis: Aufgrund einer vorliegenden Chiari-Malformation eher kongenital bedingte Syringomyelie

Syringomyelie – insbesondere bei Tiefstand der Kleinhirntonsillen (Chiari-Malformation) – kann den Hinweis auf eine kongenitale Veränderung geben (Abb. 8).

Die differentialdiagnostisch zu berücksichtigende und zumeist traumatisch bedingte (mit Ependym ausgekleidete) Hydromyelie bildet eine Aussackung des Zentralkanales. Ferner sind besonders im lumbalen Bereich Veränderungen zu beachten, wie z.B. die „tethered cord" oder Meningo (myelo)zelen. Auch hier kommt die MRT als primäre diagnostische Methode zum Tragen.

Stufendiagnostik

Wenn auch das Prozedere der Begutachtung u.U. verlängert wird, so erscheint doch eine Stufendiagnostik sinnvoll, um unnötige Untersuchungen (Strahlenexposition, Untersuchungsrisiko, Kostenaufwand) zu vermeiden. Grundsätzlich ist die primäre Untersuchung des jeweiligen Wirbelsäulenabschnittes in der konventionellen Diagnostik sinnvoll, um so einen Überblick über die Gesamtsituation zu erlangen und über das weitere Vorgehen – insbesondere unter Berücksichtigung des auslösenden Faktors sowie der klinischen Untersuchungsergebnisse – entscheiden zu können.

Bei einer lokalisierten Veränderung knöcherner Strukturen ist die CT, bei einer spinalen Symptomatik die MRT, durchzuführen. Letzteres gilt auch im Fall einer normalen konventionellen Diagnostik. Bei fehlenden Veränderungen und leerer klinischer Symptomatik kann eine alleinige konventionelle Untersuchung zur Dokumentation des Status gerechtfertigt sein.

Zusammenfassung

Die konfentionelle Diagnostik ist als erste und wichtigste Methode in der Begutachtung anzusehen. Folglich ist die CT für eine knöcherne Feindiagnostik von besonderem Interesse, die MRT für Weichteilveränderungen im weitesten Sinne.

Direkt (post)traumatische Veränderungen sollten – wenn knöchern – eine CT, – wenn mit neurologischer Symptomatik einhergehend – eine MRT nach sich ziehen. Die Diagnose degenerativer Veränderungen der knöchernen Wirbelsäule ist mit der konventionellen Diagnostik allein möglich, eine Aussage über die Genese kann jedoch nur bedingt und über die Verteilung der Veränderungen erfolgen. Bei fraglich posttraumatischen degenerativen Veränderungen kann die CT u. U. zusätzliche Informationen erbringen, postoperativ ist die Unterscheidung „Narbe versus Rezidiv" magnetresonanztomographisch durchzuführen.

Die Zwischenwirbelscheibendiagnostik erfolgt mit der CT, postoperativ besser mit der MRT. (Post)entzündliche Veränderungen sind mit der MRT abzuklären. Auch bei tumorösen Veränderungen erscheint die MRT als Methode der Wahl. Die differentialdiagnostische Überlegung einer kongenitalen Veränderung spielt hauptsächlich im okzipitozervikalen Übergang eine wichtige Rolle und sollte in eine computertomographische, bei neurologischer Symptomatik in eine MR-tomographische Untersuchung münden.

Literatur

1. Bettmann MA (1991) The evaluation of contrastrelated renal failure. Am J Roentgenol 157: 66–68
2. Denis F (1983) The three column spine and its significance in the classification of acute thoracolumbar spinal injuries. Spine 8 (8): 817–831
3. Dietrich U, Feldges A, Sievers KW, Kocks W (1993) Lokalisation von frontobasalen traumatischen Liquorfisteln. Zentralbl Neurochir 54: 24–31
4. Dresing K, Joka Th, Neudeck F, Kalff R (1994) Frakturen der Wirbelsäule. In: Kalff R (Hrsg) Erkrankungen und Verletzungen der Wirbelsäule. Huber, Bern, S 27–37
5. Fink U, Jung D, Fink BK (1991) Prämedikation bei Risikopatienten – Ergebnisse einer prospektiven Studie mit nichtionischen Kontrastmitteln. In: Peters PE, Zeitler E (Hrsg) Röntgenkontrastmittel. Springer, Berlin Heidelberg New York Tokyo, S 205–209
6. Göbel B, Göbel H (1991) Die Schilddrüsenfunktion nach Applikation jodhaltiger Röntgenkontrastmittel. In: Peters PE, Zeitler E (Hrsg) Röntgenkonstrastmittel. Springer, Berlin Heidelberg New York Tokyo, S 70–75

7. Goldstein HA, Kashanian FK, Blumetti RF, Holyoak WL, Hugo FP, Blumenfield DM (1990) Safety assessment of gadopentate dimeglumine in U. S. clinical trials. Radiology 174: 17–23
8. Huelke DF, O'Day J, Mendelsohn RA (1981) Cervical injuries suffered in automobile crashes. J Neurosurg 54: 316–320
9. Kraus JF, Franti CE, Riggins RS, Richards D, Borhani NO (1975) Incidence of traumatic spinal cord lesions. J Chron Dis 28: 491–497
10. McAffee PC, Yuan HA, Fredrickson BE, Lubicky JP (1983) The value of computed tomography in thoracolumbar fractures. J Bone Joint Surg Am 65: 461–473
11. Moskoop D, Böker K, Kurthen M, Solymosi L, Elatan E (1990) Begleitende Wirbelsäulentraumata bei Schädel-Hirn-Verletzten. 34 konsekutive Patienten aus drei Jahren. Unfallchirurg 93: 120–126
12. Plajer TW (1990) Die Computertomographie bei Brust- und Lendenwirbelfrakturen. Ein Vergleich mit der konventionellen Röntgendiagnostik. Inaugural-Dissertation, Universität Gesamthochschule Essen
13. Ring J (1979) Die Problematik der Kontrastmittelüberempfindlichkeit. Dtsch Med Wochenschr 104: 517–524
14. Salonen OLM (1990) Case of anaphylaxis and four cases of allergic reaction following Gd-DTPA administration. J Comput Assist Tomogr 14(6): 912–913
15. Sievers KW (1985) Über die kongenitalen Fehlbildungen des occipito-cervicalen Überganges unter Berücksichtigung der Computertomographie. Inaugural-Dissertation, Universität Gesamthochschule Essen
16. Sievers KW, Löhr E (1988) Über eine seltene Fehlbildung des occipito-cervicalen Überganges. Fortschr Röntgenstr 148: 334–335
17. Sievers KW, Schrader M (1990) Über akustische und vestibuläre Störungen bei congenitalen Fehlbildungen des cervico-occipitalen Überganges. Zentralbl HNO 139: 17
18. Sievers KW, Dietrich U, Löhr E (1991) Über Phasen-, Frequenz- und Metallartefakte als „pitfalls" der Kernspintomographie. Zentralbl Radiol 143: 241
19. Sievers KW, Dietrich U, Löhr E (1992) Radiologische Aspekte des kraniozervikalen Übergangs. Dtsch Med Wochenschr 27: 1072–1077
20. Tröger J (1988) Vergleichende Untersuchung zum Einfluß der Kontrastmittel-Osmolalität auf den Wasser- und Elektrolythaushalt sowie auf die Kontrastdichte des harnableitenden Systems – Tierexperimentelle Studie. In: Eickenberg H-U, Engelmann UH (Hrsg) Uro-Imaging 88. Schnetztor, Konstanz, S 272–277
21. Yeo JD (1979) Five-year review of spinal cord injuries in motorcyclists. Med J Aust 2: 238
22. Young JS, Northrup NE (1979) Statistical information perteining to some of the most commonly asked questions about SCI. Model Systems SCI Digest 1: 11–18

Der Stellenwert der Sonographie in der Begutachtung der Schulter

R. Ackermann

Darstellung der knöchernen Strukturen

Anatomische Strukturen und Gewebe können mit Ultraschall nur dann voneinander abgegrenzt werden, wenn sie sich in ihren Schalleiteigenschaften (Impedanz) unterscheiden. Sind die Impedanzunterschiede jedoch zu groß, erfolgt an der Grenzschicht eine Totalreflexion der Schallwellen, wie z. B. an der Grenze von Weichgewebe zu Knochen oder Luft. Vom Knochen lassen sich nur die Oberflächenveränderungen in Form von Defekten, Stufen, Anlagerungen, Usuren usw. beurteilen. Für die Frakturdiagnostik ist die Sonographie nur insofern geeignet, als sich durch Fragmentdislokation eine Stufe im Grenzreflex ergibt oder ein Frakturspalt orthograd getroffen wird. Da hinter Knochen befindliche Strukturen aufgrund der Totalreflexion im „Schallschatten" liegen,

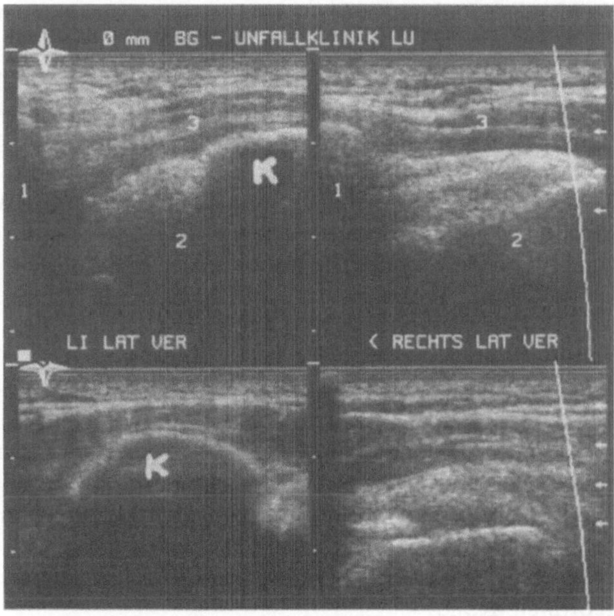

Abb. 1. *Links oben und unten:* Lateraler Längs- und Querschnitt der Rotatorenmanschette. Riesiges Kalkdepot (*K*) (s. Röntgenbild) im Sinne einer Tendinosis calcarea. Die Sonomorphologie stellt sich völlig verändert dar. Der gesamte Ansatzbereich liegt im Schallschatten des Kalks, von dem lediglich die Oberfläche als bogenförmiger Grenzreflex sichtbar ist. *Rechts:* Entsprechende Schnitte der gesunden Gegenseite

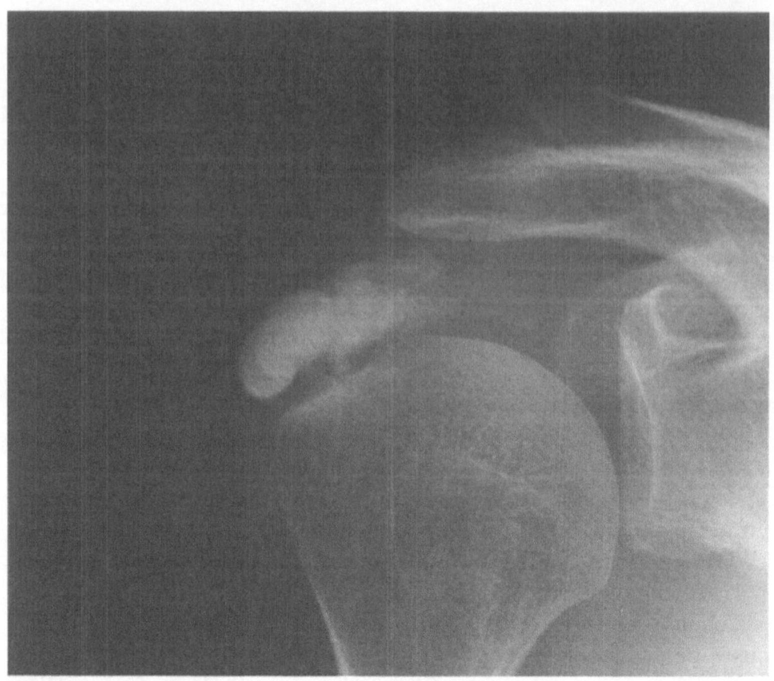

Abb. 2. Röntgendarstellung des subakromialen Kalkdepots im Bereich der Supraspinatussehne der linken Schulter

ist eine Differenzierung zwischen vorgelagerten Fragmenten, Osteophyten oder Weichteilverkalkungen (z. B. Tendinosis calcarea) nicht möglich (Abb. 1 und 2).

Ebenso können „Unter-Niveau-Defekte" wie Humeruskopfimpressionsfrakturen (Hill-Sachs-Dellen) nicht von rheumatischen Usuren unterschieden werden, sofern nicht Formcharakteristika oder begleitende Weichteilveränderungen die Diagnose erhärten. Die Sonographie hat gegenüber der Röntgendiagnostik den Vorteil, selbst feinste degenerative Formverbildungen am Collum anatomicum, im Sulcus intertubercularis oder an den Pfannenrändern, welche sich überlagerungsbedingt nicht darstellen lassen, zu erfassen. Das gilt auch für Kalzinosen der Rotatorenmanschette.

Schulterweichteile und Rotatorenmanschette

Unklare Schmerzen, Funktionseinschränkung nach Bagatelltraumen oder eine spontan entstandene Schultersteife bestimmen den medizinischen Alltag einer Schultersprechstunde und verlangen eine subtilere Diagnostik als die verhältnismäßig selteneren Frakturfolgezustände. Die differentialdiagnostischen Probleme schlagen sich auch in der Begutachtung nieder. Im Gegensatz zur belasteten unteren Extremität spielt die Arthrose der Schulter eine nur untergeordnete Rolle.

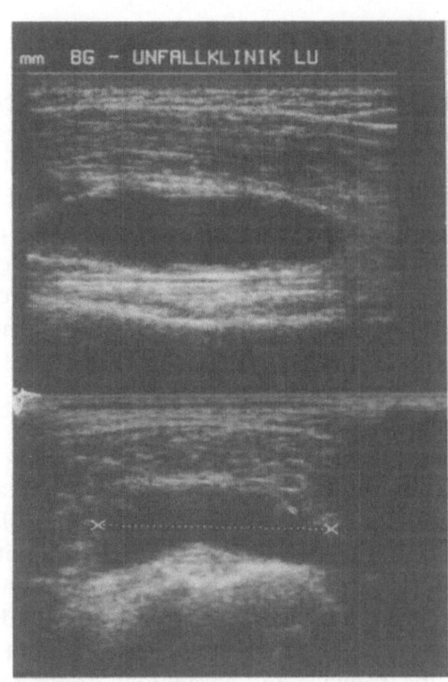

Abb. 3. Ventrale Vertikal- und Horizontalschnitte. Etwa 3,5 × 4,5 × 0,8 cm großes echofreies, scharf begrenztes Areal, zwischen Humeruskopf und langer Bizepssehne einerseits und ventralem Anteil des M. deltoideus andererseits gelegen: aufgeweitete Bursa subdeltoidea

Die Ursachen schmerzhafter Affektionen und Funktionsbehinderungen sind im Weichgewebe, in den subakromialen Gleitschichten, den Bursen, der Fascia subdeltoidea, dem Lig. coracoacromiale, der Gelenkkapsel, der Bizepssehne, dem M. deltoideus und in besonderem Maße in der Rotatorenmanschette zu suchen. Die einzelnen Strukturen lassen sich in der Regel sonographisch gut gegeneinander abgrenzen. Eine Ausnahme macht das in Folge längerfristiger Inaktivität dystrophe Gelenk des adipösen, älteren Menschen. Hier sind die sonoanatomischen Grenzen verwischt, die Reflexionen werden schwächer, das Gesamtbild diffuser.

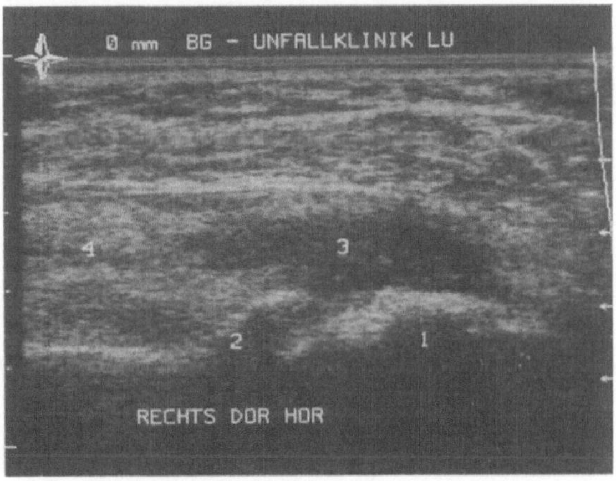

Abb. 4. Dorsaler Horizontalschnitt: *1* Humeruskopf, *2* Gelnoidrand mit Labrum, *3* echoarmes bis echofreies Areal zwischen Gelenkspalt und *4* M. infraspinatus: Gelenkerguß

M. deltoideus

Ein objektives, auf den Mindergebrauch des Armes hinweisendes Symptom, die Atrophie, kann bei sehr adipösen Personen der klinischen Untersuchung entgehen. Mittels Ultraschallschnitten läßt sich die Muskeldicke im Seitenvergleich millimetergenau bestimmen. Darüber hinaus vermindert sich der Anteil des echofreien Muskelgewebes zugunsten des echoreichen intramuskulären Bindegewebes (Perimysium internum, Faszien, Septen). Muskeldefekte nach Rupturen sind ab einer Größe von etwa 1 cm sicher diagnostizierbar. Alte Narben erscheinen im Sonogramm als echoarme bis echofreie Areale.

Bursae

Bursaaufweitungen sind sichere Indikatoren von Reizzuständen des Schultergelenks, die sich im Gegensatz zum Ellbogen- oder Kniegelenk klinisch schlecht diagnostizieren lassen. Eine nicht pathologisch veränderte Bursa stellt sich sonographisch nicht dar bzw. läßt sich nicht von der Membrana subdeltoidea abgrenzen. Der echofreie Inhalt des entzündungsbedingt aufgeweiteten Schleimbeutels unterscheidet sich nicht von der Einblutung. Bursa subdeltoidea, subacromialis und coracoidea kommunizieren häufig miteinander (Abb. 3).

Bursitiden rheumatischer Genese können, da sie sich chronisch entwickeln, riesige Ausmaße annehmen und an der Außenseite des Oberarms bis zur Metaphyse reichen, während sich die mechanisch irritierte Bursa, z. B. bei der Tendinosis calcarea, oder die Einblutung nach Rotatorenruptur eher als diskrete Aufweitung manifestiert. Gelenkergüsse zeigen sich im dorsalen Horizontalschnitt, im ventralen Limbusschnitt oder in axillären Schnitten. Bei zusätzlichem Rotatorendefekt ist in den lateralen Schallkopfpositionen die Differenzierung eines Bursaergusses von einem Gelenkerguß nicht möglich (Abb. 4). Alterationen der Grenzschicht zwischen M. deltoideus und Rotatorenmanschette spielen bei der Beurteilung von Rotatorendefekten insbesondere im Bereich der Supraspinatussehne eine wichtige Rolle.

Langer Kopf der Bizepssehne

Die lange Bizepssehne läßt sich im Rahmen der dynamischen Untersuchungstechnik vom Sulcus intertubercularis bis zu ihrem intraartikulären Verlauf durch die Rotatoren verfolgen. Ihr Ansatzbereich liegt jedoch im Schallschatten des Akromions. Pathologische Veränderungen dieser Struktur finden sich häufiger, als in der präsonographischen Ära vermutet. Bei klinisch unklarem Befund sichert der „leere Sulcus“ die Rupturdiagnose. Degenerative Verformungen der knöchernen Rinne sind im Rahmen der Zusammenhangsbegutachtung ein wertvolles Indiz auf einen Vorschaden.

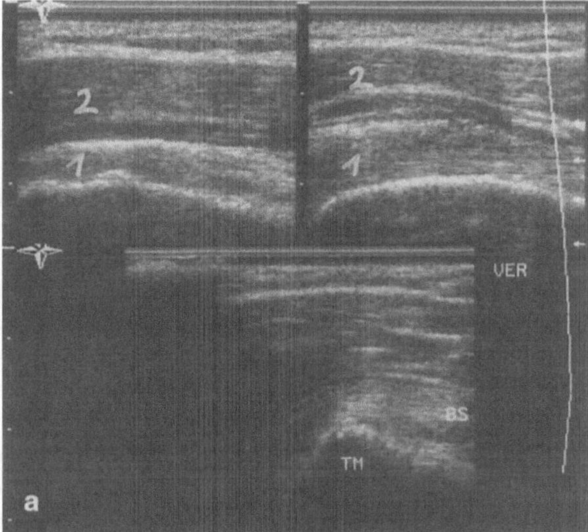

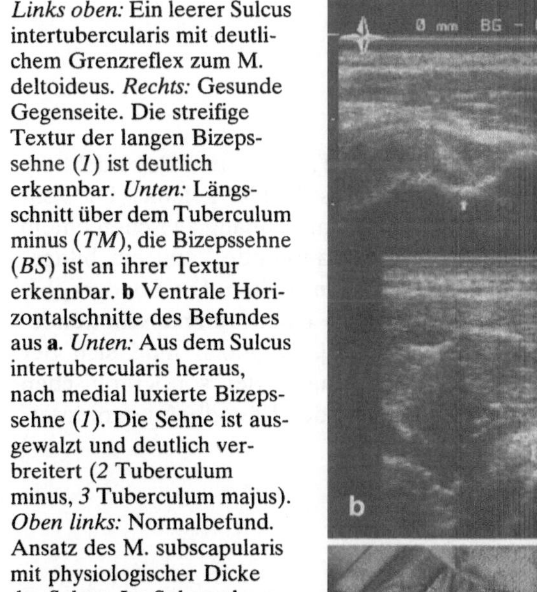

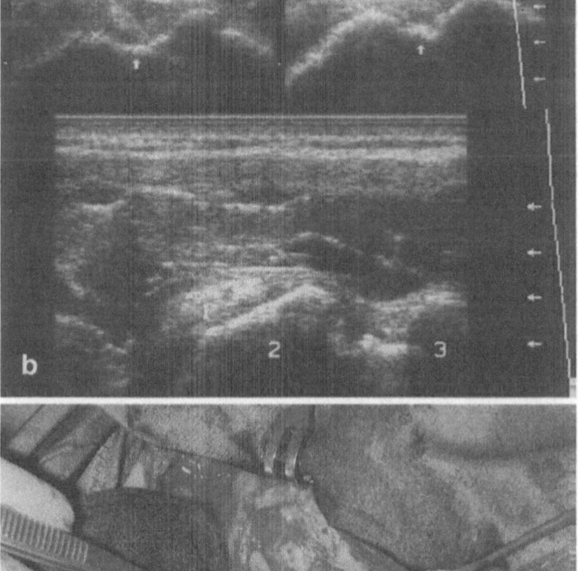

Abb. 5. a Ventrale Vertikalschnitte: Bizepssehneninstabilität. *Links oben:* Ein leerer Sulcus intertubercularis mit deutlichem Grenzreflex zum M. deltoideus. *Rechts:* Gesunde Gegenseite. Die streifige Textur der langen Bizepssehne (*1*) ist deutlich erkennbar. *Unten:* Längsschnitt über dem Tuberculum minus (*TM*), die Bizepssehne (*BS*) ist an ihrer Textur erkennbar. **b** Ventrale Horizontalschnitte des Befundes aus **a**. *Unten:* Aus dem Sulcus intertubercularis heraus, nach medial luxierte Bizepssehne (*1*). Die Sehne ist ausgewalzt und deutlich verbreitert (*2* Tuberculum minus, *3* Tuberculum majus). *Oben links:* Normalbefund. Ansatz des M. subscapularis mit physiologischer Dicke der Sehne. Im Sulcus als ovale, echoreiche Formation erkennbare Bizepssehne. *Oben rechts:* Leerer Sulcus intertubercularis. Ausgedünnte Subskapularissehne. **c** Intraoperativer Situs der nach medial verlagerten Sehne (*oberhalb der Pinzettenspitze*). Abgewetztes Tuberculum minus mit nur noch teilweise erhaltenem Subskapularisansatz

Differenzierung von Tendinitis und Tendinose, Bursitis

Die Tendinose manifestiert sich in Form einer relativen Verdickung der Sehne, die Tendinitis in Form eines zirkulären echoarmen Saums als Ausdruck der ödematösen Aufquellung der Vagina mucosa synovialis. Auch intraartikuläre Ergüsse zeigen sich als echofreie Säume in diesem distalsten Gelenkrezessus. Das kräftige Dach des Sulcus (Lig. transversum, Subskapularisfaszie und Membrana subdeltoidea) läßt eine klare Trennung zwischen intraartikulärem Erguß und extraartikulärer Bursitis zu.

Gelegentlich findet sich im Rahmen der Ultraschalluntersuchung die Befundkombination leerer Sulcus, fehlendes Sulcusdach, Subskapularisdefekt und eine nach medial dislozierte lange Bizepssehne. Klinisch zeigt sich ein Schnapphänomen bei der Hoch-Tief-Rotation, verbunden mit Druck- und Bewegungsschmerzen ventral über dem Gelenkspalt (Abb. 5). Bei geeignetem Unfallmechanismus – passives, außenrotierendes Wegreißen des wenig abduzierten Arms bei angespannter Muskulatur – ist ein Zusammenhang wahrscheinlich, falls nicht ein objektivierbarer Vorschaden die Frage nach der wesentlichen Teilursache stellt.

Rotatorenmanschette

Die Rotatorenmanschette ist bezüglich Diagnostik, Therapie und Begutachtung die sicherlich problematischste Funktionseinheit des Schultergelenks. Die zentrale Frage an den Gutachter nach dem Kausalzusammenhang zwischen einem Unfallereignis und einem Defekt der Rotatorenmanschette kann ein bildgebendes Verfahren naturgemäß nur unzulänglich beantworten. Die Sonographie hat ihren hohen Stellenwert bei der Diagnostik von Rotatorenmanschettendefekten unter Beweis gestellt [2, 6, 8, 15, 16, 20]. Dennoch muß sich der ultraschallunkundige Gutachter über die Problematik der sonographischen Defektdiagnostik im Klaren sein, um den Bericht des Fremdbefunders interpretieren zu können.

Diagnostik von Defekten

Aus Gründen terminologischer Genauigkeit sollte die Bezeichnung „Rotatorenmanschettenruptur" oder „-teilruptur" vermieden werden, da sie eine traumatische Genese impliziert, welche sich an Hand der bildgebenden Diagnostik allein nicht begründen läßt. Die Bezeichnung „Defekt" läßt die Möglichkeit sowohl der traumatischen als auch der degenerativen Entstehung des Schadens offen. Zum Alter des Defektes kann der Ultraschall nur selten eine Aussage treffen, z. B. dann, wenn bei einem frischen knöchernen Abriß das entstehende Hämatom eine echofreie Raumforderung erzeugt.

Die häufigste Lokalisation von Rißbildungen der Rotatorenmanschette ist eine vulnerable Zone im Ansatzbereich insbesondere des M. supraspinatus,

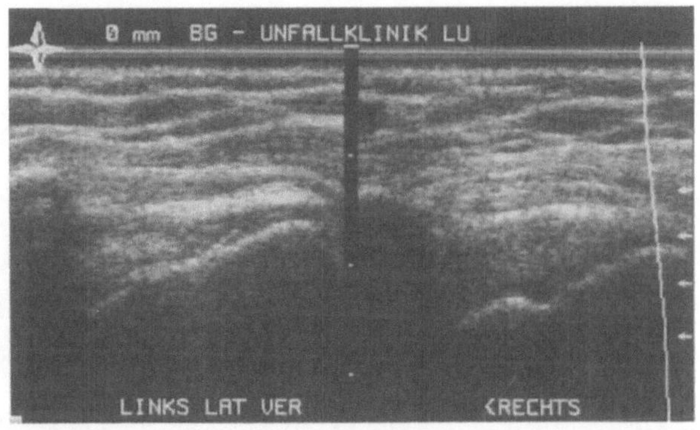

Abb. 6. Laterale Vertikalschnitte. *Rechts:* Rabenschnabelähnliche Form der Supraspinatussehne. Homogen echoarme Struktur zwischen den kräftigen Reflexbändern an der Humeruskopfgrenze und im Bereich der Bursa und Membrana subdeltoidea. Der kraniale Grenzreflex ist physiologischerweise konvex gekrümmt. *Links*: Eindeutige formale Kriterien eines Rotatorendefektes: Verschmälerung des Rabenschnabels, Aufhebung der Konvexität des Grenzreflexes zum M. deltoideus hin. Die flau-echogene Binnenstruktur in echofreier Umgebung ist in diesem Fall als sicheres Strukturkriterium eines Rotatorenmanschettendefektes anzusehen

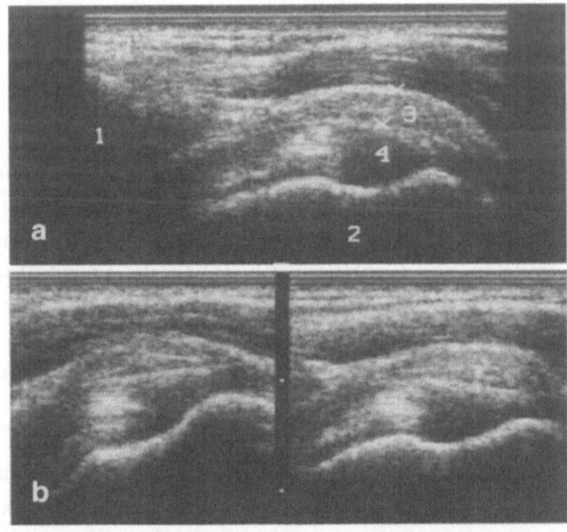

Abb. 7. a Lateraler Vertikalschnitt in Höhe der Supraspinatussehne (*1* Schallschatten des Akromions, *2* kraniale Begrenzung des Humeruskopfes mit kräftigem Grenzreflex, *3* breite Grenzschicht zum M. deltoideus, *4* echofreies Areal im Bereich des Supraspinatusansatzes). Unmittelbar daran medial angrenzend stellt sich die Sehne echoreich dar. **b** Durch Kippen des Schallkopfes wandert der kräftige Reflex in die echofreie Zone, die sich dadurch verkleinert. Der „wandernde" Reflex differenziert den Schallumkehrartefakt am Sehnenansatz vom pathologischen Befund eines Defektes oder einer Degeneration

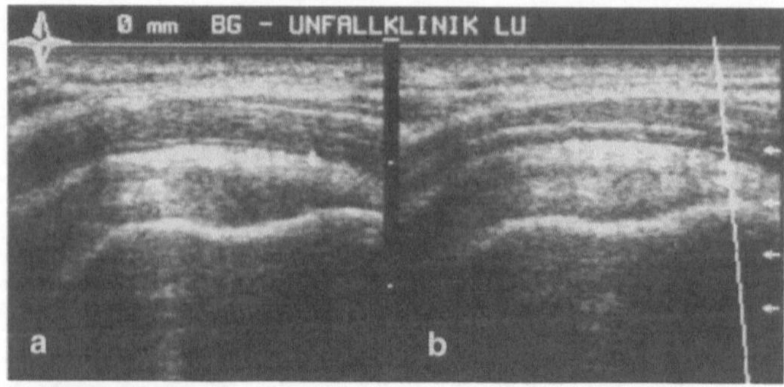

Abb. 8. a, b Laterale Vertikalschnitte der Supraspinatussehne, um mehrere Millimeter in der Frontalebene versetzt. **a** Echofreie Ansatzregion, **b** homogen echoreiche Darstellung der gesamten Sehne

0,5–1 cm medial seiner Insertion. Durch Druckbelastung findet hier eine schon frühzeitig einsetzende metaplastische Umwandlung der Sehnenfasern in avaskulären Faserknorpel statt, von wo der Defekt seinen Ausgang nimmt [21]. Katalysiert wird diese Entwicklung durch eine im Rahmen des Alterungsprozesses abnehmende Durchblutung der Sehnenbündel [18]. Sonographisch erkennbare Einblutungen sind daher in der Regel auch bei frischen Rupturen hier nicht zu erwarten.

Definition der Befundkriterien

Die Ultraschalldiagnostik beurteilt die Rotatorensehnen nach **Formveränderungen** und **Strukturveränderungen** (Echogenität). Erstere gelten als „harte", d.h. sichere Befundkriterien, wie Ausdünnung, Verdickung, Stufenbildung, Umkehr der Grenzkontur, fehlende Darstellbarkeit u.ä. Eine auf formalen Kriterien basierende Defektbefundung ist leicht reproduzierbar, wissenschaftlich unstrittig und damit für die Begutachtung verwertbar (Abb. 6). Dagegen ist die Interpretation von Echogenitätsveränderungen der Sehnen aus mehreren Gründen problematisch.

Die aus dem Gewebe zurücklaufenden Echos werden vom Schallkopf empfangen und in Abhängigkeit von der Signalstärke (Schallwellenamplitude) in unterschiedlicher Grauwertabstufung (Helligkeitsmodulation) auf dem Monitor abgebildet. Eine anatomische Struktur stellt sich in einem für sie charakteristischen Grauwert (Echogenität) dar, der jedoch von der Geräteeinstellung abhängig ist. Jeder Untersucher stellt sich die Schall- oder Echoverstärkung seines Gerätes so ein, daß das Bild je nach Vorliebe heller oder dunkler erscheint. Darüber hinaus unterliegt die Echogenität interindividuellen Schwankungen.

Der Untersucher nimmt eine qualitative Bewertung des Helligkeitsgrades vor, wobei ihm eine sehr begrenzte Terminologie zur Verfügung steht. Eine

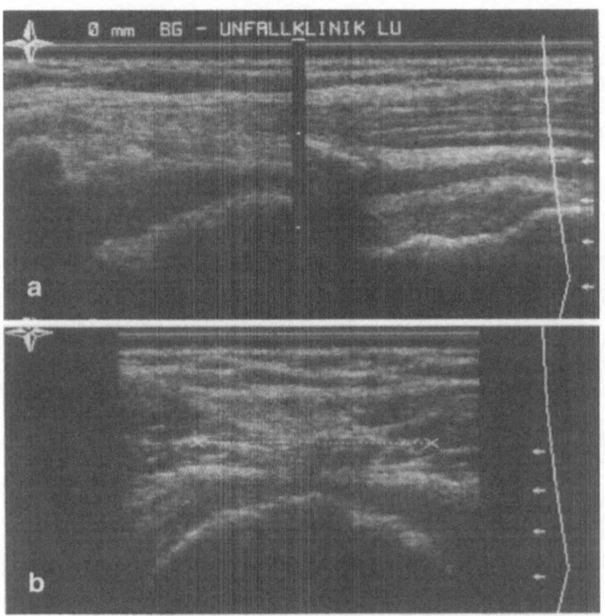

Abb. 9. a Laterale Vertikalschnitte. *Links* Echofreies Areal zwischen M. deltoideus und Humeruskopf. Fehlender Grenzreflex. *Rechts* Gesunde Gegenseite. **b** Lateraler Horizontalschnitt. Eindeutige Darstellung des im Durchmesser 25 mm großen Rotatorenmanschettendefektes. Unterbrechung des typischen Rad-Reifen-Musters von Humeruskopf und Rotatorenmanschette. Wellige Verformung der Knochenoberfläche als Hinweis auf einen degenerativen Schaden

Struktur wird als echofrei, echoarm, echoreich oder im Vergleich mit Nachbargewebe als isoechogen beschrieben.

Quantitative Messungen der Helligkeitsgrade mittels Grauwerthistogrammen finden in der Routinediagnostik keine Anwendung, da eine eindeutige Zuordnung der Werte zu histomorphologischen Befunden (noch) nicht möglich ist. Echogenitätsveränderungen der Rotatorensehnen, im Sinne echofreier oder auch echoreicher Areale ohne gleichzeitiges Vorliegen von Alterationen der Form, finden sich sowohl bei kompletten oder inkompletten Defekten [7, 16] als auch bei der Degeneration [12] (Abb. 7 und 8). Die Differenzierung ist schwierig, wenn nicht unmöglich, insbesondere in Anbetracht fließender Übergänge zwischen Sehnendegeneration und Substanzdefekt.

Der Begriff „Partialruptur" bedarf einer verbindlichen Definition, da er sowohl für die altersbedingte Gewebeveränderung als auch den möglicherweise traumatisch bedingten Teilriß der Sehne verwandt wird.

Eine semiquantitative Echogenitätsklassifizierung, welcher als Meßlatte die Struktur des M. deltoideus dient [12], trägt nicht zur Vereinfachung der Differentialdiagnostik bei. Basiert die sonographische Diagnose „Rotatorendefekt" auf dem Befund einer Formveränderung mit dem zusätzlichen Bestätigungskriterium einer Echogenitätsveränderung [7], kann sie vom Gutachter als zuverlässig eingestuft werden (Abb. 9).

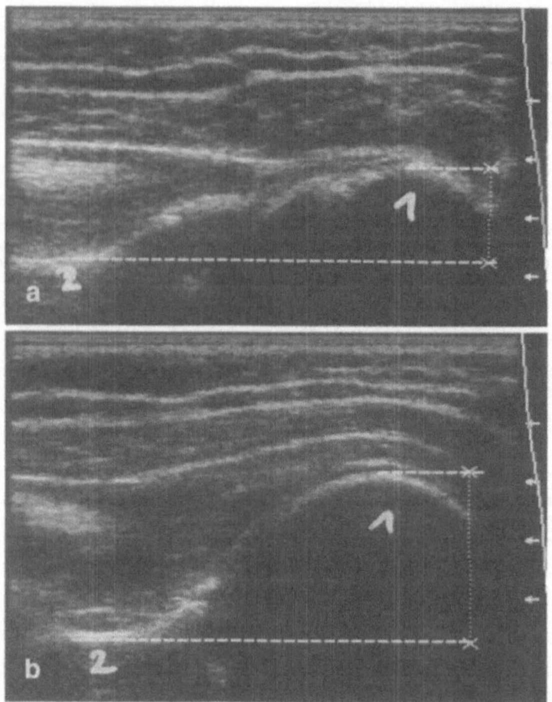

Abb. 10. a, b Dorsale Horizontalschnitte. Dokumentation einer willkürlichen hinteren Luxation (*1* Humeruskopf, *2* hintere Skapulabegrenzung mit Glenoidrand und Labrum). Der Humeruskopf tritt nach dorsal aus dem Gelenk heraus und nähert sich dem Schallkopf. **a** Neutralstellung, **b** Luxationsposition. Der Abstand zwischen den an Kopf und Skapula gelegten Tangenten vergrößert sich

Leistungsfähigkeit der Sonographie bei Defekten der Rotatorenmanschette

- Die Treffsicherheit der Sonographie bei der Erkennung von Rotatorenmanschettendefekten wird in der Literatur mit einer Sensitivität zwischen 85 und 100% und einer Spezifität zwischen 90 und 94% angegeben [2, 6, 8, 15, 16].
- Lediglich auf die Befundung nach formalen Kriterien kann der Gutachter seine Beurteilung mit ausreichender Wahrscheinlichkeit aufbauen.
- Die Defektdiagnose alleine nach Echogenitätskriterien ist unsicher, da degenerative Veränderungen der Sehnen ein ähnliches Sonogramm erzeugen.
- Über das Alter eines Rotatorendefektes kann die Sonographie nur in den seltensten Fällen eine Aussage machen.
- Die Zusammenhangsfrage läßt sich an Hand des sonomorphologischen Befundes nicht beantworten.

Schulterinstabilität

Direkter Nachweis

Das Vorliegen einer instabilen Schulter kann grundsätzlich auf zweierlei Weise diagnostiziert werden, durch den Nachweis einer vorderen, hinteren oder unteren Schublade im Rahmen einer dynamischen Untersuchung und durch direkte Darstellung luxationsbedingter Schäden. Bei der Prüfung der vorderen und hinteren Schublade wird mit dorsal-horizontal aufgesetztem Schallkopf der Schubweg des Humeruskopfes gegenüber dem dorsalen Pfannenrand im Vergleich mit der gesunden Gegenseite gemessen [11]. Translationswege >8 mm oder Seitendifferenzen >4 mm werden als pathologisch angesehen [5] (Abb. 10).

Mit lateral-vertikal aufgesetztem Schallkopf kann das Tiefertreten des Humeruskopfes beim Zug am herabhängenden Arm, mittels Abstandsmessung zur Akromionspitze dokumentiert werden. Der Wert der Untersuchung liegt in der Sicherung der anamnestisch unklaren Luxationsrichtung. Wie bei allen Stabilitätsprüfungen muß der Patient jedoch in der Lage sein, das Gelenk zu entspannen, was ihm frühposttraumatisch schmerzbedingt oft nicht möglich ist. Darüber hinaus schränken technische Probleme bei der Ausführung der Untersuchung (Änderung der Schallkopfposition) und fehlende Korrelation zwischen Ausmaß der Instabilität und Luxationsfrequenz den Wert der Methode ein [7].

Begleitverletzungen

Der Nachweis von Begleitverletzungen erweist sich dagegen in zunehmendem Maße als zuverlässigerer Indikator einer posttraumatischen Instabilität. Die Humeruskopfimpressionsfraktur (Hill-Sachs-Defekt), eine sehr häufige Begleitverletzung der Schulterluxation, kann sonographisch exakt lokalisiert und in ihrer Ausdehnung gemessen werden [4, 9, 11]. Mit Hilfe der dynamischen Untersuchungstechnik ist es möglich, die tiefste Stelle des Defektes orthograd einzustellen und aufgrund seiner Tiefe und der Steilheit des Kraterrandes Rückschlüsse auf die pathomechanische Bedeutung der Läsion für eine mögliche Rezidivluxation zu ziehen. Ein tiefer dorsokranialer Defekt mit steilem innerem Kraterrand ist eher geeignet, sich bei der Außenrotation des abduzierten Arms am vorderen Pfannenrand zu verhaken, als eine flach auslaufende Delle.

Obwohl sich auch mit der CT beliebige Schnittebenen herstellen lassen, werden in der Regel parallele Schnitte in einer Ebene erzeugt, die eine Hill-Sachs-Impression möglicherweise sekantiell anschneiden, und somit ein größeres Defektausmaß vortäuschen. Hier erweist sich die dynamische, sonographische Untersuchungsmethode dem statischen Verfahren der Computertomographie als überlegen.

Aussagen zur Genese

Mit geeigneten Schallköpfen (7,5-MHz-Sektor, Eindringtiefe 6–7 cm) lassen sich der vordere Gelenkspalt, das Labrum glenoidale und der M. subscapularis mit Kapselmechanismus (Kapsel und Ligg. glenohumeralia) im Limbusschnitt (Pektoralisrandschnitt [5] eindeutig darstellen. Es finden sich sowohl nach frischen traumatischen Luxationen als auch bei der ventralen Instabilität infolge posttraumatisch-rezidivierender Schulterverrenkungen sonomorphologische Charakteristika, die auf eine Bankart-Läsion hinweisen.

Die Kombination von statischen und dynamischen Pathogenitätskriterien scheint, gemessen an der Computerarthrographie, einen hohen Wert an Treffsicherheit zu erreichen [1]. Hierbei handelt es sich jedoch um erste Ergebnisse, die noch der Validierung und statistischen Überprüfung in einem größeren Kollektiv bedürfen. Nach bisherigen Erkenntnissen ist die Differenzierung der posttraumatischen von der habituellen Instabilität nach sonographischen Kriterien nicht möglich.

Bedeutung der Sonographie für die Diagnostik der Instabilität

- Die mittels Schubladentest feststellbare Instabilität ist sonographisch dokumentierbar. Die Luxationsrichtung läßt sich in zweifelhaften Fällen feststellen, eine Relation zwischen der Größe des Schubwegs und dem Krankheitswert ist jedoch nicht herzustellen.
- Von den Luxationsfolgeschäden kann die Hill-Sachs-Impression exakt lokalisiert und in ihrer Größe und Form ausgemessen werden.
- Bankart-Läsionen lassen sich sonographisch erkennen, der diagnostische Stellenwert der Sonographie im Vergleich mit anderen bildgebenden Verfahren steht derzeit noch nicht fest.
- Bezüglich der Genese der Luxation oder Instabilität kann die Sonographie keine Aussage machen.

Zusammenfassung

Die Beurteilung des Zusammenhangs zwischen äußerem Ereignis und nachträglich diagnostiziertem Rotatorendefekt stellt den Gutachter nicht selten vor eine schwierige Aufgabe. Einerseits gilt, daß aus Gründen der Gelenk- und Sehnenphysiologie die alleinige traumatische Entstehung einer isolierten Ruptur der gesunden Rotatorenmanschette die seltene Ausnahme [17], die Ruptur der degenerativ vorgeschädigten Sehne die Regel darstellt [17, 19, 26, 27]. Andererseits muß für den Vorschaden in der Gesetzlichen Unfallversicherung der Vollbeweis erbracht werden [14].

Dies ist bei leerem Vorerkrankungsregister und fehlenden bildgebenden Befunden aus der Zeit vor dem Unfall oft nicht möglich. Die Tatsache, daß die Rotatorenmanschette einem frühzeitig beginnenden Verschleiß unterliegt und mit zunehmendem Alter gehäuft Rotatorenmanschettendefekte bei „Schultergesunden“ gefunden wurden [22, 23], hilft in der Einzelfallentscheidung nicht weiter. Die wenn auch wahrscheinliche Anlage zum Vorschaden genügt nicht, es muß der manifeste Vorschaden dokumentiert sein. Es stellt sich die Frage nach dem tatsächlichen Wert der modernen bildgebenden Verfahren bei der Beurteilung des Unfallzusammenhangs.

Mit der Sonographie und der MRT lassen sich degenerative Gewebeschäden zuverlässig nachweisen [6, 10, 12, 13, 24], die rechtsverbindliche Bewertung im Sinne einer wesentlichen Teilursache des Vorschadens bzw. Gelegenheitsursache des Traumas wird dem Gutachter dadurch kaum erleichtert. Wie schwerwiegend muß ein Trauma sein, um eine degenerativ vorgeschädigte Sehne zum Zerreißen zu bringen? Diese Frage läßt sich allenfalls im Experiment, aber nie im Einzelfall beantworten, insbesondere dann, wenn, wie der gutachtliche Alltag häufig zeigt, keine präzisen Angaben zum Unfallmechanismus eruierbar sind.

Eine zwingende Korrelation zwischen Klinik und Rotatorenschaden gibt es nicht [3, 25, 27]. Sowohl der Vorschaden als auch der posttraumatische Defekt können demnach klinisch „stumm“, d.h. ohne Krankheitswert verlaufen [22]. Andererseits bewirken Bagatelltraumen wie Prellungen, Stauchungen oder Zerrungen der Schulter häufig langwierige therapieresistente Funktionseinschränkungen, ohne daß sich morphologische Alterationen bildgebend nachweisen lassen. Der Kausalzusammenhang zwischen Unfall und Rotatorendefekt läßt sich weder begründen, noch ausschließen. Die nachgewiesene Funktionsbeeinträchtigung muß jedoch als Unfallfolge anerkannt werden. Hier kann der Gutachter nur dann zu einer sachgerechten und befriedigenden Beurteilung kommen, wenn er den Rotatorenmanschettendefekt getrennt vom funktionellen Befund bewertet. Das bedeutet, daß er die Entstehungsursache des Defektes offen läßt und dem klinischen Befund den entsprechenden MdE-Grad zuordnet.

Literatur

1. Ackermann R. Kann die Sonographie das Arthro-CT bei der präoperativen Planung der Schulterinstabilität ersetzen? Vortrag anläßlich des 12. Symposiums der Chirurgischen Arbeitsgemeinschaft für Sonographie (CASO) der deutschen Gesellschaft für Sonographie in Zusammenarbeit mit der Sektion Chirurgie der deutschen Gesellschaft für Ultraschall (DEGUM), Mai 1994 (Publikation in Vorbereitung)
2. Bretzke CA, Crass JR, Craig EV, Feinberg SB (1985) Ultrasonography of the rotator cuff: Normal and pathologic anatomy. Invest Radiol 20: 311
3. De Palma AF (1972) Surgery of the shoulder. Lippincott, Philadelphia Toronto
4. Harland U (1986) Die sonographische Untersuchung des Schultergelenkes. Med Orthop Tech 48
5. Harland U, Sattler H (1991) Ultraschallfibel Orthopädie, Traumatologie, Rheumatologie. Springer Berlin Heidelberg New York Tokyo
6. Hedtmann A, Fett H (1990) Schultersonographie. In: Hedtmann A (Hrsg) Degenerative Schultererkrankungen. Enke, Stuttgart
7. Hedtmann A, Fett H (1991) Atlas und Lehrbuch der Schultersonographie. Enke, Stuttgart (Bücherei des Orthopäden, Bd 52)

8. Hedtmann A, Weber A, Schleberger R, Fett H (1986) Ultraschalluntersuchung des Schultergelenks. Orthop Prax 9: 647–661
9. Hedtmann A, Fett H, Moraldo M (1987) Ultraschalldiagnostik der Schulter bei Sportverletzungen. Dtsch Z Sportmed 38: 86
10. Jannotti J, et al. (1991) MRI of the shoulder. J Bone Joint Surg Am 73: 17–29
11. Jerosch J, Marquardt M, Winkelmann W (1990) Der Stellenwert der Sonographie in der Beurteilung von Instabilitäten des glenohumeralen Gelenkes. Z Orthop 128: 41–45
12. Katthagen BD (1988) Schultersonographie. Thieme, Stuttgart
13. Kieft GJ, et al. (1988) Rotator Cuff Impingement Syndrome: MR Imaging. Radiology 166: 211
14. Lohsträter A, Ludolph E (1991) Die Rotatorenmanschettenruptur. Informationen für den Unfallsachbearbeiter. In: Die BG, Unfallversicherung 3
15. Mack LA, Matsen FA, Kilcoyne RF, Davies PK, Sickler ME (1985) Ultrasound evaluation of the rotator cuff. Radiology 157: 205
16. Middleton WD, Reinus WR, Totty WG, Melson GL, Murphy WA (1986) Ultrasonographic evaluation of the rotator cuff und biceps tendon. J Bone Joint Surg Am 68: 440
17. Probst J (1986) Rotatorendefekt und Schulterluxation aus gutachterlicher Sicht. Unfallchirurg 89: 436–439
18. Putz P (1990) Topographie und funktionelle Anatomie des Schultergürtels und des Schultergelenks. In: Habermayer P, Krueger P, Schweiberer L (Hrsg) Schulterchirurgie. Urban & Schwarzenberg, München
19. Rompe G, Erlenkämper A (Hrsg) (1992) Begutachtung der Haltungs- und Bewegungsorgane. Thieme, Stuttgart New York
20. Schlepckow P, Reichelt A, Hellige R (1987) Erste Erfahrungen in der Diagnostik der Rotatorenmanschettenruptur. In: Henche HR, Hey W (Hrsg) Sonographie in der Orthopädie und Sportmedizin. ML-Verlag, Uelzen
21. Tillmann B (1989) Anatomie des Schultergelenks. In: Oestern JJ (Hrsg) Verletzungen und Erkrankungen des Schultergelenks. Springer, Berlin Heidelberg New York Tokyo (Hefte Unfallheilkd 196)
22. Uhthoff HK, Löhr J, Hammond I, Sarkar K (1986) Ätiologie und Pathogenese von Rupturen der Rotatorenmanschette. Hefte Unfallheilkd 180: 3–9
23. Uhthoff HK, Sakar K, Löhr J (1988) Rupturen der Rotatorenmanschette. Hefte Unfallheilkd 195: 125–132
24. Vellet D et al. (1991) Prospective evaluation of arthrography, ultrasound and magnetic resonance imaging of the rotator cuff. J Bone Joint Surg Br 73: (Suppl): 115
25. Wagenhäuser FJ (1979) Die Periarthropathia humeroscapularis. Aktuel Rheumatol 4: 65
26. Weber M (1993) Typische Fehler bei der Begutachtung von Sehnen- und Meniskusschäden. Der medizinische Sachverständige 89, 4: 113–117
27. Weber M, Rompe G (1986) Begutachtung von Rupturen der Rotatorenmanschette. Hefte Unfallheilkd 180: 115–123

Diskussion*

Zusammengefaßt und redigiert von H. Scheele und G. Hierholzer

Strahlenbelastung

In Anlehnung an die vorangegangenen Beiträge stellt Schürmann die Frage nach der relevanten Strahlendosis im Vergleich konventioneller Aufnahmen mit computertomographischen Untersuchungen. Wenn konventionelle Röntgenuntersuchungen in 2 Ebenen die gewünschten Informationen liefern, haben diese nach den Aussagen von Sievers eine vergleichsweise geringere Strahlenbelastung zur Folge. Sobald jedoch zusätzlich Schichtuntersuchungen erforderlich sind, können im Einzelfall annähernd die Gesamtdosen einer CT-Untersuchung erreicht werden. Berücksichtigen müsse man auch, auf welche Körperoberfläche die Dosis bezogen werde. Wenn CT-Geräte der modernen Generation eingesetzt werden, können die jeweiligen Dosisunterschiede zu konventionellen Aufnahmen noch zusätzlich vermindert werden. Unnötig hohe Strahlenbelastungen sind ggf. auch durch die frühzeitige Beiziehung erfahrener Röntgenärzte zu vermeiden.

Um die Strahlenbelastung zu minimieren, sollte vor der Durchführung von konventionellen Röntgenaufnahmen überprüft werden, ob diese in der vorgesehenen Art erforderlich sind. Schichtuntersuchungen sind gegenüber der CT nicht in jedem Fall günstiger.

Markierungen auf Röntgenbildern

Aus Sicht des klinisch tätigen Röntgenbildbetrachters hält Hierholzer eine Markierung auffälliger Röntgenbildabschnitte durch den Begutachter für hilfreich. Diese böten einen hohen Informationswert für den fremden Betrachter und würden ihn auf das Wesentliche hinweisen. Dürr ergänzt, daß solche Markierungen nicht den Umfang von kleinen Strichen oder Pfeilen überschreiten sollten, da sonst die allgemeine Übersicht leide. Sievers führt dagegen aus Sicht des radiologischen Gutachters an, daß bei Markierungen auf Röntgenbildern ein weiterer Gutachter nicht mehr die Möglichkeit zur unvoreingenommenen Beurteilung habe. Lehmann schlägt vor, daß als Kompromiß nicht das

* Zu den Beiträgen von S. 1–60.

Röntgenbild selbst, sondern ggf. eine auf das Bild gelegte Klarsichtfolie markiert werden sollte. Aus eigener Erfahrung berichtet Scheuer von einer Methode, bei der die wesentlichen Stellen zurückhaltend am Rand des Bildes durch farbige Punkte markiert werden.

Eine die unvoreingenommene neue Bildbeurteilung nicht störende, schonende Markierung von wesentlichen Befunden auf Röntgenbildern kann weiteren Betrachtern hilfreich sein.

Beurteilung von Röntgenbildern durch Sachbearbeiter

Hierholzer legt dar, daß Markierungen an Röntgenbildern auch für die zuständigen Sachbearbeiter eine Erleichterung darstellen können. So seien diese dann ggf. in der Lage, die entsprechenden Befundbeschreibungen anhand der markierten Bilder besser nachzuvollziehen. Auch Michalke schließt sich dieser Auffassung an. Für Sachbearbeiter sei es nicht erforderlich, daß sie die Röntgenbilder selber beurteilen können. Jedoch sollten ihnen im Rahmen von entsprechenden Schulungen auch gewisse Kenntnisse der Bildbetrachtung vermittelt werden, damit sie im Rahmen der Steuerung eines Heilverfahrens bei entsprechenden Befunden frühzeitig den Beratenden Arzt einschalten können. Eine Fortbildung der Sachbearbeiter ergibt sich nach Spohr jedoch auch aus der Diskussion mit dem Beratenden Arzt.

Aus Sicht der Berufsgenossenschaftlichen Verwaltung führt Erlinghagen an, daß ein Sachbearbeiter weder aus arbeitsökonomischen Gründen ein Röntgenbild beurteilen sollte, noch dafür ausreichend ausgebildet sei. Er räumt ein, daß es für die Sachbearbeiter hilfreich ist, wenn ein im Gutachten beschriebener Befund auch im Röntgenbild nachvollzogen werden kann. Wesentlicher ist nach seiner Auffassung jedoch, daß die tatsächlich vorliegenden Befunde auch in allgemein verständlicher Sprache klar beschrieben werden. Wie Spohr vertritt er die Auffassung, daß die Kenntnis der Beratungsärzte auf keinen Fall durch erworbene Fähigkeiten der Sachbearbeiter ersetzt werden sollte.

Eine Grundkenntnis der Röntgenbildbetrachtung hilft den Berufsgenossenschaftlichen Sachbearbeitern bei der Beurteilung der Fälle. Wesentlich ist eine verständliche Beschreibung der Befunde durch den Gutachter.

Anfertigung von Röntgenaufnahmen im Rahmen der klinischen Verlaufskontrolle und Begutachtung

Wiederholungsaufnahmen

Im Rahmen der Diskussion wurde die Frage nach der Notwendigkeit und Frequenz von Röntgenaufnahmen im Heilverfahren und bei der Begutachtung aufgeworfen. Erlinghagen weist darauf hin, daß der Versicherungsträger bei der Anfertigung von neuen Bildern keine Einwände haben könne, wenn die Durchführung von konventionellen oder speziellen Zusatzröntgenaufnahmen medizinisch erforderlich und angemessen ist. Häufig entstehe jedoch der Eindruck, daß besonders in solchen Fällen, die aus bestimmten Gründen mehrfach begutachtet werden müßten, durch die Gutachter ohne dringenden Bedarf wiederholt geröntgt würde.

Erlinghagen fordert vor der Durchführung entsprechender Aufnahmen begründende Überlegungen und warnt vor einem schematischen Vorgehen. Es sollte im Einzelfall geprüft werden, ob nicht die bereis vorliegenden Aufnahmen genügen. Vordergründig sei bei diesen Überlegungen nicht die Kostenfrage, sondern die Belange der Versicherten, die wiederholte Aufnahmen oft nicht nachvollziehen können. Kann anhand der vorliegenden Bilder eine Sachfrage nicht eindeutig geklärt werden, sollte überlegt werden, ob durch Röntgenaufnahmen aus einem anderen Blickwinkel eine bessere Aussage zu erreichen ist, als durch die Wiederholung unzureichender Aufnahmen.

Zeitlicher Abstand

Bilow weist darauf hin, daß in bestimmten Abständen erneut angefertigte Röntgenaufnahmen zur Beurteilung des klinischen Verlaufs unabdingbar sind. Bilow, Hierholzer, Hörster und Scheuer nehmen zu entsprechenden Zeitvorgaben Stellung. Während der Heilungsphase eines Bruches wird, je nach Einzelfall, ein Abstand zur nächsten Aufnahme von mindestens 3 bis höchstens 4 Wochen bei methaphysären, und 6 Wochen bei diaphysären Frakturen gefordert. Kürzere Abstände lassen bezüglich der Reparation eines Bruches je nach Alter der Verletzten keine Aussagen zu. Kürzere Zeitabstände sind jedoch bei der Gefahr einer Verschiebung von Brüchen oder Osteosynthesematerial im Einzelfall zu begründen.

Liegt ein Unfall mehr als 1 Jahr zurück, so dienen die Röntgenaufnahmen mehr der Befundverlaufskontrolle. In den ersten 2 Jahren sind Kontrollaufnahmen alle 6 Monate, anschließend jährlich und nach etwa 5 Jahren alle 2 Jahre angemessen. Im Begutachtungsfall sind neue Aufnahmen innerhalb dieser Grenzen nur dann zulässig, wenn durch sie weitere Aussagen getroffen werden können. Ist ein Dauerzustand erreicht, sind Röntgenaufnahmen nur erforderlich, wenn entsprechende Beschwerden eine Verschlimmerung vermuten lassen.

Die Durchführung von Röntgenaufnahmen unterliegt der Röntgenverordnung. Die Notwendigkeit muß begründet werden. Im Routinebehandlungsfall (Monat 0 bis 12) sind zur Kontrolle Abstände von 3–6 Wochen, zur Verlaufskontrolle und Begutachtung nach Heilung (Monat 13 und mehr) Zeitabstände von 6 Monaten bis zu 2 Jahren zwischen Röntgenuntersuchungen ausreichend.

Einbeziehung der Radiologen

Diagnostik

Die Einbeziehung der besonderen Fachkunde der Radiologen im Rahmen von Diagnostik und Begutachtung sei nach Sievers noch nicht in befriedigendem Ausmaß gegeben. Zwar werde häufig eine bestimmte Frage gestellt, der Lösungsweg durch die anfordernden Kollegen jedoch vorgeschrieben. Er plädiert, auch in Anbetracht der möglichen Strahlenbelastung, für die Freiheit der Radiologen, die Untersuchungstechniken an der exakt vorgegebenen Fragestellung orientiert modifizieren zu können, um so unnötige Doppelaufnahmen zu vermeiden. Alternativ sollten problemorientiert Sonographie, Computer- und Magnetresonanztomographie angewendet werden können. Durch ein solches Vorgehen ließe sich häufig Zeit und Geld sparen.

Im klinischen Alltag ergeben sich nicht selten Probleme daraus, daß Röntgenabteilungen eigenständig arbeiten. Die Durchführung und die Beurteilung der Aufnahmen werden in Auftragsleistung vorgenommen. Hierholzer betont, daß bei Chirurgen und Orthopäden für die Beurteilung von konventionellen Aufnahmen bei entsprechender klinischer Erfahrung ausreichende Kenntnisse der Röntgenbildbeurteilung bestehen würden, räumt jedoch ein, daß in speziellen Fällen eine Besprechung mit den radiologischen Kollegen hilfreich sei. Dies wird von Scheuer unterstützt. Die Aufträge zur Anfertigung entsprechender Röntgenaufnahmen enthielten häufig nicht die Informationen, die es dem Radiologen ermöglichen, differenziert andere Untersuchungstechniken anzuwenden. Die kollegiale Zusammenarbeit sei wesentlich.

Nach Ausführungen von Hörster und Sievers wird die Bedeutung der konventionellen Röntgenuntersuchungen in den nächsten Jahren durch die zunehmenden Einflüsse von Sonographie, Computertomographie und Kernspintomographie abnehmen. Eine engere und einvernehmliche Zusammenarbeit mit den Radiologen sei aus diesem Grund auch in Anbetracht der Qualitätssicherung unumgänglich.

> Die konventionelle Röntgendiagnostik kann in der Regel durch Chirurgen und Orthopäden vorgenommen werden. Bei komplexeren Fragestellungen empfiehlt sich jedoch eine engere Zusammenarbeit mit den Radiologen, ggf. im Rahmen eines Zusatzgutachtens, um die Röntgentechnik bzw. das geeignete Untersuchungsverfahren festzulegen und die Befunde zu analysieren.

Begutachtung

Hat ein Radiologe einen klaren Auftrag vom Hauptgutachter oder der Verwaltung erhalten, müßte er nach der Auffassung von Spohr sehr wohl in der Lage sein, im Rahmen seiner Kompetenz eine geeignete diagnostische Methode zur

Beantwortung der vom Auftraggeber gestellten Fragen auszuwählen. Sievers entgegnet, daß ein solches Vorgehen zur Zeit leider noch nicht allgemein üblich ist. Wie Kaiser bemerkt, ergeben sich in der jüngeren Zeit Probleme daraus, daß sich Chirurgen bereits bei der Beurteilung einfacher Fragestellungen am Röntgenbild nicht mehr zuständig fühlen und selbst für die reine Beschreibung der Röntgenbefunde ein radiologisches Zusatzgutachten anfordern. Dies sei, auch wegen der resultierenden Kosten, durch die Verwaltung so nicht nachzuvollziehen. Die Lösung dieses Problems falle jedoch unter die Kompetenz der Ärzteschaft.

Bonnermann fragt nach der praktischen Zusammenarbeit von Chirurgen und Radiologen in eigenständigen Abteilungen. Scheuer führt am Beispiel seiner eigenen Klinik aus, daß bei einem einfachen Gutachtenauftrag der Radiologe als Sachwalter der Röntgenanlage tätig sei und die Röntgenbilder befunde. Die Interpretation der Befunde liege weiterhin beim chirurgischen Gutachter. Wenn die Fragestellung komplexer sei und über das Maß des üblichen hinausgehe, sollte der Radiologe zum Zusatzgutachter bestellt und ihm die vollständige Akte übermittelt werden. Da der radiologische Gutachter den klinischen Befund häufig nicht kennt, könnten Differenzen zwischen den Gutachten der Fachgruppen entstehen. Um diese zu vermeiden, sollten die Befunde im gemeinsamen Gespräch überprüft und ggf. angepaßt werden.

Eine radiologische Zusatzbegutachtung im engeren Sinne ist nur dann zu begründen, wenn die zu beurteilende Fragestellung über eine Beschreibung der Röntgenbildbefunde hinausgeht.

Genehmigung weiterer Untersuchungen

Bezüglich der Kostenfrage stellt Spohr für seinen Zuständigkeitsbereich fest, daß der Gutachtenauftrag nur Standardröntgenaufnahmen vorsieht. Werden weitere Aufnahmen oder sogar ein Zusatzgutachten erforderlich, so bedürften diese der Genehmigung. Römer befürchtet zeitliche Verzögerungen bei zusätzlichen Rückfragen. Nach den Erfahrungen von Spohr wäre ein solches Verfahren jedoch in der Regel dann problemfrei möglich, wenn der Gutachter vor der eigentlichen Untersuchung die Akten studiert. So könnten die Problemfälle erkannt, und wenn nötig, entsprechende zusätzliche Untersuchungen vor der eigentlichen klinischen Begutachtung per Fax oder Telefon genehmigt werden.

Schröter berichtet, daß gelegentlich im Rahmen einer Begutachtung das Problem einer Zusatzbegutachtung aufkomme, obwohl die Akte vorbereitend studiert wurde. Nach seinen Erfahrungen könne in solchen Fällen eine umgehende telefonische Rücksprache mit der Berufsgenossenschaft und dem Zusatzgutachter schnell zu einer Genehmigung führen.

Werden für eine Gutachtenfrage umfangreichere Röntgenuntersuchungen oder andere Techniken wie CT oder MRT bzw. radiologische Zusatzgruppen erforderlich, sollte zuvor die Zustimmung der Berufsgenossenschaft eingeholt werden.

Dokumentation von Videoprintbildern

Müller stellt die Frage nach der Aufbewahrungspflicht von Videoprintbildern nach Röntgenaufnahmen im Operationssaal und sonographischen Aufnahmen. Nach Scheuer werden diese in der Krankenakte archiviert, die Strahlendosis werde gemäß der Röntgenverordnung protokolliert. Nach Hierholzer ist, wenn alle wesentlichen Elemente des Befundes festgehalten werden, die Aussagekraft ausreichend, so daß diesbezügliche Röntgenkontrollaufnahmen unterbleiben können. Allein schon aus forensischen Kriterien sollten diese Bilder im Rahmen der Dokumentationspflicht sorgfältig archiviert und ihre Anfertigung im Operationsbericht protokolliert werden.

Videoprintbilder können den Anforderungen der Dokumentationspflicht intraoperativer Untersuchungen genügen und sollten sorgfältig archiviert werden.

Computertomographie und Kernspintomographie in Diagnostik, Klinik und Begutachtung

Gewebedifferenzierung

In Ergänzung zu dem Vortrag von Sievers fragt Spohr nach der Unterscheidung von tumorösen und entzündlichen Veränderungen durch kernspintomographische Untersuchungen. Sievers führt hierzu aus, daß eine unmittelbare feingewebliche Differenzierung von Gewebestrukturen nicht möglich sei. Der diagnostische Rückschluß auf die vorliegende Erkrankung erfolge nach dem Ausbreitungsgebiet, der allgemeinen klinischen Erfahrung, den typischen Veränderungen und dem speziellen radiologischen Bild.

Validität der Kernspintomographie

Hörster fragt nach der Validität der Kernspintomographie. Nach seiner Erfahrung weichen die technischen Befunde der MRT häufig von den intraoperativ gewonnenen Erkenntnissen ab. Sievers räumt ein, daß hierin zur Zeit noch ein Problem besteht. Zwar könne man mit dieser noch relativ neuen Methode bereits sehr feine Gewebeschichten untersuchen, hierdurch sei der Untersucher jedoch noch nicht immer unbedingt in der Lage, die gewonnenen Befunde auch zutreffend zu interpretieren. Dazu sei eine hinreichend lange Untersuchungserfahrung und qualifizierte Weiterbildung erforderlich, die nur in Zentren mit entsprechend hoher Untersuchungsfrequenz gewonnen werden könne. Wesentlich sei auch die Qualitätssicherung durch klinische Forschung sowie die Korrelation von Untersuchungsbefunden mit operativ objektivierten Veränderungen.

Hierholzer hebt die Gefahr von falsch-positiven Befunden bei der MRT hervor. Die Befunde, die kein klinisches Korrelat hätten, müßten relativiert werden und dürften nicht im Rahmen einer Eigendynamik ohne realen klinischen Bezug therapiert werden. Ein diesbezügliches Problemfeld bestehe bei den Erkrankungen der Rotatorenmanschette. Auch Echtermeyer betont in Anlehnung an den Vortrag von Chylarecki, daß primär eine klinische Diagnostik betrieben werden müsse, die dann je nach Fall durch Sonographie, konventionelle Röntgentechniken und die speziellen Schichtbildverfahren weitergeführt werden sollte.

Eine Gewebedifferenzierung ist auch mit der Kernspintomographie nur durch die Interpretation der Untersuchungsbefunde möglich. Die Validität der Befunde ist direkt abhängig von der Erfahrung des Untersuchers. Die MRT-Befunde sollten in Übereinstimmung mit den klinisch erhobenen Ergebnissen gewertet werden.

Bei der Kahnbeinfraktur mit nachfolgender Pseudarthrose sei laut Reill nach der Durchführung der Nativröntgenaufnahmen die frühe Einbeziehung der CT-Untersuchung sinnvoll, da diese eindeutige Aussagen zulasse. Echtermeyer weist darauf hin, daß nach seinen Erfahrungen das MRT-Verfahren in der Wertigkeit überschätzt würde. Bei speziellen Fragestellungen hätten Schichtaufnahmen und beispielsweise die Diskographie eine höhere Empfindlichkeit. Sievers ergänzt, daß seines Erachtens die Computertomograpahie bei der Beurteilung von Erkrankungen der Zwischenwirbelscheiben die Methode der Wahl sei.

Je nach Untersuchungsobjekt und diagnostischer Fragestellung bieten konventionelle Aufnahmen und die Computertomographie ggf. eine höhere Aussagekraft als die MRT.

Kernspintomographie in der Begutachtung

Hierholzer wirft die Frage nach dem Zeitpunkt auf, an dem eine kernspintomographische Untersuchung durchgeführt werden sollte. Er votiert zudem für eine enge Indikationsstellung. Bezüglich der Nomenklatur schlägt er die Verwendung der deutschen Bezeichnung MRT vor. Schürmann vertritt die Auffassung, daß in Anbetracht der möglichen Gesamtkosten eines strittigen Falles die Kosten einer MRT-Untersuchung eine nur geringe Rolle spielen. Er plädiert für eine frühzeitige Untersuchung, bevor wiederholt konventionelle Begutachtungen durchgeführt werden.

Wenn in Grenzfällen Zweifel an der Genese eines Schadens, z. B. im Sinne einer Gelegenheitsursache bei Degeneration einer Rotatorenmanschette, oder am Schaden selbst bestehen, bittet Schürmann um eine weitgehende Abklärung auch durch kernspintomographische Untersuchungen bereits im Rahmen der Primärdiagnostik. So ließen sich ggf. ein erheblicher Verwaltungsaufwand, Gerichtsverfahren und Folgekosten begrenzen und eine sekundäre Unfallfehlverarbeitung des Verletzten vermeiden.

Diese Auffassung wird durch die Darstellung von Chylarecki gestützt. Er führt bezüglich der nachträglichen Zusammenhangsbegutachtung bei Verletzungen der Rotatorenmanschette an, daß es nach seiner Auffassung zur Zeit noch nicht zulässig sei, die Frage nach der Genese anhand einer MRT-Untersuchung zu beantworten. In der Regel würden solche Begutachtungen erst 1 Jahr nach dem Unfall erfolgen. Nach dieser Zeit sei es nicht mehr möglich, zwischen einer degenerativen und einer traumatischen Ruptur zu unterscheiden. Die feingeweblichen Untersuchungsbefunde seien bereits 6–8 Wochen nach dem Unfall so uncharakteristisch, daß selbst ein Pathologe diese Frage nicht beantworten könne.

Nach der Auffassung von Müller kann eine MRT-Untersuchung, obwohl die Validität noch nicht gesichert ist, ggf. hilfreich zur Lösung einer Kausalitätsfrage beitragen. Wenn bei einer Schulterprellung z. B. Zeichen einer Einblutung festgestellt werden könnten, wäre der Ursachenwert eines Traumas klarer festzulegen. Die Forderung nach einer regelhaft durchgeführten MRT-Untersuchung bei Verletzungen der Rotatorenmanschette bereits am Anfang einer Behandlung hält Chylarecki für nicht realistisch. Die Untersuchungsbefunde seien dabei zur Zeit noch durch die unterschiedliche Qualifikation der Ersteller eher zufällig und in einer Begutachtung nicht richtungsweisend zu verwenden.

In Zweifelsfällen ist besonders bei Verletzungen der Rotatorenmanschette eine möglichst frühzeitige kernspintomographische Untersuchung sinnvoll. Die Qualifikation des Untersuchers ist hierbei wesentlich. Bei lang zurückliegendem Unfall bietet die MRT im Rahmen einer Begutachtung keine Differenzierungsmöglichkeit zwischen Trauma und Degeneration.

Teil II
Der ärztliche Sachverständige im Blickfeld der Gegenwart

Der ärztliche Sachverständige und das Rechtspflege-Vereinfachungsgesetz – Auswirkungen auf die Gesetzliche Unfallversicherung

R. Bonnermann

Fragestellung

Wer sich zur Aufgabe gestellt hat, Probleme der medizinischen Begutachtung unter verschiedenen Aspekten zu beleuchten, kann an der Person des ärztlichen Sachverständigen nicht vorbeigehen. Dieser sieht sich stets veränderten tatsächlichen und rechtlichen Verhältnissen ausgesetzt. Spielt in diesem Zusammenhang das Rechtspflege-Vereinfachungsgesetz vom 17. 12. 1990 (BGBl. I S. 2847) eine Rolle, kann es für die Durchführung des Verwaltungsverfahrens eines Unfallversicherungsträgers bedeutsam sein, wenn sich die hier anzusprechenden gesetzlichen Änderungen auf den Beweis durch Sachverständige im Zivilprozeß beziehen.

Zivilprozeß und Verwaltungsverfahren

Hierzu muß man wissen, daß das Sozialgerichtsgesetz in § 118 weitgehend auf Bestimmungen der Zivilprozeßordnung (so auch auf die §§ 392 bis 444 ZPO) Bezug nimmt und deren analoge Anwendung im sozialgerichtlichen Verfahren vorsieht. Änderungen in dem einen Bereich haben daher automatisch Auswirkungen auf den Ablauf des Sozialgerichtsprozesses. Genügen aber diese Feststellungen, um aktuelle Hinweise für die Ausgestaltung des Verwaltungsverfahrens zu gewinnen? Dieses Verfahren wurde, wie §§ 20ff SGB X erkennen lassen, gerichtsverfahrensähnlich kodifiziert [1]. Es ist daher nicht nur unschädlich, sondern geradezu anzustreben, – zumindest gute – Erfahrungen aus einem gerichtlichen Verfahren auf die Verwaltungspraxis zu übertragen. Wird aber die Gegenwart berührt von gesetzlichen Bestimmungen, die bereits am 1. 4. 1991 in Kraft getreten sind? Die Frage wird zu bejahen sein. Will man herausfinden, wie die Gerichte der Sozialgerichtsbarkeit inzwischen auf die neue Rechtslage reagiert haben, will man feststellen, was als nützlich für das Verwaltungsverfahren übernommen werden sollte, kann man dies nur, wenn man auf bereits gewonnene Erfahrungen zurückgreift und die Erkenntnisse von gut 3 Jahren auswertet.

Von den §§ 402ff ZPO sollen die Bestimmungen herausgegriffen werden, die für den Verwaltungsablauf in der Gesetzlichen Unfallversicherung wesentlich sein können und mit § 21 SGB X in Einklang stehen. Auf Widersprüche wird man kaum stoßen, da sich die Behörde der Beweismittel zu bedienen hat, die sie nach pflichtgemäßem Ermessen zur Ermittlung des Sachverhaltes für erforderlich hält.

§ 404a Abs. 1 ZPO: Leitung des Gutachters

Nach § 404a Abs. 1 ZPO hat das Gericht die Tätigkeit des Sachverständigen zu leiten. Es kann ihm für Art und Umfang seiner Tätigkeit Weisungen erteilen. Die Bindung, der der Sachverständige unterworfen ist, bedingt, daß das Gericht den Gutachter in umfassender Weise bei der Erledigung seiner Aufgabe zu unterstützen hat. Dieses Wechselspiel, das im Grunde auf eine gute Zusammenarbeit der Beteiligten abzielt, sollten sich erst recht die Sozialversicherungsträger zu eigen machen, die – anders als die Zivilgerichte – von Amts wegen zu ermitteln haben.

§ 404a Abs. 3 ZPO: Vergabe des Sachverhaltes

Der in der Gesetzlichen Unfallversicherung zu würdigende Sachverhalt ist häufig unstreitig. Dies ist zu erreichen, wenn sich jede einzelne Berufsgenossenschaft bemüht, Zweifelsfragen in tatsächlicher Hinsicht vor Erteilung eines Gutachtenauftrages zu klären. Was dann letztlich als feststehend zu erachten ist, kann in einem Aktenvermerk oder aber im Rahmen des an den Gutachter gerichteten Schreibens festgelegt werden. Bei streitigem Sachverhalt sollte bestimmt werden, welche Tatsachen der Sachverständige der Begutachtung zugrunde legen soll (Vgl. auch § 404a Abs. 3 ZPO). So kann ihm aufgegeben werden, etwa von dem Vorbringen des Versicherten oder eines bestimmten Zeugen auszugehen oder aber den Inhalt der Unfallanzeige oder eine Stellungnahme des Technischen Aufsichtsbeamten zur Grundlage seiner Überlegungen zu machen. Dabei wird nicht auszuschließen sein, daß die Mitwirkung des Versicherten beeinträchtigt wird, wenn von einem Sachverhalt ausgegangen wird, den er selbst bestreitet [2]. Im Einzelfall kann es angezeigt sein, den Gutachter aufzufordern, alternativ zu unterschiedlichen Vorgaben Stellung zu nehmen.

§ 404a Abs. 4 ZPO: Ermittlungen des Gutachters

Nach § 404a Abs. 4 ZPO bestimmt das Gericht, soweit es erforderlich ist, in welchem Umfang der Sachverständige zur Aufklärung der Beweisfrage befugt ist. Eine solche Ermächtigung kann auch eine Verwaltung vorsehen, doch sollte dies im Hinblick auf § 404a Abs. 3 ZPO die Ausnahme sein. In Einzelfällen kann es geboten sein, für die Feststellung von Anknüpfungstatsachen wegen der fehlenden Sachkunde des Auftraggebers den Sachverständigen in Anspruch zu nehmen [3]. Es ist aber nicht zulässig, daß er – gewissermaßen in Vertretung der Verwaltung – den Anspruchsteller oder Zeugen über wesentliche Streitpunkte vernimmt [4].

§ 404 a Abs. 2 ZPO: Abfassung der Beweisfragen

Den Sachverständigen vor Abfassung der Beweisfragen zu hören, wie dies im Zivilprozeß in § 404 a Abs. 2 ZPO vorgesehen ist, kann insbesondere dann sinnvoll sein, wenn schon die richtige Fragestellung der Fachkunde bedarf [5]. Bei einer solchen – häufig sicherlich telefonischen – Fühlungnahme lassen sich auch Anhaltspunkte darüber gewinnen, ob die erwartete Sachkunde, Neutralität und Unabhängigkeit gegeben sind [6]. Bestehen Zweifel, wie das Beweisthema am besten zu umschreiben ist, werden Berufsgenossenschaften vornehmlich ihren Beratenden Arzt einschalten, in Einzelfällen kann aber auch der in Aussicht genommene Sachverständige anzusprechen sein.

Bei besonderen Fallgestaltungen können etwa medizinische Zusammenhänge im Vorfeld abzuklären sein. Es kann die Frage zu beantworten sein, ob die Unterlagen für eine Aussage über das Vorhandensein einer bestimmten Berufskrankheit ausreichen. Es könnte sich beispielsweise herausstellen, daß die Berufsanamnese des Versicherten zu ergänzen ist, daß die Zusammensetzung bestimmter gefährlicher Arbeitsstoffe noch zu ermitteln ist, daß der Technische Aufsichtsdienst einer bisher nicht erkannten Besonderheit nachzugehen hat, und daß evtl. zunächst ein chemisch-analytisches Gutachten anzufordern ist. Der Sachverständige kann bei der Suche nach einem kompetenten Gutachter einer anderen Fachdisziplin dabei behilflich sein. Er könnte die Verwaltung gleichermaßen bei der Formulierung der dann maßgeblichen Beweisfragen unterstützen.

§ 407 a Abs. 1 ZPO: Zuständigkeit des Gutachters

Daß der Sachverständige unverzüglich zu prüfen hat, ob der Auftrag in sein Fachgebiet fällt und ohne die Hinzuziehung weiterer Sachverständiger erledigt werden kann, ist eigentlich eine Selbstverständlichkeit. Gleichwohl kommt es gelegentlich vor, daß Gutachter diese Forderung nicht beachten. Ein HNO-Arzt oder ein Chirurg sollte keine psychiatrischen Fragen beantworten müssen [7]. Es ist daher als ausgesprochen positiv zu werten, wenn der mit der Begutachtung beauftragte Neurologe bemerkt, es habe sich bei Durchsicht der Unterlagen herausgestellt, daß es sich um eine überwiegend psychiatrische Fragestellung handele. Für diesen Komplex sei eine andere Disziplin zuständig, zumal eine psychologische Zusatzbegutachtung anzuraten sei.

Der in § 407 a Abs. 1 ZPO zum Ausdruck kommende Leitgedanke sollte aber auch auf die Fälle ausgedehnt werden, in denen der Sachverständige zwar generell kompetent ist, die Beantwortung einer speziellen Frage ihm aber zuviel abverlangt. Der Verwaltung ist nicht damit gedient, wenn der Sachverständige einerseits zum Ausdruck bringt, er sei bei der Beantwortung der an ihn gerichteten Frage überfordert, es werde eine Grauzone wissenschaftlicher Erkenntnisse angesprochen, oder methodische Analyseverfahren stünden bislang nicht zur Verfügung, er sich aber gleichwohl dazu durchringt, mit der geforderten Wahrscheinlichkeit zu einem bestimmten Ergebnis zu gelangen. Hier Einsicht zu zeigen, schadet dem Ruf des Gutachters nicht, sondern dient der Sache und vermeidet die Erstattung unzulänglicher Gutachten mit all den hieraus resultierenden Folgewirkungen. Eine Rückkoppelung mit dem Auftraggeber während des Verwaltungsverfahrens kann dann entbehrlich sein, wenn – was häufig geschieht – der Gutachter ermächtigt wird, bestimmte Zusatzgutachten zu veranlassen oder aber bei Bedarf anzufordern.

§ 407a Abs. 3 S. 1 ZPO: Zweifel am Gutachtenauftrag

Hat der Sachverständige Zweifel an Inhalt und Umfang des Gutachtenauftrages, so hat er unverzüglich eine Klärung herbeizuführen (§ 407a, Abs. 3 S. 1 ZPO). Er sollte nicht versuchen, vorhandene Bedenken mit eigenen – vielleicht nicht hinreichend fundierten – Überlegungen auszuräumen. Auch wenn seine Bemühungen noch so gut gemeint sind, sollte er sich an den Auftraggeber wenden. Es wäre kaum vertretbar, mit großem zeitlichem und persönlichem Aufwand einer Frage nachzugehen, von der sich herausstellt, daß die Problematik anders gesehen wurde. Auch sollte der Sachverständige keine Hemmungen haben, deutlich zu machen, daß ihm etwas unverständlich oder gar widersprüchlich erscheint. Es wird nie ganz auszuschließen sein, daß die Darstellung eines Problems Schwierigkeiten bereitet und bei dem Adressaten ein gewisses Unbehagen bei der Deutung hinterläßt. Solche Unzulänglichkeiten aufzudekken und an ihrer Behebung mitzuwirken, spricht eher für als gegen den Sachverständigen. Er sollte sich schließlich auch davor hüten, das Beweisthema umzuformulieren [8], und zwar auch dann nicht, wenn er meint, die Verwaltung habe die dem Fall anhaftenden Probleme nicht oder nicht richtig erkannt. Dem Sachverständigen steht es nicht zu, zu bestimmen, welche Fragen rechtlich relevant sind.

Leitungsfunktion des Auftraggebers

Ausgangspunkt aller Überlegungen ist die im Gesetz vorgesehene Leitungsfunktion des Auftraggebers gegenüber dem Sachverständigen. Dabei sollte die Forderung, daß er in seine Aufgaben eingewiesen und daß ihm der Auftrag auf Verlangen erläutert wird, nicht auf Fälle beschränkt sein, die Besonderheiten aufweisen (so aber § 404a Abs. 2 ZPO).

Unterstützung des Sachverständigen

Praktische Hinweise

Dazu können zunächst rein praktische Hinweise gehören. Es kann anzumerken sein, daß etwa schon vorhandene ärztliche Gutachten, Befundberichte und sonstige medizinische Unterlagen generell oder aber nach Konkretisierung kritisch zu würdigen sind, daß bei einem Abweichen eine eingehende Begründung gewünscht wird und daß etwa die Bemessung der Minderung der Erwerbsfähigkeit (MdE) zeitlich gestaffelt vorzunehmen ist. Negative Erfahrungen aus der Vergangenheit – z. B. die Palpation der Prostata bei einer Silikosebegutachtung – können den Hinweis veranlassen, daß nur die Befunde zu erheben sind, die für die Gutachtenerstattung notwendig sind (vgl. auch § 62 SGB I). Zur Vermeidung von Rückfragen können vorab besondere Verfahren im Zusammenhang mit der Begutachtung genehmigt werden, wenn es sich etwa um die Durchführung von computertomographischen, kernspintomographischen oder bioptischen Untersuchungen handelt.

Erläuterung rechtlicher Begriffe

Unfallversicherungsträger haben sich in der Regel mit der Anwendung gesetzlicher Bestimmungen zu befassen. Hierbei sind sie weitgehend auf die Hilfe des ärztlichen Sachverständigen angewiesen. Obwohl häufig in Anspruch genommene Gutachter mit für sie wesentlichen rechtlichen Begriffen umzugehen wissen und bestimmte Veranstaltungen insoweit eine ständige Verbesserung in den Wechselbeziehungen von Versicherungsmedizin und Versicherungsrecht anstreben, sollten die Verwaltungen bei der Umsetzung rechtlicher Aspekte im medizinischen Bereich weitgehend konkrete Anhaltspunkte liefern, damit der Sachverständige nicht mit einem abstrakten Begriff allein gelassen wird. Es sollten ihm möglichst Definitionen, Erläuterungen und Konkretisierungen an die Hand gegeben werden. Das Beweisthema muß exakt bezeichnet und umschrieben sein, damit dem Sachverständigen klar ist, was man von ihm wissen will [9]. Die Fragen der Verwaltung sollten dabei nicht auf Rechtsbegriffe übergreifen [10]; diese sind vielmehr in Sachfragen aufzulösen [11]. Sicherlich kann man dem Gutachter einschlägige Entscheidungen von Sozialgerichten zur Verfügung stellen, damit der Normgehalt einer Bestimmung möglichst erkennbar wird. Hierbei besteht jedoch die Gefahr, daß es sich bei näherer Betrachtung nicht um vergleichbare Sachverhalte handelt und juristische Erwägungen durch eine andere Brille gesehen und demnach mißdeutet werden.

Beispiele

Anscheinsbeweis: Wie können die hier aufgestellten Forderungen in die Praxis umgesetzt werden? Es kann angezeigt sein, bestimmte Vorstellungen in rechtlicher Hinsicht zu erläutern, wenn man etwa bei der Beurteilung eines Meniskusschadens als Berufskrankheit der Rechtsprechung des Bundessozialgerichts folgen will und geneigt ist, trotz gewisser Bedenken den Anscheinsbeweis anzuwenden. In einem solchen Zusammenhang kann es bedeutsam sein, ob angesichts der Neufassung der Berufskrankheit (BK 2102 ab 1. 4. 1988) die Tätigkeit eines Nichtbergmanns generell geeignet ist, einen Meniskusschaden zu verursachen; überdies, ob sie in ihrer die Menisken schädigenden Qualität einer mindestens 3jährigen Tätigkeit unter Tage in geringmächtigen Flözen vergleichbar ist, sie darüber hinausgeht oder ob sie hinter ihr zurückbleibt.

Tod eines Versicherten: Haben Folgen einer Berufskrankheit sowie anlagebedingte Leiden am Zustandekommen des Todes eines Versicherten mitgewirkt, stellt sich die Frage der wesentlichen Mitverursachung durch die Berufskrankheit. Hier ist nach der Vorverlegung des Todes um 1 Jahr zu fragen. Im Einzelfall kann zusätzlich bedeutsam sein, ob wegen der Folgen der Berufskrankheit eine erfolgversprechende Behandlung eines anderen Leidens nicht oder zu spät durchgeführt wurde oder ob sie die richtige Diagnose der berufskrankheitsunabhängigen Krankheit verhindert oder erschwert hat. Es ist aber auch danach zu fragen, ob die Folgen der Berufskrankheit wahrscheinlich den Tod des Versicherten im medizinischen Sinne zumindest in einem erheblichen Maße mitverursacht haben [12], d. h. ob die Folgen der Berufskrankheit wahrscheinlich die überwiegende Ursache für den Eintritt des Todes oder mit ihrer ursächlichen Bedeutung gleichwertig oder annähernd gleichwertig neben anderen anlagebedingten Ursachen waren. Hier könnte der Gutachter – zu Recht – einen Klärungsbedarf einfordern, wie der Begriff der „annähernden" Gleichwertigkeit zu definieren ist.

Erwerbsunfähigkeit: Wird der Sachverständige aufgefordert, zum Bestehen völliger Erwerbsunfähigkeit vor dem Unfall oder dem Beginn der Berufskrankheit Stellung zu nehmen, hat er nach den von der Rechtsprechung entwickelten Grundsätzen eine gewisse Hilfestellung dadurch zu erwarten, daß er sich daran orientieren kann, ob der Versicherte noch in der Lage ist, leichte, erforderlichenfalls im Sitzen zu verrichtende Tätigkeiten noch etwa 2 h täglich auszuüben.

Hilflosigkeit: Bei der Frage, ob dem Versicherten Pflege nach § 558 RVO zu gewähren ist, empfiehlt sich der Hinweis, daß Hilflosigkeit auch dann anzunehmen ist, wenn Unfall oder Berufskrankheit lediglich wesentliche Teilursache des gesamten Leidenszustandes sind. Der Gutachter sollte darüber hinaus wissen, daß es nicht darauf ankommt, welcher Verursachungsanteil zuerst bestanden hat.

Neue Erkenntnisse: Bei der Prüfung der Voraussetzungen des § 551 Abs. 2 RVO spielen „neue Erkenntnisse" eine Rolle. Ob sie gegeben sind, wird nur mit Hilfe eines medizinischen Sachverständigen zu beantworten sein. Hier wird man aufzuzeigen haben, welcher Zeitpunkt zum Vergleich herangezogen werden soll. Man wird durch entsprechende Fragestellung erfahren wollen, wo die fraglichen Erkenntnisse publiziert worden sind und ob die Begründung nicht nur als vertretbar, sondern als fundiert anzusehen ist. Handelt es sich hierbei um den herrschenden Meinungsstand? Welche Kritik ist mit welcher Argumentation geübt worden? Soweit eine Quarzstaublungenerkrankung Gegenstand einer Begutachtung ist, sollte Wert darauf gelegt werden, daß sich die Bewertung des röntgenologischen Substrats nach der ILO-Klassifikation richtet. In Fällen des § 589 Abs. 2 RVO kann als Vorfrage für die evtl. alternativ zu formulierende Beweisfrage interessieren, ob die zu Lebzeiten festgesetzte MdE von 40 oder 50% auf Bedenken stößt. Sind insoweit Korrekturen erforderlich, wird hiervon auch die Frage der Umkehr der Beweislast berührt.

Gelegenheitsursache: Unabhängig davon, daß Zweifel aufgetreten sind [13], ob der Begriff der Gelegenheitsursache noch zu verwenden ist, ist es sicherlich nicht einfach, den ärztlichen Sachverständigen mit diesem – im Gesetz selbst nicht verankerten Begriff – vertraut zu machen. Nicht selten wird die Frage gestellt, ob bestimmte Störungen beim Versicherten auch ohne ein bestimmtes Ereignis in ungefähr gleichem Ausmaß und etwa demselben Zeitpunkt eingetreten wären, d.h. ob die Krankheitsanlage bei dem Versicherten so leicht ansprechbar oder die Vorerkrankung bereits so ausgeprägt gewesen sei, daß auch jedes andere alltäglich vorkommende, ähnlich gelagerte Ereignis zur gleichen Zeit die gleichen Erscheinungen ausgelöst hätte [14]. Hilfreich können dann schon bestimmte Konkretisierungen sein, die gelegentlich in Beweisanordnungen von Sozialgerichten angetroffen werden, wie beispielsweise ob etwa das Zustandekommen des Todes durch Anstrengungen des täglichen Lebens hätte verursacht sein können (schnelles Überqueren einer Straße, Reaktionen auf das unvermutete Klingeln eines Telefons, rasches Ersteigen einer Treppe).

Ein Zitat aus einem Gespräch mit M. Reich-Ranicki, aufgezeichnet im *Spiegel* [15], sei in diesem Zusammenhang wiedergegeben:

> Wissen Sie, es ist so. Da hängt ein Apfel am Baum, am Ast, da geht ein Käfer langsam an dem Ast entlang, kommt an die Stelle, wo der Apfel hängt, und wie er hinkommt, fällt der Apfel auf die Erde. Nur: Ohne den Käfer wäre der Apfel auch gefallen – er war schon reif.

Dieses Beispiel veranschaulicht die zu würdigende Situation. Ob es in eine Beweisfrage mitaufgenommen werden sollte, ist eine andere Frage.

Schwierigkeiten in der Praxis

Wer sich etwas intensiver mit dieser Thematik befaßt, wird an der Erkenntnis nicht vorbeikommen, daß man dem aus §§ 402ff ZPO abzuleitenden gesetzlichen Anliegen, nimmt man es ernst, nur unvollkommen Rechnung tragen kann. Dies sei verdeutlicht an dem Begriff der „Wahrscheinlichkeit“, dem Beweisgrad, der im Rahmen der haftungsbegründenden und haftungsausfüllenden Kausalität zu beachten ist. Will man dem Sachverständigen behilflich sein und ihm wenigstens einige Erläuterungen zur begrifflichen Klärung zukommen lassen, dann sollten diese Hinweise an der sozialrechtlichen Rechtsprechung orientiert sein. Sind aber die Definitionen, die man in Urteilen und Beweisanordnungen findet, geeignet, die Sachverständigen umfassend zu informieren und einheitliche Reaktionen zu gewährleisten? Bedenken sind angezeigt.

Zur Frage der „Wahrscheinlichkeit"

Gelegentlich ist die Rede von der „erforderlichen Wahrscheinlichkeit" [16]. Der kritische Betrachter könnte fragen, wie sich die „Wahrscheinlichkeit" von der „erforderlichen Wahrscheinlichkeit" unterscheidet. Ohne weitere Erläuterungen dürften erhebliche Zweifel zurückbleiben. Deshalb muß man schon einen Gewinn darin sehen, wenn Wahrscheinlichkeit – in Einzelfällen auch die erforderliche Wahrscheinlichkeit – als diejenige Möglichkeit definiert wird, bei der nach sachgerechter Abwägung aller wesentlichen Umstände den für den Zusammenhang sprechenden Umständen ein deutliches Übergewicht zukommt [17]. Aber auch hier bleibt eine Ungewißheit: Was ist ein „deutliches" Übergewicht? Den Beteiligten ist wenig damit geholfen, daß das deutliche Übergewicht so bemessen sein soll, daß darauf die richterliche Überzeugung (die Überzeugung der Verwaltung) gegründet werden kann [18]. Soll der Gutachter in die Rolle der zur Entscheidung berufenen Stelle schlüpfen? Sind ihm die Kriterien und die Grenzen der Überzeugungsbildung eines anderen auch nur annähernd bekannt? Sind sie ohne jede Konkretisierung überhaupt verallgemeinerungsfähig? Wohl kaum [19].

Allerdings gibt es auch Anleitungen, denen weniger Zweifel innewohnen. Hier wird – was wohl auch der Logik entspricht – Wahrscheinlichkeit dann als gegeben angesehen, wenn bei vernünftiger Abwägung aller Umstände die auf die berufliche Verursachung deutenden Faktoren überwiegen [20] oder wenn insgesamt mehr für als gegen das Vorliegen des ursächlichen Zusammenhangs spricht [21]. Gelegentlich wird in Beweisanordnungen formuliert, eine Möglichkeit verdichte sich dann zur Wahrscheinlichkeit, wenn nach der geltenden ärztlich-wissenschaftlichen Lehrmeinung mehr für als gegen einen Zusammenhang spreche und ernsthafte Zweifel hinsichtlich einer anderen Verursachung ausschieden. Die Grundaussage ist sicherlich eine brauchbare Hilfe. Werden mit dem zweiten Erfordernis nicht wieder neue Fragen ausgelöst?

Vorläufiger Ausweg

Als Fazit bleibt festzuhalten, daß eindeutige und gut handhabbare Definitionen, die man an den Sachverständigen herantragen könnte, in diesem Punkte fehlen. Was kann man gleichwohl in einer derartigen Situation tun? Die Ausfüllung des Begriffs „Wahrscheinlichkeit" ist Sache des Gerichts oder der Verwaltung. Angesichts der Komplexität und der Individualität jeden krankhaften Geschehens wird diese auch bei der Bewältigung dieser Aufgabe nicht auf die Mitwirkung des Sachverständigen verzichten können. Wer einen Gutachtenauftrag erteilt, wird dann um klare Hinweise bemüht sein müssen. Dies bedeutet zugleich, daß in den eigenen Reihen begrifflich einiges abzuklären und möglichst zu vereinheitlichen ist. Wir müssen den Mut haben, unfallversicherungsrechtliche Begriffe auf den Prüfstand zu stellen, auch wenn man meint, jahrzehntelang sei man – einigermaßen – gut gefahren. Man muß sich dabei im klaren sein, daß Gewohnheiten in Frage zu stellen sicherlich sehr schwierig ist.

Solange eine gesicherte Grundlage im Begrifflichen fehlt, sollte der Gutachter aufgefordert werden, ausführlich darzulegen, welche Momente – zahlenmäßig und vom Gewicht her – für oder gegen einen ursächlichen Zusammenhang sprechen. Der Sachverständige ist bei seiner Wertung auf Erfahrungen angewiesen, die aber nicht greifbar, abfragbar oder nachvollziehbar sind. Fakten vermitteln sicherlich mehr Zuverlässigkeit [22]. Das gilt um so mehr, als persönliche Erfahrungen der einzelnen Sachverständigen notwendigerweise von Fall zu Fall unterschiedlich sind, da sie vom Tätigkeitsfeld, Arbeitsanfall und Lebensalter abhängig sind [23]. Die Überzeugungsbildung muß von möglichst hoher Transparenz sein, die nur mit Hilfe von Sachgesichtspunkten zu erreichen ist. Die Verwaltung muß in die Lage versetzt werden, prüfen zu können, ob sich die Aussage des Sachverständigen aus den Einzelfeststellungen plausibel ableiten läßt [24]. Diese Möglichkeit sollten auch alle diejenigen haben, die später an einer Überprüfung der getroffenen Entscheidung beteiligt sind (Anspruchsteller, Bevollmächtigte, Widerspruchsausschuß, Gerichte der Sozialgerichtsbarkeit).

Neue gesetzliche Bestimmungen

Den Sachverständigen bei seiner Aufgabe zu unterstützen, bereitet auch dann Schwierigkeiten, wenn der Auftraggeber selbst noch nicht über ausreichende Erfahrungen verfügt, d.h. wenn für ihn selbst noch viele Fragen – auch medizinischer Natur – unbeantwortet sind, wie z.B. bei den am 1. 1. 1993 eingeführten BK 2108–2110. Welche Bedeutung kommt etwa den für die Erstattung von Berufskrankheitsanzeigen gedachten Merkblättern des Bundesministeriums für Arbeit und Sozialordnung zu? Kann man in ihnen angesichts des nicht verbindlichen Charakters Anhaltspunkte auch für die Erstattung von Gutachten sehen? Sind Ausnahmen etwa dann zulässig, wenn die Dauer der Einwirkungen weniger als 10 Jahre beträgt, die zu bewältigenden Lasten während dieser Zeit aber besonders schwer waren? Kann man Zeiten der beruflichen Einwirkungen unter dem Gesichtspunkt der BK 2108 und 2110 zusammenfassen? Kann man die Bestimmung einzelner – unbestimmter – Begriffe einer außerhalb der Verordnung liegenden Verlautbarung überlassen? Hatten evtl. politische Momente gegenüber sachlichen ein stärkeres Gewicht, wurde insoweit zu wenig Rücksicht genommen auf die Möglichkeiten des Sachverständigen [25]? Die Reihe der ungeklärten Fragen könnte fortgesetzt werden. Ein Hinweis könnte jedoch angezeigt sein, d.h. daß auch bei uneingeschränkter Bejahung der einzelnen Tatbestandsmerkmale eine Kausalitätsprüfung im Einzelfall stattzufinden hat [26].

Watermann [27] stellt in diesem Zusammenhang fest, daß sich aus der Tatsache, daß eine Krankheit in die Berufskrankheitenliste aufgenommen worden ist, zunächst nur die rechtliche Konsequent ergebe, daß der Verordnungsgeber die Möglichkeit einer beruflichen Schädigung generell anerkannt und die Erkrankung nach ihrer sozialpolitischen Bewertung generell für entschädigungswürdig befunden habe. Diese Entscheidung impliziere jedoch nicht die Entschädigung der Erkrankung im Einzelfall.

Diese generelle Aussage wird mit einem konkreten Beispiel verdeutlicht. Wenn man unterstelle, daß – statistisch einwandfrei nachgewiesen – die Mehrzahl der tödlichen Verkehrsunfälle auf Alkoholeinwirkung beruhe, dann legitimiere dieser Umstand den Gesetzgeber hinreichend, Maßnahmen gegen Alkohol am Steuer zu ergreifen. Er berechtige den Verkehrsrichter jedoch nicht, bei der Prüfung eines Einzelfalles mit dem gleichen Wahrscheinlichkeitsgrad von der Vermutung auszugehen, daß ein wegen eines tödlichen Autounfalles angeklagter Kraftfahrer diesen Unfall infolge Alkoholeinwirkung verursacht habe. Es bedürfe stets der Prüfung der Unfallursache im Einzelfall.

Diese Schilderung läßt erkennen, daß Berufskrankheitsfälle nicht mit rein statistischen Erwägungen angegangen werden können, wie das Bolm-Audorff für die Begründung der Wahrscheinlichkeit bei Berufskrankheiten versucht [28]. Er orientiert sich an einer Risikoverdoppelung um mehr als den Faktor 2, ohne daß – jedenfalls gesetzlich – eine solche Konkretisierung vorgesehen wäre. Diese Hinweise hellen zumindest die Problematik auf. In geeigneten Fällen sollte man sich die Mühe machen, auf ähnliche Weise den Sachverständigen auf die richtige Fährte zu lenken.

Die erneute Begutachtung nach § 412 Abs. 1 ZPO

§ 412 Abs. 1 ZPO eröffnet die Möglichkeit, eine neue Begutachtung durch denselben oder durch einen anderen Sachverständigen zu veranlassen, sofern der Auftraggeber das Gutachten für ungenügend erachtet. Dies entspricht den mit § 20 SGB X in Einklang stehenden Gepflogenheiten in der Gesetzlichen Unfallversicherung. Bevor man sich aber zu einem solchen Schritt entschließt, sollte man erwägen, ob nicht durch eine gezielte Rückfrage bei dem Sachverständigen der Mangel behoben werden kann.

Rückfragen im Einzelfall

Beispiele

Werden in einem Silikosefall nachweisbare kardiopulmonale Ausfallserscheinungen bei einem röntgenologischen Schweregrad von q/q 2/2 auf die silikotischen Einlagerungen bezogen, wird man den Gutachter fragen müssen, warum er von allgemein anerkannten Gutachtenkriterien abweicht. Hierbei können sich Fehler in der Wiedergabe der Befunde herausstellen. Der Sachverständige kann sich aber auch veranlaßt sehen, seine Beurteilung zu revidieren.

Beschreibt ein Gutachter bei einer BK 2103 fortgeschrittene degenerative Veränderungen im Schultereckgelenk und -hauptgelenk und leitet er hieraus eine MdE von 20% ab, dann wird er die Erwerbseinbuße unter Außerachtlassung der krankhaften Erscheinungen am Schulterhauptgelenk neu festsetzen müssen.

Geht der Sachverständige davon aus, daß die Beweglichkeit im rechten Schultergelenk erheblich eingeschränkt ist, läßt das Meßblatt aber erkennen, daß die Bewegung in beiden Schultergelenken rechts wie links endgradig frei ist, dann wird er sich mit der Frage befassen müssen, ob hier ein Widerspruch zu sehen und wie dieser ggf. zu beseitigen ist.

Ein Gutachten ist dann zur Überprüfung zurückzugeben, wenn der Besserungsnachweis mit einer Zunahme der Kniegelenk- und Sprunggelenkbeweglichkeit begründet wird, sich aber herausstellt, daß schon im Vergleichsgutachten die freie Beweglichkeit von Knie- und Sprunggelenk beschrieben worden ist.

Rückfragen sind dann angezeigt, wenn der Eindruck entsteht, der Sachverständige habe die von verschiedenen Fachdisziplinen in Ansatz gebrachten MdE-Sätze schematisch addiert, nicht aber eine Gesamtwürdigung aller Unfallfolgen vorgenommen. Bedingen die Restfolgen einer durchgemachten Silikotuberkulose eine MdE von 20% und beträgt die MdE wegen eines durch medikamentöse Behandlung verursachten Leberschadens 40%, so kommt nicht ohne weiteres eine Zusammenrechnung der beiden Vomhundertsätze in Betracht.

Wird ein Meniskusschaden als berufsbedingt angesehen, obwohl die degenerativen Veränderungen das altersübliche Maß nicht überschreiten, oder bleibt bei der Beurteilung ein größeres zeitliches Intervall zwischen dem Manifestwerden der ersten Beschwerden und der Aufgabe der kniestrapazierenden Tätigkeit unberücksichtigt, wird sich der Sachverständige ergänzend äußern müssen.

Sachverständige können bei einer Beurteilung geprägt sein von Vorstellungen, die inzwischen als fragwürdig oder als überholt anzusehen sind. Handelt es sich um die Begutachtung einer berufsbedingten Tuberkulose oder einer Silikotuberkulose, klingt gelegentlich noch das früher allgemein übliche „Schonungsdenken" an. Der Gutachter muß sich bewußt sein, daß für die Einschätzung der MdE allein die tatsächliche, objektivierbare berufskrankheitsbedingte Funktionseinschränkung maßgeblich ist, daß mögliche negative prognostische Gesichtspunkte ohne Bedeutung sind. Im Falle eines Rezidivs der Tuberkulose oder einer sonstigen negativen Entwicklung im späteren Verlauf wird dem durch eine neue Bewertung der MdE Rechnung getragen [29]. Hätte nach Auffassung des Unfallversicherungsträgers der Sachverständige diese Gesichtspunkte beachten müssen, wird er sich mit entsprechenden Hinweisen ergänzend auseinanderzusetzen haben.

Der Sachverständige sollte alles tun, ergänzende Stellungnahmen entbehrlich zu machen. Dazu gehört es auch, möglichst auf Fachtermini zu verzichten. Eine fremdwortarme Sprache hat den Vorteil, daß sie zum genauen Ausdruck zwingt [30]. Der Gutachter sollte bedenken, daß er seine Überlegungen den Verfahrensbeteiligten verständlich machen soll.

Weitere Gutachten

Begründende Kriterien

Die Frage nach der Inanspruchnahme eines weiteren Gutachters setzt die Prüfung voraus, ob der Erstgutachter von zutreffenden Tatsachen ausgegangen ist, ob seine Schlußfolgerungen überzeugend sind und seine Darstellung so verständlich ist, daß die Überlegungen mit Mitteln der Logik nachzuvollziehen sind. Sie stellt sich auch dann, wenn sich der Sachverständige unaufgefordert zu rechtlichen Wertungen hat hinreißen lassen [31] oder wenn er glaubt, seine eigenen sozialpolitischen Vorstellungen im Einzelfall durchsetzen zu müssen. Das gleiche gilt, wenn ein ungewöhnliches Maß an Beharrungsvermögen beim ärztlichen Sachverständigen festzustellen ist, d. h. wenn er auch dann an seiner Beurteilung festhält, wenn ihm verständlich gemacht wurde, daß er von falschen Sachverhaltsprämissen ausgegangen ist [32]. Nicht anders zu behandeln ist der Fall, wenn der Sachverständige mit einem pointierten Anspruch auf Richtigkeit auftritt, den Eindruck von Sendungsbewußtsein hinterläßt, fachliche Rivalitäten austrägt oder persönlich getroffen auf Einwände und Kritik reagiert [33]. Emotionen sind keine guten Ratgeber bei der Bewältigung einer sachlichen Aufgabe [34]. Auch wenn die eigenen Erfahrungen und Fachkenntnisse besonders betont werden, drängt sich der Verdacht auf, daß Argumente durch Autorität oder vermeintliche Autorität ersetzt werden sollen [35].

Bedeutung eines weiteren Gutachtens

Kommt es zur Erstattung eines weiteren Gutachtens, ist es wichtig zu wissen, welche Bedeutung dieser Erkenntnisquelle zukommt. Das zeitlich nachfolgende Gutachten hat nicht etwa den Charakter eines „Obergutachtens“ [36]. Es hinterläßt keine Beweiskraft besonderer Art, die dazu führen würde, das frühere Gutachten gleichsam automatisch zurücktreten müßten oder daß die Verwaltung an sein Ergebnis gebunden wäre [37]. Jede ärztliche Stellungsnahme ist auf ihre Schlüssigkeit und Überzeugungskraft zu überprüfen. Dabei besteht kein allgemeiner Erfahrungssatz dahingehend, daß Gutachten von Hochschullehrern ohne weiteres und in jedem Fall denjenigen von anderen Ärzten vorzuziehen sind [38]. Die Autorität des Sachverständigen fließt nicht aus seiner Stellung, sondern allein aus dem besonderen Fachwissen, mit dem er immer wieder neu überzeugen muß [39].

Kommen Sachverständige zu unterschiedlichen Ergebnissen, sollte man bestrebt sein, sie über den Ausgang des Verwaltungs- oder auch eines anschließenden Sozialgerichtsverfahrens zu informieren, wobei nicht versäumt werden darf, die Zustimmung des Beteiligten herbeizuführen [40]. Nur daraus kann der Sachverständige für die Zukunft lernen [41].

Verbleibende Probleme

Es kann vorkommen, daß Sachverständige die Beweisfragen nicht oder nicht mit dem geforderten Beweisgrad beantworten können. Dies sollte sie nicht beunruhigen oder irritieren. Welche Folgen aus einer solchen Situation resultieren, ob sie sich positiv oder negativ für den Anspruchsteller auswirken, darüber hat die Verwaltung zu befinden. Sie hat aus der jeweiligen gesetzlichen Bestimmung abzuleiten, wer den Nachteil der Nichterweislichkeit einer Tatsache zu tragen hat. Die sich im Einzelfall ergebenden Konsequenzen hat der Sachverständige nicht zu übersehen und zu verantworten [42]. Die Verwaltung sollte sich hüten, den Sachverständigen doch noch zu eingängigen Äußerungen zu bewegen oder ihn wegen des nicht griffigen Ergebnisses als untauglichen Berater abzutun [43]. Im Einzelfall kann es für die Verwaltung wichtig sein zu wissen, weshalb bestimmte Beweisfragen nicht zu beantworten waren, etwa aufgrund des derzeitigen ärztlichen Wissensstandes, aufgrund der allgemein nicht vorhandenen oder aber einem speziellen Gutachter nicht zu Verfügung stehenden Untersuchungsmittel [44].

Gemeinsame Bemühungen

Wenn hier nur ein Teilkomplex von Problemen herausgegriffen wurde, die den Sachverständigen und die Verwaltung gleichermaßen berühren, so ist zu wünschen, daß für die gemeinsamen Bemühungen auch heute noch gilt, was Marcus [45] schon 1912 zum Ausdruck gebracht hat: „Unfallmedizin und Unfallversicherung fördern sich gegenseitig. Jene lernt durch diese mit jedem Tag Neues und erweist sich dafür dankbar durch fruchtbringende Anwendung des Gelernten.“ Diese These verliert nichts an ihrer Aussagekraft, wenn man die Worte „jene“ und „diese“ untereinander austauscht. Schauen wir auch weiter über die Schulter des anderen, bemühen wir uns weiter zu erkennen, auf welche Weise der andere zu seiner Erkenntnis gelangt.

Literatur und Anmerkungen

1. Behn M (1987) Verletztenrente wegen Arbeitsunfall und Berufskrankheit. ZfS, S 257 ff
2. Krasney OE (1989) Zum Entwurf eines Rechtspflege-Vereinfachungsgesetzes. SGb, S 451 ff
3. OLG Bamberg, MedR 1993, 351
4. BGH NJW 1955, 671
5. Franzki H (1991) Der Sachverständige – Diener oder Herr des Richters? DRiZ, S 314 ff; Pieper E (1971) Richter und Sachverständige im Zivilprozeß. ZZP, S 1 ff
6. Friedrichs H (1970) Anmerkungen zu dem Beschluß des BVerwG – V B 52/68 – vom 6. 12. 1968, NJW, S 1991 ff
7. Bonnermann R (1993) Anmerkungen zur arbeitsmedizinischen Begutachtung aus berufsgenossenschaftlicher Sicht. ASP, S 13 ff
8. OLG Bamberg, MedR 1993, S 351 ff
9. Tröndle H (1969) Der Sachverständigenbeweis. JZ, S 374 ff; Louven K (1988) Die Abhängigkeit des Richters der Sozialgerichtsbarkeit vom ärztlichen Sachverständigen. DRiZ, S 241 ff

10. Franzki aaO, S 318
11. Lüdtke P-B (1980) Sachverstand und Entscheidung in der medizinischen Begutachtung. MedSach, S 2ff
12. BSGE 22, 200, 203
13. Krasney OE (1993) Abgrenzung der Risiken in der Gesetzlichen Unfallversicherung – Fragen und Vorschläge zu einem SGB VII. VSSR, S 81ff
14. Vgl. auch LSG NW HVBG-Info 7/1994, 463; LSG Niedersachsen HVBG-Info 4/1994, 201; SG Gelsenkirchen - S 6 BU 5/93 - vom 20. 5. 1994
15. SPIEGEL 1993, S 284
16. BSG HV-Info 26/1993, 2309; SG Gelsenkirchen - S 7 (2) BU 193/89 - vom 6. 9. 1991
17. LSG Baden-Württemberg HV-Info 27/93, S 2893; Schulz-Weidner W (1992) Beweisprobleme im Berufskrankheitenrecht - Bewältigung durch eine Verschiebung der Beweislast? SGb, S 59ff; Hennies G (1994) Beweiserleichterung bzw. Beweislastumkehr bei der Begutachtung von Berufskrankheiten. ASU, S 176ff
18. BSGE 45, 285, 286; BSG HVBG-Info 1/1994, 19; Ockenga E (1993) Sachverhaltsermittlung und Beweisprobleme im Recht der Gesetzlichen Unfallversicherung. NZS, S 57ff; Berenz C (1994) Beweislastumkehr ist der falsche Weg. Arbeitgeber, S 462ff
19. Tröndle aaO, S 378, führt in diesem Zusammenhang aus: Sachverständige können und dürfen dem Richter die „freie richterliche Überzeugung“ nicht „frei Haus“ liefern. Fragt man Sachverständige unter Zuhilfenahme juristischer Begriffe, deren Abgrenzung sie nicht kennen können oder gar von ihrer Disziplin her anders abzugrenzen gewohnt sind, so drohen verhängnisvolle Mißverständnisse, und zwar Mißverständnisse, die der Jurist verschuldet und zu verantworten hat.
20. LSG Baden-Württemberg, Breith. 1994, 121, 123
21. SG Gelsenkirchen - S 18 BU 70/92 - vom 22. 9. 1993; SG Münster - S 7 BU 69/88 - vom 23. 2. 1994
22. Steinke W (1994) Der Beweiswert forensischer Gutachten. NStZ, S 16ff
23. Scholl C (1983) Sicherheit und Wahrscheinlichkeit - statistische, medizinische und juristische Aspekte. NJW, S 319ff
24. Friedrichs H (1972) Sicherheit medizinischer Gutachten. NJW, S 1114ff
25. Goetz E (1981) Von der Verantwortung des Gutachters. MedSach, S 62ff; vgl. auch Rompe G (1993) Probleme eines Orthopäden bei der Begutachtung bandscheibenbedingter Berufserkrankungen der Lendenwirbelsäule, ASP, S 28ff, wenn er sagt, die orthopädische Begutachtung der neuen Berufskrankheiten 2108/2110 setze eine sozialpolitische Entscheidung voraus.
26. Vgl. Begründung zur Zweiten Verordnung zur Änderung der Berufskrankheitenverordnung; Brandenburg S (1993) Wirbelsäulenerkrankunen als Berufskrankheit. Die BG, S 791ff
27. Watermann F (1987) Zur Aussagekraft epidemiologischer Befunde im Rahmen des Berufskrankheitenrechts. ASP, S 154
28. Bolm-Audorff U (1994) Neue Berufskrankheiten Nr. 2108 bis 2110 - Bandscheibenbedingte Erkrankungen der Wirbelsäule, Standortbestimmung aus der Sicht des Gewerbearztes. In: Hierholzer G, Kunze C, Peters D (Hrsg) Gutachtenkolloquium 9. Springer Berlin Heidelberg New York Tokyo, S 89ff
29. Jentgens H und Wandelt-Feerksen E (1993) Überlegungen zur Begutachtung der Tuberkulose und deren Folgen im Versicherungswesen. MedSach, S 117ff; vgl. auch BSG - 2 RU 13/93 - vom 10. 2. 1994
30. Louven aaO, S 246
31. Franzki aaO, S 318; vgl. auch Krasney OE (1984) Die Sachverständigen-Äußerung im Sozialrecht. MedSach, S 12ff
32. Bonnermann aaO, S 13ff
33. Louven aaO, S 244
34. Hermannsdorfer (1954) Ethische, soziologische und erkenntniskritische Betrachtungen zum Problem des ärztlichen Gutachtens. Die Medizinische, S 548ff
35. Wolff S (1993) Erreichen Gutachten ihre Adressaten? NJW, S 1510ff
36. Bonnermann aaO, S 17

37. Pieper aaO, S 27
38. BSG vom 23. 8. 1966, zitiert von Kruse W (1978) Der ärztliche Sachverständige in der Rechtsprechung. DÄBl, S 2919ff; Walter H u. Küper M (1968) Die Einholung medizinischer Gutachten und Obergutachten im Zivilprozeß. NJW, S 182ff
39. Tröndle aaO, S 376, Fußnote 22
40. Bonnermann, aaO, S 18
41. Rompe G (1991) Probleme des Zusammenwirkens zwischen Juristen und ärztlichen Sachverständigen. MedSach, S 48ff
42. Louven aaO, S 246
43. Friedrichs H (1972) Sicherheit medizinischer Gutachten. NJW, S 1114ff
44. Krasney OE (1984) Die Sachverständigen-Äußerung im Sozialrecht. MedSach, S 12ff
45. Marcus (1912) Unfallverhütung und Heilverfahren im Bilde der Zahlen. Die BG, S 134ff

Die Abhängigkeit der Verfahrensbeteiligten und des Verfahrensablaufs vom ärztlichen Gutachten

K. O. Bergmann

Einleitung

Zu dem komplexen Thema der Abhängigkeit der Verfahrensbeteiligten und des Verfahrensablaufs eines ärztlichen Gutachtens läßt sich vieles aus rechtstheoretischer, rechtsdogmatischer sowie interdisziplinärer und philosophischer Sicht sagen. Der vorliegende Beitrag beschränkt sich bewußt darauf, aus der Praxis heraus die rechtlichen Schwerpunkte aufzuzeigen.

Die Stellung des ärztlichen Gutachters verdeutlicht sich schon in den Schlagworten, mit denen der ärztliche Sachverständige bezeichnet wird: vom bloßen „Gehilfen des Richters" [1] über den „Berater" [2] bis zum „Richter in weiß" [3]. Im folgenden soll dieses Spannungsfeld, d.h. konkret die Abhängigkeit des Gerichts und der Verfahrensbeteiligten vom medizinischen Gutachten, näher beleuchtet werden. Dabei steht das sozialgerichtliche Verfahren, die Domäne des ärztlichen Sachverständigen, im Vordergrund. Ergänzende Aspekte ergeben sich bei dem Sachverständigen in der Privaten Unfallversicherung. Schließlich soll ein Blick auf den Sachverständigen im Arzthaftpflichtverfahren die Betrachtung abrunden, da der Sachverständige in diesem besonderen Verfahren nicht nur die Aufgabe hat, den Patienten zu begutachten und die Befunde auszuwerten, sondern auch noch dem Gericht die notwendige Sachkunde verschaffen muß, um die ärztliche Behandlung selbst rechtlich zu bewerten.

Die Abhängigkeit vom ärztlichen Gutachten im sozialgerichtlichen Verfahren

Das Maß der Abhängigkeit

Das Gericht und zuvor der Sachbearbeiter des Leistungsträgers sind nicht in der Lage, die einer Erwerbs- oder Berufsunfähigkeit zugrundeliegenden Tatbestände oder die Ursächlichkeit zwischen Unfall und Schädigung, oder die Bewertung einer MdE oder eine GdB zu beurteilen. Es gibt weder eine allwissende Verwaltung noch einen allwissenden Richter. Die Amtsermittlungspflicht nach §§ 20, 21 SGB X und im gerichtlichen Verfahren nach § 128 SGG zwingen zur Einholung medizinischer Gutachten bei fehlender eigener Sachkunde. So ist es dem Tatrichter verwehrt, die Entscheidung allein auf Erkenntnisse aus der Fachliteratur zu stützen oder aus seinen Erfahrungen auf dem Gebiet der Sozialmedizin zu gewinnen [4]. Zutreffend hat das Bundesverwaltungsgericht in einer Entscheidung vom 28. 06. 1990 [5] formuliert:

> Eigene Kenntnisse des Tatsachengerichts auf einem bestimmten Fachgebiet, die es rechtfertigen, von der Einholung eines fachwissenschaftlichen Gutachtens abzusehen, können auch darin begründet sein, daß das Gericht bereits vorliegende, anderweitig erstellte Gutachten beigezogen und sich mit ihnen auseinandergesetzt hat. Das muß aber die Ausnahme bleiben, da andernfalls die Möglichkeiten medizinischer Erkenntnisfortschritte – gegebenenfalls entwickelt am aktuellen Fall – ausgeschlossen würden. Will ein Tatrichter seine Beurteilung allein auf die Kenntnisse aus der Fachliteratur stützen, muß er darlegen, die für deren Auswertung erforderliche Sachkunde zu besitzen [6].

Aus diesen allgemeinen Grundsätzen folgt:

1. In der Regel muß das Gericht sich des Sachverständigenbeweises bedienen, da davon ausgegangen werden kann, daß eine fundierte Sachkenntnis zur Beurteilung medizinischer Fragen nicht vorhanden ist [7]. Glaubt das Gericht ausnahmsweise, die erforderliche eigene Sachkunde zu haben, hat es diese im einzelnen darzulegen und auch den Parteien rechtzeitig mitzuteilen, damit diese sich – u. U. auch nach fachkundiger Beratung – zur Sachkunde des Gerichts äußern können [8].

Ausnahmsweise kann das Gericht über eigene medizinische Sachkunde verfügen, etwa wenn ein Arzt als Beisitzer tätig wird [9]. Auch hier ist Vorsicht geboten; die Parteien müssen Gelegenheit haben, die medizinische Sachkunde für den konkreten Fall zu überprüfen.

2. Hat bereits der Leistungsträger, wie regelmäßig, ein medizinisches Gutachten eingeholt, ist das Gericht nicht ohne weiteres zur Einholung eines neuen Gutachtens verpflichtet, sondern kann sich auf das im Verwaltungsverfahren eingeholte Gutachten verlassen [10]. Dies gilt selbst dann, wenn das Verwaltungsgutachten bereits längere Zeit zurückliegt, der Kläger aber keine Änderung des Beschwerdebildes schildert oder ein neuerer ärztlicher Befundbericht keine Hinweise auf eine Veränderung gibt [11]. Daraus folgt insbesondere die Pflicht für den Prozeßbevollmächtigen des Klägers, bisher im Verwaltungsverfahren eingeholte Gutachten zu überprüfen und substantiierte Beanstandungen gegen Feststellung und Bewertung geltend zu machen [12].

3. Auch die Gutachten des medizinischen Dienstes im Sinne von § 276 SGB V. sind für das Gericht im Wege des Urkundsbeweises ebenso wie Gutachten aus anderen Prozessen oder medizinische Befunde verwertbar und können die weitere Beweiserhebung einschränken [13]. Stellungnahmen des Prüfarztes oder des versorgungsärztlichen Dienstes sind ebenso im Wege des Urkundsbeweises vom Gericht zu verwerten. Es handelt sich aber nicht um ein Gutachten im Sinne der §§ 108 SGG, 402ff. ZPO [14]. Dies ändert nichts an der Pflicht des Klägervertreters, zu diesen Urkunden substantiiert Stellung zu nehmen.

4. Ein Privatgutachten des Klägers hat sich mit den Vorbefunden und Vorgutachten kritisch auseinanderzusetzen, damit es als „von besonderer Sachkunde getragenes Parteivorbringen“ [15] gewürdigt werden kann.

Abgrenzung der Aufgaben des Sachverständigen und des Gerichts

Die Beweisfrage

Der Sachverständige hat anders als ein Zeuge dem Gericht nicht nur die Tatsachen, sondern auch die Bewertung der Tatsachen zu vermitteln. Der Gutachter kann dieser Aufgabe auch nur gerecht werden, wenn das Gericht dem Sachverständigen mitteilt, von welchem Sachverhalt er ausgehen soll. Hierzu hat das Gericht die Beweisfragen sorgfältig zu formulieren, damit der Sachverständige erkennen kann, von welchem Sachverhalt das Gericht ausgeht und von welchem Sachverhalt er selbst ausgehen muß. Daraus folgt andererseits die Pflicht des Gerichts, nach Erstattung des Gutachtens zu überprüfen, ob der Sachverständige diesen Sachverhalt und nicht etwa einen anderen Sachverhalt seiner Begutachtung zugrundegelegt hat [16].

Diese Ermittlung der sog. Anknüpfungstatsachen – auch „Anschlußtatsachen“ genannt [17] – braucht also der Sachverständige nicht noch einmal selbst durchzuführen. Etwas anderes gilt aber dann, wenn das Unfallereignis noch spezifisch gutachterlich-medizinische Fragen provoziert, so z. B. die Ermittlung des „Unfallmechanismus“ bei einem „Schleudertrauma“. Ebenso kann der Gutachter die Frage der Arbeitsunfähigkeit nur vollständig beantworten, wenn er weiß, wie das konkrete Berufsbild des Betroffenen beschaffen ist. Er darf aber nicht etwa auf sein eigenes „Alltagswissen“ zurückgreifen, sondern hat notfalls bei Gericht anzuregen, daß ein Zusatzgutachten eines Arbeitsmediziners eingeholt wird [18]. Gerade in diesem Bereich zeigt sich die gegenseitige Abhängigkeit von Gericht und Gutachter. Die Fachkunde des Richters und die Sachkunde des Gutachters sind gleichermaßen gefordert. Es hilft nichts, wenn etwa das Gericht dem Sachverständigen vorwirft, die Frage der Vermittelbarkeit auf dem Arbeitsmarkt habe nicht der Sachverständige, sondern das Gericht zu beurteilen [19], andererseits aber sich selbst für sachkundig genug hält, die Frage der Vermittelbarkeit oder den Verweis auf „Schonarbeitsplätze“ aus eigener Sachkunde zu beurteilen.

Anknüpfungstatsachen

Sind die Anknüpfungstatsachen streitig, hat das Gericht nach § 404a Abs. 3 ZPO dem Sachverständigen vorzugeben, welche Tatsachen er für die Begutachtung zugrundezulegen hat. Problematisch ist dies, wenn der Sachverständige erst aufgrund der eigenen Sachkunde erkennt, welche Tatsachen als Anknüpfungstatsachen rechtserheblich sind. In diesen Fällen hat der Sachverständige das Gericht auf Lücken oder Widersprüche des Beweisbeschlusses oder des

Parteivortrages hinzuweisen. Dies kann beispielsweise auch die Zuziehung eines weiteren Sachverständigen bei psychiatrischen Fragestellungen rechtfertigen [20].

Befundtatsachen

Anders als die Anknüpfungstatsachen hat der Sachverständige die „Befundtatsachen" aufgrund seiner spezifischen Sachkunde in eigener Verantwortung zu ermitteln und dabei die Zumutbarkeitsgrenzen, wie sie in den §§ 60ff. SGB I festgeschrieben sind, zu beachten. Er hat allein zu beurteilen, welche Untersuchungsmethoden notwendig sind [21].

Gutachten im Rahmen der freien Bewürdigung

Die schwierigste Aufgabe des Gerichts ist es, nach Gutachtenerstattung die gewonnenen medizinischen Erkenntnisse im Rahmen der freien Beweiswürdigung gemäß § 128 I SGG unter die rechtlichen Vorschriften zu subsumieren. Der Bundesgerichtshof hat ebenso wie das BSG [22] diese Aufgabe wie folgt formuliert:

> Gutachten von Sachverständigen unterliegen nach § 286 Abs. 1 ZPO der freien Beweiswürdigung: Das Gericht kann von ihnen abweichen, wenn es von ihrer Richtigkeit nicht überzeugt ist. Die Aufgabe des Tatrichters, solche Gutachten sorgfältig und kritisch zu überprüfen, berechtigt ihn jedoch nicht, die Sachverständigenäußerungen ohne ausreichende Begründung beiseite zu schieben. Vielmehr muß das Gericht, wenn es einem Gutachten nicht folgen will, seine abweichende Überzeugung begründen, und diese Begründung muß erkennen lassen, daß die Beurteilung nicht von einem Mangel an Sachkenntnis beeinflußt ist [23].

Das Gericht darf also weder das ärztliche Gutachten kritiklos übernehmen, noch von dem gerichtlichen Gutachten ohne eigene kritische Würdigung und ggf. Ausschöpfung weiterer Erkenntnismöglichkeiten abweichen. Es hat sich also insbesondere davon zu überzeugen, daß der Sachverständige die gerichtlichen Beweisfragen richtig verstanden und die Anknüpfungstatsachen sämtlich zutreffend zugrundegelegt hat. Ebenso muß das Gericht das Gutachten daraufhin prüfen, ob der Sachverständige von demselben juristischen Begriff, z. B. dem Krankheitsbegriff, ausgegangen ist. Bei divergierenden Sachverständigengutachten ist das Gericht verpflichtet, die Gutachter in mündlicher Verhandlung anzuhören [24]. Ob ein weiteres Gutachten eingeholt wird, entscheidet das Gericht nach freiem Ermessen [25]. Das freie Ermessen reduziert sich zu einer Einholungspflicht, wenn die vorliegenden Gutachten grobe Mängel enthalten, unklar sind oder die gestellten Fragen besonders schwierig zu beantworten sind [26].

Beispiele aus der Gesetzlichen Unfallversicherung

Einige Beispiele aus der Gesetzlichen Unfallversicherung mögen Ausmaß und Grenzen der Abhängigkeit der Verfahrensbeteiligten vom ärztlichen Gutachten verdeutlichen:

Probleme der haftungsausfüllenden Kausalität

Eine der schwierigsten Aufgaben des Gerichts ist es, den Kausalzusammenhang zwischen Unfall und Schaden, also die sog. haftungsausfüllende Kausalität festzustellen. Nach der Rechtsprechung des Bundessozialgerichtes genügt es, wenn mit „überwiegender Wahrscheinlichkeit" ein bestimmter Unfall die bei dem Kläger vorhandene Gesundheitsschädigung verursacht hat. Eine „an Sicherheit grenzende Wahrscheinlichkeit" – wie im Zivilrecht – wird nicht gefordert [27]. Schwierigkeiten ergeben sich insbesondere beim Zusammentreffen von unfallunabhängigen und unfallabhängigen Kausalitätsfaktoren. Wenn also der Arbeitsunfall nur eine „Teilursache" für den eingetretenen Körperschaden oder den Tod darstellt, wird zumindest verlangt, daß diese Ursache neben der anderen Ursache „wesentlich" mitgewirkt hat, wobei wesentlich nicht bedeutet „überwiegend" oder „annähernd gleichwertig, sondern „eine nicht unerhebliche Mitwirkung" [28].

Im Falle des Todes des Verletzten hat der Sachverständige nach der Rechtsprechung eine gutachtliche Bewertung darüber abzugeben, ob der Versicherte ohne das schädigende Ereignis oder die entsprechende Berufskrankheit mindestens 1 Jahr länger gelebt hätte [29]. Wie der Sachverständige diese Lebensverkürzung um 1 Jahr wegen des berufsbedingten Leidens feststellen kann, ist selbst bei sorgfältigster Anamnese und Befunderhebung kaum nachvollziehbar. Gerade bei der Bewertung derartiger Grenzfälle darf der Sachverständige nicht spekulieren, andererseits darf aber auch das Gericht nichts Unmögliches von dem Sachverständigen verlangen.

Probleme bei der Feststellung der MdE

Die Verletztenrente ist einerseits durch den Jahresarbeitsverdienst und andererseits durch den Grad der MdE des Verletzten bestimmt [30]. Die Frage nach der Höhe der Erwerbsminderung ist weder eine rein medizinische noch eine rein rechtliche Frage, sondern besteht aus einem medizinischen, wirtschaftlichen und juristischen Teil. Das Gericht kann die MdE nur mit Hilfe des Sachverständigengutachtens feststellen. Es ist dabei allerdings nicht an die Feststellungen des Sachverständigen gebunden, sondern hat die vom Gutachter festgestellten Befunde und die von dem Leistungsträger und dem Gericht festgestellten Tatsachen unter den Rechtsbegriff zu subsumieren. Das BSG hat es zutreffend wie folgt formuliert:

Zunächst ist medizinisch festzustellen, welche Funktionen, die für die Leistungsfähigkeit im Erwerbsleben bedeutsam sein können, durch die anerkannte Arbeitsunfallfolge oder Berufskrankheit beeinträchtigt werden und in welchem Ausmaß die Beeinträchtigung eingetreten ist. Sodann ist zu klären, inwieweit die festgestellten Funktionseinbußen den Leistungsanforderungen im gesamten Erwerbsleben nicht gerecht werden. Diese Aufklärung kann praktisch nicht auf sämtliche körperlichen Voraussetzungen aller Erwerbstätigkeiten ausgedehnt werden; sie ist auf gängige Anforderungen zu beschränken. Schließlich ist zu berücksichtigen, welchen Anteil die Tätigkeiten, mit denen die nicht mehr erfüllbaren Anforderungen verbunden sind, am gesamten Erwerbsleben haben, d. h. wie häufig sie im Verhältnis zu anderen vorkommen [31].

Der Sachverständige hat in erster Linie die unfallbedingten Gesundheitsschäden bei den Verletzten möglichst genau zu dokumentieren, anschließend diesen Feststellungen Einzel-MdE-Werte zuzubilligen und dann nach „Integration" eine Gesamt-MdE zu bilden [32]. Es ist bekannt, daß trotz Benutzung der MdE-Tabellen dabei Leistungsgträger und Gericht im sozialen Entschädigungsrecht großzügiger verfahren als im Bereich der Gesetzlichen Unfallversicherung [33]. Dabei hat zusätzlich der Sachverständige und sodann bei der Subsumption auch das Gericht zu prüfen, ob nicht im konkreten Fall vom Tabellenwert abzuweichen ist, etwa wenn sich die Funktionsverhältnisse der betroffenen Gliedmaßen im Verletzungsbereich als besonders ungünstig erweisen [34]. Wenn das Bundessozialgericht dem Tatrichter bei der Beurteilung der MdE einen gewissen Beurteilungsspielraum gibt [35], hätte es auch berücksichtigen müssen, daß der Sachverständige die MdE nicht festsetzt, sondern schätzt.

Die Abhängigkeit vom ärztlichen Gutachten in der Privaten Unfallversicherung

Die vorstehend für das sozialgerichtliche Verfahren entwickelten Grundsätze zum Maß der Abhängigkeit vom ärztlichen Gutachten, zur Abgrenzung der Aufgaben des Sachverständigen und des Gerichts sowie zur Abhängigkeit der Verfahrensbeteiligten vom Gutachten im Rahmen der freien Beweiswürdigung lassen sich im wesentlichen auch auf das Gutachten in der Privaten Unfallversicherung übertragen. Besonderheiten ergeben sich bei den Hauptaufgaben des ärztlichen Gutachters in der Privaten Unfallversicherung, nämlich der Tätigkeit des Gutachters im Rahmen von § 9 Abs. IV AUB 88 und der Bemessung der Invalidität nach § 7 I AUB 88. Das 7. Duisburger Kolloquium hat sich intensiv mit dem ärztlichen Gutachten in der Privaten Unfallversicherung beschäftigt [36]. Ergänzend sei auf folgende Gesichtspunkte verwiesen:

Besondere ärztliche Untersuchung nach §[9 IV] AUB 88

Bei Streitigkeiten über Art und Umfang der Unfallfolgen und darüber, ob und in welchem Umfang der eingetretene Gesundheitsschaden auf den Versicherungsfall zurückzuführen war, hatte bis zur Einführung der AUB 61 ausschließlich eine Ärztekommission zu entscheiden, ab Geltung der AUB 61 wahlweise der Ärzteausschuß oder das ordentliche Gericht, das auch alle sonstigen Streitfragen zu klären hatte. In den AUB 88 – sie allein seien erörtert, da die Geltung der AUB 61 immer mehr abnehmen wird – ist ein Ärzteausschußverfahren nicht mehr vorgesehen. Im Streitfall entscheiden die ordentliche Gerichte.

Hiervon zu trennen ist die besondere ärztliche Untersuchung nach § 9 Ziffer IV AUB 88, die dem Versicherer überhaupt erst die Entscheidungsgrundlage geben soll. Der Versicherte genießt zwar hinsichtlich der Ärzte, die die Unfallfolgen behandeln, die freie Arztwahl. Von diesen werden nach § 9 Abs. 1 und 9 Abs. 2 AUB 88 Unfallanzeige und ärztliche Berichte angefordert. § 9 Abs. 4 sieht demgegenüber vor, daß sich der Versicherte von den vom Versicherer beauftragten Ärzten untersuchen zu lassen hat. Der Versicherte ist hier von der Entscheidung des Versicherers abhängig und kann die Untersuchung auch dann nicht verweigern, wenn er begründete Bedenken gegen die Sachkunde des Arztes vorträgt, diese kann er lediglich im Rahmen des gerichtlichen Verfahrens geltend machen [37]. Der Versicherer muß gemäß § 810 BGB dem Versicherten die eingeholten ärztlichen Gutachten und Berichte zur Einsichtnahme übermitteln. Hierauf hat der Versicherte einen einklagbaren Anspruch [38]. Ein schutzwürdiges Interesse des Versicherers, dem Arzt Vertraulichkeit zuzusichern, wird nicht anerkannt [39].

Das ärztliche Gutachten nach § 9 IV AUB 88 ist nicht nur Grundlage für die Entscheidung des Versicherers über die Gewährung einer Entschädigungsleistung, sondern im Prozeß Beweismittel in Form des Urkundsbeweises [40]. Es ist Aufgabe des Versicherten, im Zivilprozeß substantiiert Bedenken gegen die Richtigkeit des ärztlichen Gutachtens vorzutragen, andernfalls kann das Gericht von der Richtigkeit des ärztlichen Gutachtens nach § 9 IV AUB 88 ausgehen und insoweit von einer weiteren Beweiserhebung absehen. Die Anordnung der gerichtlichen Begutachtung steht im Ermessen des Gerichts [41]. Das Gericht kann aber auch gemäß § 144 Abs. 1 ZPO von Amts wegen die gerichtliche Begutachtung anordnen, insoweit wird der zivilprozessuale Beibringungsgrundsatz durchbrochen. Die Einholung eines Sachverständigengutachtens ist stets geboten, wenn das Gericht sich bei seiner pflichtgebundenen Ermessensausübung eine eigene Sachkunde nicht zutrauen darf [42]. Sieht sich das Gericht nicht in der Lage, das besondere ärztliche Gutachten nach § 9 Ziffer IV AUB 88 nachzuvollziehen, bedarf es einer ergänzenden gerichtlichen Begutachtung.

Invaliditätsbemessung

Die AUB 88 stellen anders als die AUB 61 nicht auf die dauernde Beeinträchtigung der Arbeitsfähigkeit, sondern auf die Invalidität als dauernde Beeinträchtigung der körperlichen oder geistigen Leistungsfähigkeit ab, während in der Gesetzlichen Unfallversicherung auf die Minderung der Fähigkeit, den eigenen Erwerb auf dem Arbeitsmarkt zu erzielen, abgestellt wird. Die Leistung bestimmt sich abstrakt nach der vereinbarten Versicherungssumme und nicht nach dem konkreten Schaden [43]. Der Gutachter hat zu berücksichtigen, daß die Gliedertaxe bei glatten Gliedmaßenverlusten die Invalidität verbindlich nach dem abstrakten Maßstab festlegt, also unter ausdrücklichem Ausschluß des Nachweises einer höheren oder einer geringeren Invalidität, soweit es die feste Gliedertaxe betrifft [44]. Daran hat sich der Gutachter zu halten, da hierdurch das hohe Maß an Gleichbehandlung aller Versicherten erreicht wird. Etwas anderes gilt nur dann, wenn der Versicherer berufsbezogene Invaliditätsgrade bei Finger- oder Handverlusten für bestimmte Berufe angeboten hat [45].

Schwierigkeiten ergeben sich zum einen bei Teilverlusten oder bloßer Funktionsbeeinträchtigung, zum anderen bei Vorinvalidität. Da auf das Ausmaß des Funktionsverlustes und nicht etwa auf die Länge eines verlorenen Teilgliedes abzustellen ist [46], kann der Prozentsatz beim Zeigefinger wegen der besonderen Funktion der Zeigefingerkuppe höher bemessen werden. Hier ist es ggf. Aufgabe des Gerichts, aber auch des Prozeßbevollmächtigten des Versicherungsnehmers, ein Gutachten, das nicht die Maßstäbe der Rechtsprechung anwendet, rechtzeitig in Zweifel zu ziehen. (Auf Streitfragen einzugehen, würde den Rahmen des Beitrages sprengen.) Auch hier ist zu berücksichtigen, daß der Gutachter lediglich Berater des Gerichts sein kann, das Gericht jedoch die Entscheidung nach Beratung selbst zu treffen hat. Wenn z. B. der Sachverständige die Beeinträchtigung durch die Notwendigkeit, eine Brille zu tragen, allein nach Gramberg-Danielsen u. Thomann [47] vornimmt, kann das Gericht von diesen Werten durchaus abweichen, wenn sie zu pauschal erscheinen, etwa wenn dem Verletzten in den Zeiten, in denen die Brille nicht getragen wird, eine wesentlich geringere Sehkraft zur Verfügung steht als vor dem Unfall [47].

Ähnliche Schwierigkeiten bereitet den Verfahrensbeteiligten die Feststellung der Invaliditätsleistung im Falle des § 8 AUB 88, wenn bereits bestehende Krankheiten oder Gebrechen bei der durch ein Unfallereignis hervorgerufenen Gesundheitsschädigung oder deren Folgen mitgewirkt haben. Der Anteil der Mitwirkung läßt sich nur ex post bewerten [48]. Da die Beweislast nicht nur für die Mitwirkung, sondern auch für den Mitwirkungsanteil von mindestens 25% bei dem Versicherer liegt, ist der Beweis nicht geführt, wenn der Gutachter lediglich eine Mitwirkung, nicht jedoch den Umfang der Mitwirkung, für bestimmbar hält [49]. Dies ist ein signifikantes Beispiel dafür, wie begrenzte Erkenntnismöglichkeiten des Gutachters und prozessuale Beweislastregeln die Abhängigkeit des weiteren Verfahrensablaufs bedingen können.

Die Abhängigkeit vom ärztlichen Gutachten im Arzthaftungsprozeß

Die für das sozialgerichtliche Verfahren getroffenen Feststellungen über die wechselseitigen Abhängigkeiten der Verfahrensbeteiligten und des Gutachters gelten zunächst ohne weiteres auch für den Arzthaftungsprozeß. Im Unterschied zum sozialgerichtlichen Verfahren betont die Rechtsprechung für den Arzthaftungsprozeß immer wieder die Notwendigkeit der „Waffengleichheit" der Parteien ebenso wie die Notwendigkeit, die faktische Entscheidungskompetenz des medizinischen Sachverständigen auf ein adäquates Maß zurückzuführen [50]. Deshalb treffen den Kläger auch nur maßvolle Substantiierungspflichten, weil ihm bzw. seinem Anwalt regelmäßig nicht die genaue Einsicht in das Behandlungsgeschehen möglich ist und auch das notwendige Fachwissen zur Darstellung des Streitstandes fehlt [51]. Der Kläger soll in Gegenwart des Sachverständigen befragt werden, welche genauen medizinischen Vorgänge er ansprechen wollte [52].

Kläger und Beklagter haben ein prozessuales Recht auf mündliche Erläuterung durch den medizinischen Sachverständigen [53]. Das Gericht hat auch von Amts wegen die mündliche Anhörung des Sachverständigen anzuordnen, wenn es Unklarheiten und Widersprüche im Gutachten feststellt [54]. Die Parteien haben auch nach Erstattung des schriftlichen Gutachtens und Erläuterung des Gutachtens in mündlicher Verhandlung nochmals Gelegenheit, nach Vorliegen des Protokolls der mündlichen Verhandlung zum Beweisergebnis Stellung zu nehmen und ihr Vorbringen zu ergänzen [55]. Selbst wenn eine Partei eine Stellungsnahmefrist nicht beantragt und gleichwohl in einem nicht nachgelassenen Schriftsatz neue Gesichtspunkte oder Fragestellungen aufzeigt, hat das Gericht notfalls die mündliche Verhandlung wieder zu eröffnen [56].

Die Gerichtspraxis im Arzthaftungsprozeß läßt somit erkennen, daß die Rechtsprechung so weit wie möglich den Parteien Gelegenheit gibt, das medizinische Sachverständigengutachten zur Kenntnis zu nehmen, sich mit diesem Gutachten auseinanderzusetzen und es in Frage zu stellen, um letztlich die für die Beweiswürdigung hinreichende Gewißheit im Sinne von § 286 ZPO gewinnen zu können. Die von der höchstrichterlichen Rechtsprechung gesuchte möglichst kritische Distanz zum Gutachter geht noch weiter. Der Bundesgerichtshof hat mehrfach betont, daß der medizinische Sachverständige gelegentlich geneigt ist, Behandlungsfehler nur mit Zurückhaltung anzusprechen und sie insbesondere, weil sie jedem Arzt einmal unterlaufen können, als medizinisch nicht vermeidbar zu bezeichnen. Deshalb betont der Bundesgerichtshof die Notwendigkeit, die Formulierungen des Sachverständigen festzuhalten und kritisch zu hinterfragen. Er hält es für bedenklich, daß sich zwei gerichtliche Sachverständige zunächst gewissermaßen „im Unreinen" abstimmen, so daß erst anschließend die gemeinsam gefundene Formulierung protokolliert wird [57]. Ebenso hat der Bundesgerichtshof mehrfach betont, daß das Gericht Privatgutachten einer Partei dieselbe Aufmerksamkeit schenken muß wie den Ausführungen des gerichtlichen Sachverständigen [58].

Diese Bemühungen der höchstrichterlichen Rechtsprechung sind v. a. vor dem Hintergrund zu sehen, daß dem Sachverständigen im Arzthaftungsprozeß außerordentlich hohe faktische Entscheidungskompetenz zukommt.

Aufgaben des Sachverständigen im Arzthaftungsprozeß

Darstellung des Sachverhalts

Der Patient hat die Beweislast für den Nachweis eines Behandlungsverschuldens und für die Ursächlichkeit des Behandlungsfehlers sowie den eingetretenen Schaden. Im Rahmen der Feststellung eines Behandlungsfehlers hat der Sachverständige insbesondere zu Fragen des Sorgfaltsmaßstabs, der Therapiefreiheit, zu Organisations- bzw. Kontrollverschulden, Stand der Technik, neuen Behandlungsmethoden, Außenseitermethoden, Übernahmeverschulden, Vertrauensgrundsatz und Arbeitsteilung, zur Anfängeroperation und zu Fragen der Eingriffs- bzw. Sicherheitsaufklärung Stellung zu nehmen. Es würde den Rahmen dieses Beitrags sprengen, zur Frage der Haftung des Arztes wegen Behandlungsfehlern oder Aufklärungsversäumnissen Stellung zu nehmen.

Darlegung der kausalen Zusammenhänge

Besondere Bedeutung kommt den Feststellungen des Sachverständigen zur Kausalität zwischen Behandlungsfehler und Schaden zu. Der Sachverständige hat oft zur Frage des Anscheinsbeweises Stellung zu nehmen, d. h. zu der Frage, ob nach der Lebenserfahrung die bei dem Kläger eingetretene Schädigung typisch auf einen Behandlungsfehler hindeutet, z. B. bei engem zeitlichem Zusammentreffen von einer Punktion des Kniegelenks und dem Ausbruch einer Entzündung [59]. Für einen solchen Anscheinsbeweis ist allerdings nur in seltenen Ausnahmefällen Raum, weil der Sachverständige regelmäßig deutlich zu machen hat, daß auch andere nicht völlig entfernte Ursachen für den eingetretenen Kausalverlauf in Betracht kommen [60].

Stellungnahme zum eventuellen Vorliegen eines „voll beherrschbaren Risikos"

Gericht und Verfahrensbeteiligte sind auch von den Feststellungen des Gutachters abhängig, wenn es um die Frage des sog. „voll beherrschbaren Risikos" geht. Steht fest, daß die Schädigung aus einem Bereich stammt, dessen Gefahren vom Arzt oder vom Krankenhaus voll beherrscht werden können, hat sich die Arztseite von der daraus folgenden Verschuldensvermutung zu entlasten, z. B. bei Zurücklassen des Tupfers [61] oder unsteriler Injektion [62].

Beurteilung eines eventuellen groben Behandlungsfehlers

Wie sehr sich der weitere Verfahrensablauf durch die gutachtlichen Festellungen ändern kann, zeigt sich im Fall eines groben Behandlungsfehlers. Kommt das Gericht aufgrund der Feststellungen des Sachverständigen dazu, einen groben Behandlungsfehler des Arztes zu bejahen, greifen für den Patienten Erleichterungen hinsichtlich des Kausalitätsnachweises bis zur Kausalitätsvermutung ein [63]. Nach der Rechtsprechung liegt ein grober Therapiefehler vor, wenn der Arzt nicht auf eindeutige Befunde reagiert, ohne Grund eine Standardmethode nicht anwendet, elementare Kontrollbefunde nicht erhebt oder durch Organisationsfehler eine qualifizierte, dem ärztlichen Standard gemäße Behandlung nicht gewährleistet ist [64]. Als Beispiel aus der umfangreichen Rechtsprechung mag der Fall dienen, daß der Arzt Bewegungsübungen nach „Poelchen" nach einer Humerus-Trümmerfraktur trotz sperrender und wandernder Kirschner-Drähte im Schultergelenk durchführt [65].

Die Bewertung eines Diagnosefehlers als „grob" setzt aber schon einen fundamentalen Irrtum voraus, insbesondere wenn er auf dem Nichterheben von Kontrollbefunden beruht, die offensichtlich geboten waren, so beispielsweise wenn der Arzt trotz starken Temperaturanstiegs nach einer Fraktur keine Wundinspektion durchführt [66]. Zwar obliegt die Bewertung des Behandlungsfehlers als „grob" allein dem Gericht, dieses ist aber evident von den Feststellungen des medizinischen Sachverständigen abhängig, ob beispielsweise der Arzt elementare Kontrollbefunde außer Acht gelassen hat oder die durchgeführte ärztliche Behandlung unter Berücksichtigung des allgemeinen medizinischen Standards geradezu als „unverständlich" erscheint.

Überprüfung des Dokumentationsstandards

In den letzten Jahren ist unter dem gleichen Gesichtspunkt der Beweiserleichterungen für den Patienten die Feststellung von Dokumentationsversäumnissen in den Mittelpunkt des Arzthaftungsprozesses gerückt. Auch Dokumentationsversäumnisse können nach der Rechtsprechung zu einer Kausalitätsvermutung führen, wenn der so indizierte Behandlungsfehler als „grob" zu bewerten oder die Pflicht verletzt ist, medizinisch zweifelsfrei gebotene Befunde zu erheben [67]. Somit können auch die Ausführungen des Sachverständigen zum Standard der ärztlichen Dokumentation und zu konkreten Mängeln der ärztlichen Dokumentation im vorliegenden Fall den weiteren Ablauf des Prozesses entscheidend beeinflussen.

Zusammenfassung

Die unterschiedlichen rechtlichen Ansatzpunkte, die den ärztlichen Sachverständigen in der Gerichtspraxis nicht immer deutlich sind, setzen einen guten Informationsfluß zwischen Gericht und Sachverständigen voraus, wobei die

Prozeßparteien in den Informationsfluß einbezogen werden müssen [68]. Es ist zwar unzulässig, den Arzt rechtliche Fragen beantworten zu lassen, auch wenn gegen dieses Verbot oft verstoßen wird, da das nicht ausreichend besetzte Gericht dazu neigt, die Verantwortung auf den Sachverständigen abzuwälzen. Nach der Rollenverteilung bleibt der ärztliche Sachverständige aber lediglich der Berater des Gerichts, dem die rechtliche Entscheidung obliegt. Das Gericht muß sich immer bewußt bleiben, daß es sich selbst ein Bild von dem Behandlungsgeschehen und seinen Ursachen zu machen hat [69]. Nur dann kann sich das Gericht von der faktischen Abhängigkeit von der Sachkunde des Gutachters lösen, den durch den Gutachter ermittelten Sachverhalt rechtlich zutreffend subsumieren und mit Hilfe des Gutachters zur richtigen Entscheidung gelangen.

Anmerkungen

1. Baumbach/Lauterbach/Hartmann, Zivilprozeßordnung, Übers. § 402 Rdn. 2; Jessnitzer, Der gerichtliche Sachverständige, 10. Auflage, Rdn. 2
2. Schimanski, Beurteilung medizinischer Gutachten 1976, S. 9
3. Vgl. BGH NJW 1954, 83
4. BSG vom 20. 08. 1963, SGb 1963, 306
5. NVwZ-RR 1990, 652
6. BGH VersR 1993, 749, Urteil vom 02. 03. 1993
7. BSG, Urteil vom 26. 11. 1957, SGb 1958, 16
8. Vgl. auch BGH NJW 1970, 419
9. Plagemann, Medizinische Begutachtung im Sozialrecht, 2. Auflage 1994, Rdn. 9
10. Eingehend Behn, BG 1990, 753, 760 und bereits BSG, Urteil vom 31. 05. 1963, BG 1963, 377
11. BSG, Urteil vom 15. 10. 1986, Die Sozialversicherung 1988, 53 m. Anm. Behn
12. Schimanski, Beurteilung medizinischer Gutachten 1976, S. 5
13. Vgl. auch § 97 SGB X.
14. Plagemann, Medizinische Begutachtung im Sozialrecht 1994, Rdn. 93
15. BSG, Urteil vom 30. 10. 1963 SozR § 128 SGG Nr. 68
16. Vgl. LSG Nordrhein-Westfalen, Urteil vom 26. 04. 1961 Meso B 20 a/40
17. Vgl. BGH, Urteil vom 13. 07. 1962, BGHZ 37, 390
18. BSG, Urteil vom 08. 10. 1992, NZS 1993, 216
19. Vgl. LSG Bremen, Urteil vom 13. 03. 1986, Meso B 10/444
20. Vgl. Ludolph, Zusammenhangsbegutachtung, Sachverhaltsermittlung, Sachverhaltsbeschreibung aus gutachterlicher Sicht, BG 1993, 322
21. Schimansky, Beurteilung medizinischer Gutachten 1976, S. 34, 35
22. Vgl. bereits BSGE 7, 103
23. BGH, Urteil vom 09. 05. 1989, NJW 1989, 2948
24. BGH MedR 1989, 193
25. Vgl. BGH VersR 1959, 392
26. Vgl. bereits BSGE 2, 236 und BGH VersR 1969, 188

27. Z. B. BSG, Urteil vom 02. 02. 1978, BSGE 45, 285, 287
28. BSG, Urteil vom 11. 12. 1963, NJW 1964, 22
29. BSG, Urteil vom 23. 10. 1975, BSGE 40, 273
30. § 581 RVO
31. BSG, Urteil vom 14. 11. 1984, VersR 1985, 562
32. Vgl. im einzelnen Plagemann, Medizinische Begutachtung im Sozialrecht Rdn. 232 ff.
33. Vgl. Erlenkämper, Sozialrecht, 2. Auflage 1988, S. 43
34. Vgl. Schönberger/Mehrtens/Valentin, Arbeitsunfall und Berufskrankheit, 5. Auflage 1992, S. 199
35. BSG, Urteil vom 29. 11. 1956, SGb 1956, 385
36. Hierholzer G, Ludolph E (1992) Das ärztliche Gutachten in der Privaten Unfallversicherung. Springer, Berlin Heidelberg New York Tokyo
37. Wussow/Pürckhauer, AUB § 9 IV Rdn. 23
38. Grimm, Unfallversicherung, 2. Auflage, München 1994 zu § 9 Rdn. 16
39. Grimm a. a. O.
40. Jessnitzer/Frieling, Der gerichtliche Sachverständige Rdn. 416
41. BGH NJW 1962, 2151
42. BGH NJW 1962, 419 f.
43. Conradi, in Hierholzer/Ludolph, Das ärztliche Gutachten in der Privaten Unfallversicherung S. 127 ff.
44. § 7 I Abs. 2 a
45. Wussow/Pürckhauer § 7 I 2 Rdn. 33
46. OLG Hamm, Urteil vom 20. 03. 1959, VersR 1962, 269
47. Vgl. das Beispiel bei Wussow/Pürckhauer § 7 I 2 Rdn. 38
48. Wussow/Pürckhauer § 8 AUB Rdn. 8
49. Grimm, Unfallversicherung, 2. Aufl. Rdn. 7
50. BGH, Urteil vom 31. 05. 1988 NJW 1988, 2302
51. BGH, Urteil vom 21. 10. 1986, BGHZ 98, 368
52. BGH, Urteil vom 19. 06. 1979, VersR 1979, 939
53. BGH, Urteil vom 03. 06. 1986, NJW 1986, 2886
54. BGH, Urteil vom 01. 10. 1989, VersR 1989, 378
55. BGH, Urteil vom 17. 04. 1984, NJW 1984, 1823
56. BGH, Urteil vom 31. 05. 1988, VersR 1988, 914
57. BGH, Urteil vom 21. 09. 1982, NJW 1983, 333
58. BGH, Urteil vom 17. 12. 1985, VersR 1986, 467
59. Vgl. OLG Düsseldorf, Urteil vom 20. 12. 1990, VersR 1992, 751
60. Z. B. kein Anscheinsbeweis für unsterile Injektion in das Kniegelenk bei nachfolgender Sepsis; OLG Hamm, Urteil vom 04. 05. 1987, VersR 1988, 807
61. BGH, Urteil vom 27. 01. 1981, VersR 1981, 462
62. BGH, Urteil vom 03. 11. 1981, NJW 1982, 699
63. BGH, Urteil vom 21. 09. 1982, BGHZ 85, 212; BGH, Urteil vom 26. 11. 1991, NJW 1992, 754
64. Steffen, Neue Entwicklungslinien der BGH-Rechtsprechung zum Arzthaftungsrecht, 5. Auflage 1992, Seite 158

65. BGH, Urteil vom 30. 05. 1989, NJW 1989, 2321
66. BGH, Urteil vom 10. 11. 1987, NJW 1988, 1513
67. BGH, Urteil vom 24. 01. 1989, NJW 1989, 2330
68. BGH, Urteil vom 24. 06. 1980, VersR 1980, 940
69. BGH, Urteil vom 07. 05. 1985, NJW 1985, 2193

Abkürzungen

BG	Die BG (Zeitschrift)
BGH	Bundesgerichtshof
BGHZ	Amtliche Sammlung des Bundesgerichtshofs in Zivilsachen (Entscheidungssammlung)
BSG	Bundessozialgericht
BSGE	Amtliche Sammlung des Bundessozialgerichts (Entscheidungssammlung)
DRiZ	Deutsche Richterzeitung
GdB	Grad der Behinderung
LSG	Landessozialgericht
MdE	Minderung der Erwerbsfähigkeit
MedR	Medizinrecht (Zeitschrift)
Meso	Medizin im Sozialrecht (Entscheidungsammlung)
NJW	Neue Juristische Wochenschrift
NVwZ-RR	Neue Zeitschrift für Verwaltungswissenschaften-Rechtsprechungsreport
NZS	Neue Zeitschrift für Sozialrecht
OLG	Oberlandesgericht
Rdn	Randnummer
RVO	Reichsversicherungsordnung
SGB	Sozialgesetzbuch
SGb	Die Sozialgerichtsbarkeit (Zeitschrift)
SGG	Sozialgerichtsgesetz
SozR	Sozialrecht (Entscheidungssammlung)
VersR	Versicherungsrecht (Zeitschrift)
ZPO	Zivilprozeßordnung

Weiterführende Literatur

Baumbach A, Lauterbach W, Hartmann P (1993) Zivilprozeßordnung, 51. Aufl. Beck, München
Bayerlein W (Hrsg) (1990) Praxishandbuch Sachverständigenrecht. Beck, München
Eicher W, Das medizinische Gutachten im sozialgerichtlichen Verfahren, MedR 1989, 118
Erlenkämper F (1988) Sozialrecht, 2. Aufl. Heymanns, Köln
Franzki H, Der Sachverständige – Diener oder Herr des Richters, DRiZ 1991, 314
Fritze E (Hrsg) (1990) Die ärztliche Begutachtung, 3. Aufl. Steinkopff, Stuttgart

Haase K-P, Aufgaben und Tätigkeit des medizinischen Sachverständigen aus der Sicht des Juristen, SGb 1987, 363
Hierholzer G, Ludolph E, Hamacher E (Hrsg) (1986–1993) Gutachten- Kolloquium 1–8. Springer Berlin Heidelberg New York Tokyo
Jessnitzer K, Frieling G (1992) Der gerichtliche Sachverständige, 10. Aufl. Heymanns, Köln Berlin Bonn München
Krasney O, Bestellung, Gutachtenerstellung und Auswertung des Gutachtens, SGb 1987, 381
Louven K, Die Abhängigkeit des Richters der Sozialgerichtsbarkeit vom ärztlichen Sachverständigen, DRiZ 1988, 241
Ludolph E, Zusammenhangsbegutachtung, Sachverhaltsermittlung, Sachverhaltsbeschreibung aus gutachterlicher Sicht, BG 1993, 322
Meyer J, Übermacht des Sachverständigen – aus der Sicht des Richters, DRiZ 1992, 125
Mollowitz GG (Hrsg) (1993) Der Unfallmann, Begutachtung von Arbeitsunfällen, Berufskrankheiten, privaten Unfällen, 11. Aufl. Springer, Berlin Heidelberg New York Tokyo
Ockenga E, Sachverhaltsermittlung und Beweisprobleme im Recht der Gesetzlichen Unfallversicherung, NZS 1993, 57
Plagemann H (1993) Medizinische Begutachtung im Sozialrecht, 2. Aufl. Deutscher Anwalt-Verlag, Bonn Essen
Schimanski W (1976) Beurteilung medizinischer Gutachten, Methoden der Kritik an ärztlichen Verwaltungs- und Gerichtsexpertisen. Springer Berlin Heidelberg New York Tokyo
Schönberger A, Mehrtens G, Valentin H (1992) Arbeitsunfall und Berufskrankheit, 5. Aufl. Schmidt, Berlin
Steffen E (1992) Neue Entwicklungslinien der BGH-Rechtsprechung zum Arzthaftungsrecht, 5. Aufl. Kommunikationsforum, Köln

Die Aufgabe als Sachverständiger aus der ärztlichen Sicht

U. Heitemeyer

Einleitung

Der Arzt beendet seine Ausbildung mit der Approbation. Die Approbation ermächtigt grundsätzlich zu selbständigem, eigenverantwortlichem ärztlichem Handeln. Damit verbunden sind formal das Recht und die Pflicht (§ 402 ZPO), die Aufgaben eines ärztlichen Sachverständigen wahrzunehmen. Es ist in diesem Zusammenhang eine Binsenwahrheit, feststellen zu müssen, daß in der Regel der frischapprobierte Arzt sachgerecht weder eine Appendektomie operieren, die Beurteilung einer Thoraxröntgenaufnahme vornehmen noch die Erstellung eines Sachverständigengutachtens bewerkstelligen kann. Die medizinische Studienordnung schreibt u. a. zwar die Teilnahme an der chirurgischen Hauptvorlesung sowie die Absolvierung des scheinpflichtigen Kurses in radiologischer Diagnostik vor. Über die sozialmedizinischen Probleme der mit der Approbation verbundenen Übernahmeverpflichtung zur Sachverständigentätigkeit ist jedoch im universitären Ausbildungsplan so gut wie nichts vorgesehen. In Unkenntnis und Fehleinschätzung des ärztlichen Aufgabengebietes in der Sozialmedizin betrachten nicht wenige Mediziner die Sachverständigentätigkeit als zeitraubende Belästigung und Behinderung ihrer eigentlichen beruflichen Sendung, kranken Menschen zu helfen.

Grundlagen einer Tätigkeit als medizinischer Sachverständiger

Die Voraussetzung einer einwandfreien Aufgabenlösung im Rahmen der medizinischen Sachverständigentätigkeit liegt in der Fähigkeit des Arztes, juristische Denkweisen nachvollziehen und prozessualen Normen gerecht werden zu können [3, 4]. Die gewissenhafte ärztliche Tätigkeit fußt auf der gründlichen, sorgfältigen Anamnese und einer umfassenden Erhebung relevanter Untersuchungsbefunde in einer vertrauenbildenden Interaktion von Arzt und Patient. Die durch ärztliche Untersuchungsverfahren sowie durch medizintechnische Anwendungen erhobenen vielfältigen Patientendaten bilden die Grundlage der gesuchten Diagnose und der einzuschlagenden Therapie. Dieses methodische Vorgehen ist Grundlage der prinzipiell induktiven Arbeitsweise des Arztes im ersten Patientenkontakt.

Die berufliche Gedankenarbeit des Juristen beruht dagegen auf deduktivem Denken. Vom jeweiligen Einzelfall unabhängige Rechtsnormen zeichnen die Entscheidungsfindung des Juristen vor. Die gesetzliche Anspruchsgrundlage wird juristisch gesucht, der Inhalt der Rechtsbegriffe wird durch Auslegung bestimmt und der Sachverhalt des Einzelfalles geordnet. Der Jurist gewinnt sein konkretes Urteil, indem er die Subsumption des streitigen Einzelfalles unter das abstrakte Gesetz vollzieht.

Zu der keineswegs eintönigen oder einförmigen intellektuellen Auseinandersetzung mit grundsätzlich unterschiedlichen Denkkategorien muß der Arzt bereit sein, der eine übertragene Aufgabe als Sachverständiger in der Sozialgerichtsbarkeit oder im Sozialversicherungssystem unbeanstandet und erfolgreich wahrnehmen will. Darüber hinaus muß der Arzt als Sachverständiger seinen verfahrenstechnischen Kompetenzspielraum kennen. Der sachverständige Arzt ist „Gehilfe des Richters oder der Verwaltung", eine juristisch geläufige, jedoch keineswegs herabsetzende Formulierung, die dem Selbstverständnis der Ärzte zuwiderlaufen mag. Der Arzt als Sachverständiger ist gehalten, unvoreingenommen sein spezielles Fachwissen zur Verfügung zu stellen, damit medizinische Laien ihre verfahrenstechnische Pflicht, den Sachverhalt aufzuklären und zu einer Entscheidung zu kommen, erfüllen können. Die Ernennung des Arztes zum Sachverständigen macht ihn zum Helfer und Berater der Verwaltung oder des Gerichts, die ohne Zuhilfenahme seiner besonderen medizinischen Fachkenntnisse keine sachgerechte Entscheidungsgrundlage erlangen würden [5].

Pflichten als medizinischer Sachverständiger gemäß § 407a ZPO

Fehlende medizinische Fachkenntnisse in der Verwaltung und bei gerichtlichen Prozessen, die Erstellung von Gerichtsgutachten/Verwaltungsgutachten, divergierende Sachverständigenaussagen vor Gericht und unklare Sachverständigenaussagen geben im wesentlichen Veranlassung, einen fachkundigen Arzt zum Sachverständigen zu ernennen [9]. Die Ernennung zum medizinischen Sachverständigen ist für den Arzt mit Pflichten verbunden, die im § 407a ZPO niedergelegt sind.

Absatz 1: Prüfung des Gutachtenauftrags

Dieser Absatz schreibt vor, „daß der ernannte Sachverständige unverzüglich zu prüfen hat, ob der Auftrag in sein Fachgebiet fällt und ohne die Hinzuziehung weiterer Sachverständiger erledigt werden kann. Sollte das nicht der Fall sein, so hat der Sachverständige das Gericht unverzüglich zu verständigen". Diese Vorschrift dient dem Zweck, vermeidbare Verzögerungen im Verfahrensablauf auszuschalten. Durch den Absatz 1 § 407a ist der zum Sachverständigen ernannte Arzt aufgefordert, „ohne schuldhaftes Zögern" den eingegangenen Gutachtenauftrag baldmöglichst zu bearbeiten. Verfahrenstechnisch bedeutsam ist, daß nur das Gericht und keineswegs der ernannte Sachverständige einen weiteren Sachverständigen hinzuziehen kann. Ergibt sich aus dem Aktenstudium die fachliche Notwendigkeit eines Zusatzgutachtens, um die Beweisfragen erschöpfend beantworten zu können, muß in jedem Fall der beauftragte Sachverständige das zuständige Gericht informieren. Erfahrungsgemäß folgt dann das Gericht dem Vorschlag des Sachverständigen hinsichtlich der Beauftragung eines Zusatzgutachters.

Absatz 2: Übertragung eines Begutachtungsauftrags

Dieser Absatz besagt, „daß der Sachverständige nicht befugt ist, den Auftrag auf einen anderen zu übertragen. Soweit er sich der Mitarbeit einer anderen Person bedient, hat er diese namhaft zu machen und den Umfang ihrer Tätigkeit anzugeben, falls es sich nicht um Hilfsdienste von untergeordneter Bedeutung handelt". Hat das Gericht in der gesetzlichen Form entsprechend § 404 ZPO eine Person aufgrund ihrer Sachkunde und persönlichen Eignung zum ärztlichen Sachverständigen ernannt, ist die persönliche Begutachtungspflicht durch den ernannten Sachverständigen verfahrensrechtlich unstrittig [6]. Das Sachverständigengutachten kann im gerichtlichen Verfahren nur Bestand haben, wenn die vorgegebenen strengen Vorschriften auf dem Gebiet des Beweisrechts strikt befolgt wurden. Die Rechtsauffassung des BSG wie auch des BVerwG läßt keinen Zweifel daran, daß der im Beweisbeschluß bezeichnete medizinische Sachverständige die alleinige persönliche Verantwortung für das erstellte Gutachten trägt, und zwar unabhängig davon, in welchem Maße Hilfskräfte unterstützend mitgewirkt haben [7].

Den strengen Vorschriften der persönlichen Gutachtenerstellung steht verfahrenstechnisch nicht entgegen, wenn der ernannte Sachverständige „Hilfsdienste von untergeordneter Bedeutung" bei der Erarbeitung des angeforderten Gutachtens in Anspruch nimmt. In diesem Zusammenhang ist der Terminus „Hilfsdienste" als eine juristische, keineswegs diskriminierende Vokabel aufzufassen [1]. Unter den Begriff „Hilfskräfte" des bestellten Sachverständigen lassen sich ärztliche Mitarbeiter, aber auch Angehörige anderer Berufsgruppen wie medizinisch-technische Assistenten oder Sekretärinnen erfassen. Bei Hilfsdiensten von sicher untergeordneter Bedeutung besteht keine Verpflichtung zur Benennung mitwirkender Personen. Bestehen Zweifel hinsichtlich einer untergeordneten oder stärkeren Bedeutung der Mitwirkung von Hilfskräften, sollte der Sachverständige tunlichst dem Auftraggeber die Hilfskräfte namhaft machen und ihren Mitwirkungsgrad darlegen.

Absatz 3 und 4: Mitwirkung am Verfahrensablauf

Diese Absätze enthalten Vorschriften, die den medizinischen Sachverständigen zur Mitwirkung am ungestörten Verfahrensablauf verpflichten. Im Absatz 3 wird festgelegt, „daß der Sachverständige unverzüglich eine Klärung durch das

Gericht herbeizuführen hat, wenn Zweifel an Inhalt und Umfang des Auftrages bestehen". Darüber hinaus ist der Sachverständige aufgefordert, kostenbewußt am Verfahrensablauf mitzuwirken.

Im Absatz 4 wird der Sachverständige verpflichtet, „daß er auf Verlangen des Gerichtes die Akten und sonstige für die Begutachtung beigezogenen Unterlagen sowie Untersuchungsergebnisse unverzüglich herauszugeben oder mitzuteilen hat. Kommt er dieser Pflicht nicht nach, so ordnet das Gericht die Herausgabe an". Daraus wird deutlich, daß der medizinische Sachverständige in der Wahrnehmung seiner Aufgaben nicht ausschließlich auf ärztliche Tätigkeiten allein begrenzt wird. Zu seinen gleichermaßen bedeutsamen Aufgaben gehört die Beachtung formaler Vorschriften, die nicht den medizinischen Sachverstand des Sachverständigen, wohl aber seine Fähigkeit, innerhalb juristischer Normen effektiv mitzuwirken, betreffen.

Absatz 5: Säumige Gutachter

Im Absatz 5 § 407a ist die Regelung festgeschrieben, daß das Gericht einem in seiner Aufgabenerfüllung säumigen Sachverständigen die durch sein Verhalten verursachten zusätzlichen Verfahrenskosten auferlegen kann. Nach Maßgabe des neu gefaßten § 409 Abs. 1 ZPO kann zugleich gegen den säumigen Sachverständigen ein Ordnungsgeld festgesetzt werden.

Begutachtung bei Verwaltungsverfahren

Im Vergleich zur Zivilprozeßordnung weisen die Vorschriften zur Begutachtung in Verwaltungsverfahren weniger strikte Regeln auf. Das Verfahren verläuft weniger förmlich, der Sachverständige ist freier gestellt. Die Grundlagen der Aufgabenbeschreibung für den medizinischen Sachverständigen sind im wesentlichen in den §§ 20, 21 SGB X niedergelegt. Demnach ist es dem Sachverständigen innerhalb seiner medizinischen Fachkompetenz zugestanden, Lükken im von der Verwaltung vorgegebenen Tatsachenstoff durch eigene sachdienliche Erkundigungen zu schließen [11]. Selbstkritisch sollte jedoch der Sachverständige im Rahmen eigenmächtiger Nachforschungen die Grenzen seiner medizinischen Sachkunde und persönlichen Kompetenz erkennen und beachten.

Abfassung der Gutachten

Die Art und Weise der ärztlichen Tätigkeit des medizinischen Sachverständigen in der Gutachtenerstellung ist im § 410 ZPO dargelegt: „Der Sachverständige hat sein Gutachten unparteiisch und nach bestem Wissen und Gewissen zu erstatten, also nach bestem medizinischem Wissen und ärztlichem Gewissen". Eine wesentliche Aufgabe des medizinischen Sachverständigen liegt darin, feinfühlig, einfühlsam und kritisch seine Doppelfunktion als Arzt und Gutachter zu erfüllen [8]. Der Patient, Versicherte oder Bürger, der eine Sozialleistung im Verwaltungsverfahren oder einer gerichtlichen Auseinandersetzung beansprucht und durchsetzen will, wird im Verlaufe seines Verfahrens einem medizinischen Sachverständigen begegnen. Erwartungshaltung [2, 10] auf der einen Seite trifft auf Verpflichtung zur objektiven unvoreingenommenen Sachaufklärung auf der anderen Seite. Falsch verstandenes Mitleid wie unangebrachtes Einfordern einer „strammen Haltung“ wären Standpunkte eines medizinischen Sachverständigen, die an der gutachtlichen, aber auch ärztlich-ethischen Aufgabe jeden Arztes vorbeigingen.

Der ärztliche Gutachter hat keine Kompetenz, den Auftrag seines Gutachtenpatienten auf sozialmedizinische Leistungen verfahrenstechnisch zu entscheiden. Seine Aufgabe ist es, mit seinem Fachwissen, seiner medizinischen Erfahrung und seinem sachkundigen Rat die entscheidungsbefugten Organe in der Sachaufklärung helfend zu unterstützen, um dadurch zur Vorbereitung einer im verfahrenstechnischen Ablauf eindeutig festgelegten juristischen Entscheidungsfindung beizutragen.

Die ärztliche Schweigepflicht hat grundsätzlich Gültigkeit auch für den medizinischen Sachverständigen. Der Gutachtenauftrag modifiziert jedoch die Schweigepflicht, indem der Sachverständige alles über den Gutachtenpatienten dem Auftraggeber mitteilen muß, was für die Erfüllung des Gutachtenauftrags von Bedeutung ist. Dadurch, daß der Untersuchte dem Auftraggeber gegenüber in die gutachtliche Untersuchung eingewilligt hat, hat er auch stillschweigend über die Mitteilung der Untersuchungsergebnisse seine Zustimmung bekundet. Darüber hinausgehendes patientenbezogenes Wissen, das nicht der Aufgabenerfüllung des medizinischen Sachverständigen dient, unterliegt der ärztlichen Schweigepflicht. Auch der Gutachtenpatient genießt die in Art. 1 und 2 GG gewährten Persönlichkeitsrechte, die durch § 203 StGB strafrechtlich geschützt sind.

Zusammenfassung

Der medizinische Sachverständige hat in der Wahrnehmung seiner Aufgaben auftragsgemäß einem Gericht oder einer Verwaltung helfend bei der Sachaufklärung zu dienen, um eine Entscheidungsgrundlage zu finden. Der Auftraggeber erwartet vom ärztlichen Sachverständigen ein Gutachten, das durch seine Vollständigkeit, Schlüssigkeit, Folgerichtigkeit und Überzeugungskraft formaler und inhaltlicher Kritik standhält. Die Begutachtungskunde ist Bestandteil der Sozialmedizin, die sich mit dem Menschen in der Gesellschaft beschäftigt. Der begutachtende medizinische Sachverständige muß die seiner Beurteilung zugrundeliegenden medizinischen Befunde im Rahmen einer typischen, das Arztsein charakterisierenden persönlichen Untersuchung erheben. An diesem Punkt seines Aufgabenkreises als medizinischer Sachverständiger unterliegt er in der Wechselbeziehung zum Gutachtenpatienten ärztlich-ethischen Normen. Unter Berücksichtigung formaler Verfahrensabläufe löst der Arzt seine Aufgabe als medizinischer Sachverständiger korrekt und angemessen, indem er bei der Gutachtenerstellung die Vorschriften zur Unparteilichkeit, zur persönlichen Erstattung des Gutachtens und zur Darlegung seiner Ergebnisse nach bestem medizinischem Wissen und ärztlichem Gewissen befolgt.

Literatur

1. Bleutge P (1985) Die Hilfskräfte des Sachverständigen - Mitarbeiter ohne Verantwortung. NJW 38: 1185
2. Hauffe R (1965) Der medizinische Sachverständige durch die Brille des Klägers gesehen. Med Sachverständ 61: 171
3. Hennies G (1968) Unterschiede zwischen juristischem und medizinischem Denken. Med Sachverständ 64: 214
4. Hennies G (1986) Die Diskordanz zwischen rechtlichen und medizinischen Normen als Problem für die Sozialgerichtsbarkeit. In: Silomon H, Brennecke R, Ferber von Chr, Laaser U (Hrsg) Sozialmedizin - Sozialrecht - Gesundheitsökonomie. Springer, Berlin Heidelberg New York Tokyo, S 49
5. Hennies G (1992) Rechtsgrundlagen der Begutachtung im System der sozialen Sicherung. In: Marx HH (Hrsg) Medizinische Begutachtung: Grundlagen und Praxis, 6. neubearb. Aufl. Thieme, Stuttgart New York, S 28
6. Krasney OE (1984) Die Sachverständigen-Äußerung im Sozialrecht. Med Sachverständ 80: 12
7. Krasney OE (1989) Zum Entwurf eines Rechtspflege-Vereinfachungsgesetzes. SGb 36: 452, BSG SozR, 2. Folge 1500 § 128 Nr. 33
8. Piechowiak H (1989) Vegetative Dystonie und Arbeitsunfähigkeit. Med Sachverständ 85: 159
9. Plagemann H (1993) Medizinische Begutachtung im Sozialrecht, 2. Aufl. Dt. Anwaltverl., Bonn Essen
10. Schäfer H (1979) Das Rentenbegehren vor dem Sozialgericht. Med Mensch Ges 4: 87
11. Verband Deutscher Rentenversicherungsträger (1986) Leitfaden für die sozialmedizinische Begutachtung in der Gesetzlichen Rentenversicherung, 4. Aufl. Fischer, Stuttgart

Diskussion*

Zusammengefaßt und redigiert von G. Hierholzer und H. Scheele

Rolle des ärztlichen Gutachtens vor Gericht

Zur Klärung von Tatbeständen wird ein Gericht durch die Amtsermittlungspflicht, bei fehlender eigener Sachkunde, zur Einholung medizinischer Gutachten gezwungen. Nach der von Hierholzer dargelegten ärztlichen Auffassung geht die Rolle des Gutachters dabei über die einer Hilfsperson, die nur zur Ermittlung der Tatbestände beiträgt, hinaus. Durch die anhand seiner Ausführungen alleinig vermittelte Sachkunde erfahre der medizinische Gutachter jedoch vor Gericht eine Wertstellung, die ihm nicht unbedingt zustehe.

Die dargelegten Fakten würden häufig zu Unrecht als definitiv der Wahrheit entsprechend hingenommen. Bonnermann ergänzt aus Sicht der Berufsgenossenschaften, daß die Position des Gutachters keineswegs unangreifbar sein muß. In vielen Fällen seien die Gutachten sachdienlich aufgebaut und kausal schlüssig formuliert, so daß sie insgesamt überzeugen. Jedoch empfiehlt er für den Regelfall die kritische Durchsicht des Gutachtens vor einer entsprechenden Verwertung, da eine Begutachtungstätigkeit nicht automatisch auch die Eignung des Gutachters bedingt.

Zu verbleibenden Fragen oder mißverständlichen Formulierungen sollte ggf. eine zusätzliche Stellungnahme des Gutachters angefordert werden. Wird ein unzureichendes Gutachten für eine Verwendung vor Gericht ohne Korrektur übernommen, könne ein Urteil angefochten oder sogar aufgehoben werden, weil nicht zutreffende Anknüpfungstatsachen zugrundegelegt wurden oder die Interpretation der Zusammenhänge durch den Gutachter ohne die erforderliche Sachkunde erfolgte.

Nach den Ausführungen von Bergmann liegt es im Ermessen des Gerichts, ob es sich auf der Basis von bereits erstellten Gutachten eine besondere Sachkunde aneignen kann, um zu einem Urteil zu gelangen, oder ob es bei Zweifeln ein weiteres gerichtliches Gutachten zur Klärung veranlassen muß. Kommt es wegen der besonderen Bedeutung eines Falles, wegen noch offener Fragen oder im Rahmen einer zweiten Instanz zu einem weiteren gerichtlichen Gutachten, wäre es falsch, von einem Obergutachten zu sprechen.

* Zu den Beiträgen von S. 69–108.

Mit Hilfe des weiteren, gleichgestellten Gutachtens versuche das Gericht, im Rahmen der freien Beweiswürdigung Schlußfolgerungen zu ziehen und Widersprüche auszuräumen. Bei einer Übereinstimmung mit dem Erstgutachten könnten die einhellig vertretenen Auffassungen leichter durch das Gericht akzeptiert werden. Lehmann weist darauf hin, daß die Begriffe Obergutachten bzw. Obergutachter nicht verwendet werden sollten, da diese weder ein sachliches Korrelat hätten, noch rechtlich definiert wären. Diese Begriffe würden nur unzutreffende Autorität vorspiegeln. Jedes Gutachten solle auf seine Schlüssigkeit und Brauchbarkeit überprüft werden, insbesondere darauf, ob die im Gutachtenauftrag gestellten Sachfragen auch hinreichend besprochen würden. In Zweifelsfällen empfehle sich, bevor ein weiteres Gutachten in Auftrag gegeben werde, eine Rücksprache mit dem ersten Gutachter, um Probleme auszuräumen.

Das ärztliche Gutachten ist Grundlage zur Gewährung von Entschädigungsleistungen und Beweismittel im Prozeßfall. Es dient dem Gericht zur Objektivierung der Sachzusammenhänge und zur Wahrheitsfindung. Es erfordert Sachkenntnis, Objektivität und kausales Denken des Gutachters. Der Begriff des Obergutachtens sollte nicht verwendet werden.

Zur Qualitätskontrolle führt Heitemeyer aus der Sicht der ärztlichen Gutachter die Problematik der häufig fehlenden Rückmeldung an, ob ein Gutachten auch in der dargestellten Form vor Gericht akzeptiert wurde. Bonnermann bemerkt hierzu, daß eine Möglichkeit der Verbesserung darin bestehen könnte, die in einem Sozialgerichtsverfahren mit unterschiedlichen Aussagen beteiligten Gutachter über diese Tatsache entweder in anonymisierter Form, oder – mit Einverständnis der Betroffenen – durch Übersendung der Urteile zu informieren. Nach seiner Auffassung kann ein solches Vorgehen dazu beitragen, daß die Gutachter ihre Beurteilungs- und Sichtweisen auf die Qualitätsanforderungen der Gerichte abstimmen. Ergänzend schildert Schröter eine mit der Bauberufsgenossenschaft praktizierte Vorgehensweise. Bei der Beurteilung von Berufserkrankungen der Wirbelsäule werden die Gutachter immer dann informiert, auch über die entsprechenden Gründe, wenn die BG anders entschieden hat als der Gutachter.

Zur Qualitätskontrolle ärztlicher Gutachten ist es zweckmäßig, wenn der Gutachter über einen von seiner Auffassung ggf. abweichenden Beschluß Nachricht erhält.

Problemfeld des ärztlichen Gutachtens

Gutachtenauftrag

Lehmann fragt ergänzend zu dem Aufsatz von Bonnermann nach einer sinnvolleren Lösung zur Konkretisierung von Gutachtenaufträgen. Ihm war aufgefallen, daß häufig in den Aufträgen für Zusammenhangsgutachten schematisch, ohne direkten Bezug zu dem vorliegenden Gutachtenfall, immer derselbe Fragenkatalog vorangestellt wird. Ein solches Vorgehen würde die Gutachtenarbeit nicht erleichtern. Bonnermann stimmt dem zu. Die Anwendung von Formularfragebögen sei wenig hilfreich für die schnelle und exakte Lösung einer Gutachtenfrage.

Die Aufträge sollten die individuell aus dem einzelnen Fall entnommenen, konkretisierten Sachfragen enthalten. Eine derart individualisierte Vorarbeit, die bereits im Vorfeld Sachzusammenhänge zusammenfaßt und konkrete Fragen verständlich ableitet, erleichtert eine entsprechende sachlich und rechtlich zutreffende Anwort des Gutachters. Eine Beweisführung auf der Basis schlüssiger gutachtlicher Aussagen könnte das gerichtliche Verfahren in der Form abkürzen, daß relativ früh ein einvernehmlicher Vergleich möglich wird. Generell hat der zu einem Gutachten aufgeforderte sachverständige Arzt nach Erhalt des Gutachtenauftrags zu prüfen, ob die gestellten Fragen in den von ihm überschauten Fachbereich fallen. Ist dies nicht der Fall, hat er den Gutachtenauftrag zurückzusenden.

Der Gutachtenauftrag sollte am Einzelfall orientierte, konkrete und individualisierte Sachfragen enthalten, und dem Gutachter die Möglichkeit zur schlüssigen und sachdienlich korrekten Erstellung des Gutachtens zu eröffnen. Der Gutachter selbst hat vor der Erstellung des Gutachtens zu prüfen, ob er aufgrund seiner Sachkenntnis überhaupt in der Lage ist, die Fragen zu beantworten.

Abfassung des Gutachtens

Bergmann betont, daß der Gutachter am Anfang seiner Ausführungen die Anamnese wiederholen sollte. Dies wäre nach seiner Auffassung für alle Beteiligten eine wertvolle Hilfe. Zum einen könne sich so der Gutachter selber bei der Bewertung der Tatsachen kontrollieren, zum anderen hätten das Gericht und der Anwalt die Möglichkeit festzustellen, ob der Gutachter von den richtigen Befundtatsachen ausgeht und ob die Anknüpfungstatsachen zutreffend sind. Er räumt ein, daß es hierzu auch andere Auffassungen geben könne.

Vor einer Wiedergabe von Aktenauszügen im Rahmen der Anamnese wird jedoch von mehreren Seiten aus dem Auditorium gewarnt. Gelegentlich werde bereits im Gutachtenauftrag darauf hingewiesen, daß ein Aktenauszug nicht gewünscht wird. Würden dann trotzdem entsprechende Auszüge umfangreich dargelegt, könne dies eine Streichung von Honorargebühren zur Folge haben.

Nach der Darlegung von Reichenbach verbietet sich die schrifliche Wiedergabe eines Aktenauszuges durch den medizinischen Gutachter, da dieses nicht zweckdienlich oder sogar gefährlich ist. Wenn der Auszug unvollständig ist, könne das Gutachten vom Anwalt, von den Versicherern oder von den Obergerichten abgelehnt werden, weil diese behaupten könnten, daß der Gutachter von falschen Voraussetzungen ausgegangen sei. Erlinghagen ergänzt, daß lange, nicht kommentierte Aufzählungen des Akteninhaltes der Urteilsfindung nicht dienlich sind. Er räumt jedoch ein, daß es durchaus hilfreich sein kann, wenn der Gutachter auf ganz bestimmte Inhaltsanteile der Akten vor oder nach der Anamneseerhebung hinweist, die er später, weil er sie für bedeutsam hält, mit in die Bewertung einfließen lassen will. Durch ein solches Vorgehen würden Leser besser nachvollziehen können, daß der Akteninhalt in seinen wesentlichen Teilen erfaßt wurde, und auf welchen dokumentarischen Inhalt der Akte sich ein Gutachten stützt.

Bei der Abfassung eines Gutachtens ist es zweckmäßig, auch die Anamnese zu erwähnen. Befund- und Anknüpfungstatsachen werden so dargelegt. Begründete Hinweise auf bedeutsame Aktenabschnitte sind für die Argumentation hilfreich. Die unkommentierte Wiedergabe von Aktenauszügen ist zu vermeiden.

Weitere Gutachter

Bindemann führt ein Problem bei der Beiziehung weiterer Gutachten an. Im Rahmen eines Feststellungsverfahrens könnte ein Rentenausschuß in freier Beweiswürdigung dazu neigen, dem zuletzt erstellten Gutachten aus psychologischen Gründen zu folgen. Aus diesem Grund sei wiederholt von Mitgliedern der Rentenausschüsse der Wunsch geäußert worden, daß dem weiteren Gutachter die Akten nur bereinigt, ohne das Vorgutachten, zu überstellen seien. Der weitere Gutachter könne dann unvoreingenommen Stellung beziehen. Bindemann räumt jedoch ein, daß die bisherigen Erfahrungen mit einem solchen Vorgehen nicht zufriedenstellend seien. Die Gutachter seien häufig persönlich betroffen, wenn sie von diesem Mißtrauen Kenntnis bekommen. Bonnermann entgegnet, daß ein solches Vorgehen in der Regel keine Vorteile habe, da die medizinischen Gutachter unvoreingenommen urteilten und das Vorgutachten inhaltlich nicht entscheidend meinungsbildend verwerteten. Er mahnt zur Zurückhaltung gegenüber Zensurbestrebungen.

Wenn ein weiteres Gutachten in Auftrag gegeben werden muß, braucht das Vorgutachten nicht aus den Akten entfernt werden. Der medizinische Gutachter hat in jedem Fall unvoreingenommen zu urteilen.

Wesentliche Teilursache Todesfall

In Ergänzung zu den Darlegungen von Bergmann äußert sich Bonnermann zum versicherungsrechtlich geschützten Todesfall. Dieser Tatbestand, ein Sonderfall des Kausalitätsrechts, ist häufig, besonders wenn der Tod nicht sofort oder unmittelbar durch das schädigende Ereignis hervorgerufen wird, schwierig zu beurteilen. Probleme könnten dann entstehen, wenn der Tod erst später unter zusätzlicher Einwirkung weiterer, schädigungsunabhängiger Faktoren eintritt. Nach seinen Ausführungen ist in solchen Fällen jedoch nicht nur über die Vorverlegung des Todes um ein Jahr zu entscheiden, sondern es ist auch danach zu fragen, ob die Form der Berufskrankheit oder die Unfallfolgen den Tod des Versicherten im medizinischen Sinne nicht zumindest in einem erheblichen Maß mitverursacht haben.

Entsprechende Fragestellungen sollten dem Gutachter durch die Verwaltung vorgegeben werden. Hierholzer fügt aus ärztlicher Sicht an, daß sich auch die Gutachter bei der Beurteilung, ob binnen Jahresfrist der Tod eingetreten wäre, schwer tun. Hilfreich wäre es ggf., über den Umkehrschluß zu beurteilen, ob der Verstorbene mit großer Wahrscheinlichkeit ohne die geschützten Umstände noch länger als ein Jahr gelebt hätte.

Im UV-geschützten Todesfall ist u.a. zu prüfen, ob der Tod durch konkurrierende Umstände innerhalb eines Jahres eingetreten wäre oder ob die versicherten Einwirkungen den Tod in einem erheblichen Maß mitverursacht haben.

Teil III
Begutachtung nach Beckenverletzungen

Anatomische und biomechanische Grundlagen des Beckens, Definition stabiler und instabiler Verletzungen

H. J. BÖHM, G. BÖHMER und G. HIERHOLZER

Anatomie

Das Becken begrenzt den Körperstamm nach unten und gewährleistet die beim Stehen und Gehen erforderliche Lastübertragung vom Rumpf auf die unteren Gliedmaßen. Erreicht wird diese Funktion durch das ausgewogene Zusammenwirken der knöchernen Strukturen einschließlich ihrer Gelenke mit dem stabilisierenden Band- und Muskelapparat. Betrachtet man zunächst den knöchernen Aufbau, so stellt sich das Becken als ein schräggestellter Ring dar (Abb. 1a), dessen Einzelkomponenten gelenkig miteinander verbunden sind. Hierdurch ist der Beckenring nicht starr, sondern weist eine – wenn auch limitierte – Beweglichkeit auf [3, 4, 6].

Dem Weg der Kraftübertragung folgend beginnt die Besprechung der einzelnen Komponenten mit dem 5. Lendenwirbelkörper, der in der anatomischen Systematik nicht zum Becken, sondern zur Wirbelsäule gehört (Abb. 1b). Er stellt das Bindeglied zwischen dem oberen Rumpfskelett (Wirbelsäule) und dem Becken dar. Durch ihn wird die Last über das entsprechend stark beanspruchte Zwischenwirbelfach L5/S1 auf das Kreuzbein, den unpaarigen, hinteren Schlußstein des Beckenringes, übertragen. Dieser keilförmige Knochen, der unmittelbar an der Schnittstelle zwischen Wirbelsäule und Becken gelegen ist, stellt sich heute als homogene Einheit dar. Entwicklungsgeschichtlich ist er das Resultat des Verschmelzens von 5 separaten Wirbeln. Wie auch bei der Wirbelsäule besteht eine der Funktionen des Kreuzbeines in der Bildung einer knöchernen Hülle für die Nervenwurzeln, die die untere Fortsetzung des Rückenmarkes darstellen. Den einzelnen Segmenten des Kreuzbeines zugeordnet verlassen diese den knöchernen Kanal durch paarig angelegte Löcher, eine Tatsache, die für Verletzungen dieser Region von großer Bedeutung ist.

Das Steißbein liegt in unmittelbarer Fortsetzung des Kreuzbeines nach unten. Es besteht aus beweglichen, wirbelähnlichen Einzelsegmenten, die jedoch anders als am Kreuzbein über keine segmentalen Nervenwurzeln verfügen. Beim Menschen dient dieser rudimentäre Wirbelsäulenabschnitt hauptsächlich als Fixationspunkt für Muskeln und Bänder. Mit den beiden Seitenflächen des Kreuzbeines sind die Darmbeine verbunden. Hierbei handelt es sich um platte, nach vorne und unten geschwungene knöcherne Komponenten des Beckens, die über die beiden Kreuzbein-Darmbein-Gelenke mit dem Kreuzbein

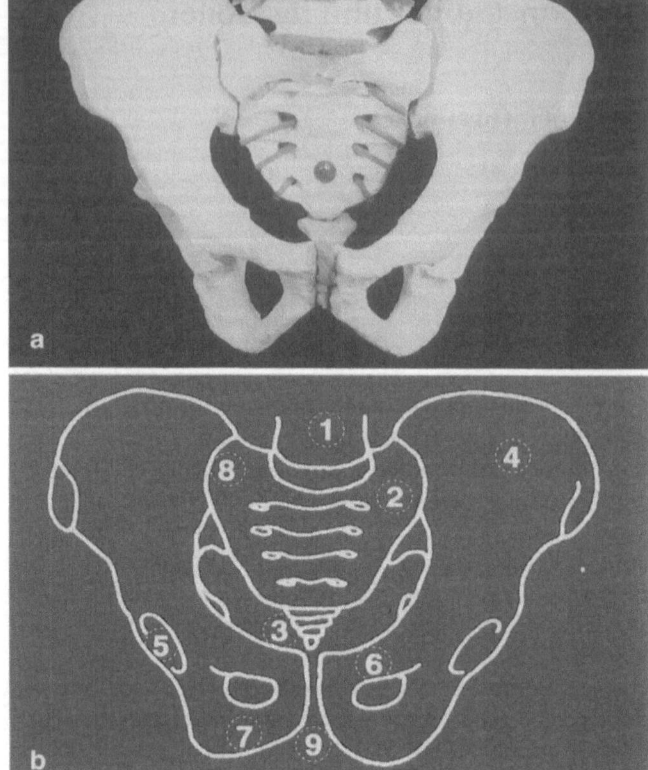

Abb. 1. a, b Die knöchernen Komponenten des Beckens in der Ansicht von vorne. (*1* 5 Lendenwirbelkörper, *2* Kreuzbein, *3* Steißbein, *4* Darmbein, *5* Hüftpfanne, *6* Schambein, *7* Sitzbein, *8* Kreuzbein-Darmbein-Gelenk, *9* Symphyse)

verbunden sind. Im unteren und äußeren Teil befindet sich jeweils eine muldenförmige Ausbuchtung, die Hüftpfannen, die den beckenseitigen Anteil des Hüftgelenkes bilden und die Last vom Becken auf das jeweilige Bein übertragen. Etwa auf Höhe der Hüftpfannen teilen sich die Darmbeine in 2 knöcherne Äste, die Sitz- und Schambeine. Die Sitzbeine buchten sich bogenförmig nach unten aus. Neben der Rückseite der Oberschenkel stellen sie den Hauptauflagebereich im Sitzen dar. Die nur leicht gebogenen Schambeine verlaufen weiter vorne, etwa in Höhe der Leistenregion. Auf jeder Seite verschmelzen Sitz- und Schambein nahe der Mittellinie, um dann über die Symphyse, eine faserige Bandhaft mit geringer Beweglichkeit, den Beckenring vorne zu schließen.

Diese knöchernen Komponenten alleine garantieren nicht die mechanische Integrität des Beckenrings, vielmehr würden die Einzelkomponenten den einwirkenden Kräften folgend auseinanderweichen. Erst die Verspannung der knöchernen Anteile durch ein ausgewogenes Zusammenspiel von Muskulatur und Bändern, wie im Bereich des Beckenbodens, der Symphyse und der Kreuzbein-Darmbein-Fuge, stellt die erforderliche Elastizität und Belastbarkeit sicher.

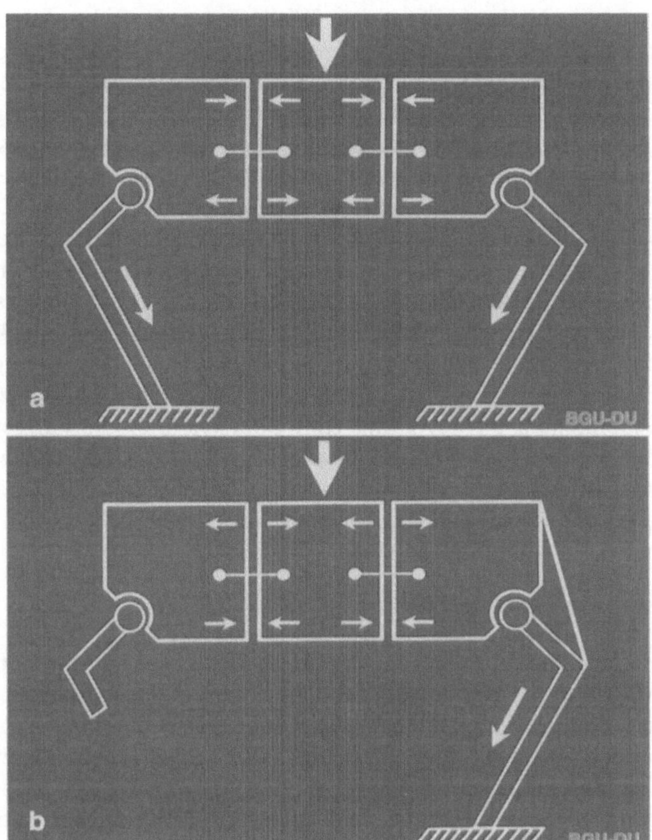

Abb. 2 a, b. Stabilität und Kraftübertragung am Becken, modifiziert nach Pauwels [5]; **a** beidfüßiger Stand, **b** Einbeinstand links bzw. Standbeinphase links des Gangzyklus

Biomechanische Grundlagen

Mechanische Stabilität und Kraftübertragung lassen sich auch heute noch am besten an Hand der Überlegungen von Pauwels [5] verdeutlichen. Dort sind die knöchernen Komponenten des Beckens auf das wesentliche Minimum abstrahiert. Die Abb. 2 a, b verdeutlichen unterschiedliche Belastungen, d. h. die eine zeigt den beidfüßigen Stand, die andere den Einbeinstand bzw. den Abschnitt der Standbeinphase im Gehzyklus.

Im beidfüßigen Stand entspricht das mechanische Konzept des Beckens dem einer Brücke (Abb. 2 a). Die in der Mittellinie von oben durch die Wirbelsäule einwirkende Kraft verursacht an den beiden Kreuzbein-Darmbein-Gelenken unterschiedliche Effekte. Im oberen Anteil werden sie auf Druck, im unteren auf Zug beansprucht. Das Kreuzbein droht, zwischen den Darmbeinen hindurch nach unten abzurutschen. Dieser Effekt kann also nur durch eine wirksame Gegenverspannung verhindert werden. Dies wird durch einen vorderen und hinteren, die Gelenke quer überspannenden Bandapparat erreicht. Zu beachten ist außerdem, daß das Kreuzbein nicht rechteckig, sondern wie ein Keil nach unten konisch verjüngt ist. Wird dieser Keil bei zunehmender Belastung zwischen die Darmbeine getrieben, spannen sich die Bänder immer stärker an und stabilisieren so die beiden Kreuzbein-Darmbein-Gelenke.

Deutlich komplexer sind die mechanischen Bedingungen im Einbeinstand (Abb. 2b). Man erkennt, daß bei dieser Konstruktion das Becken nach rechts unten abkippt, wenn nicht ein Haltemechanismus entgegenwirkt. Dieser ist durch das Band, das auf der Standbeinseite zwischen Darmbein und Oberschenkelknochen aufgespannt ist, verwirklicht. Potentieller Drehpunkt der Abkippbewegung wäre das linke Hüftgelenk. Das Band hält den Winkel zwischen Beckenschaufel und Oberschenkel konstant. Das Symbol des Bandes steht für die anatomische Struktur der kleinen Gesäßmuskeln. Es verdeutlicht, daß von dieser Muskelgruppe weniger aktive Verkürzungsarbeit als vielmehr Haltekraft verlangt wird. Außerdem ist in Abb. 2b klar zu erkennen, daß der Schenkelhals im Verhältnis zum Oberschenkelschaft abgewinkelt sein muß, da nur so aus dem Abstand zum Hüftgelenk ein ausreichend großer Hebelarm gewährleistet ist, der es der relativ kleinen Muskelgruppe erlaubt, eine große Last zu halten.

Stabilität – Instabilität

Diese Ausführungen zeigen, wie wichtig das Zusammenspiel von Knochen, Muskeln und Bändern für die mechanische Belastbarkeit und Funktionsfähigkeit des Beckens ist. Von ganz besonderer Bedeutung sind diese Überlegungen jedoch, wenn die Strukturen des Beckens verletzt sind. Eine Systematisierung von Verletzungsbefunden wie Formveränderungen oder Instabilitäten ist unumgänglich zur standardisierten Erfassung des Verletzungstyps und sich hieraus ergebender therapeutischer Konsequenzen, wie etwa konservative oder operative Therapie. Eine solche Klassifikation sollte einfach und aussagekräftig sein. Günstigerweise orientiert sie sich an der Art der Deformierung des Beckenrings. In der Klinik bewährt sich die Einteilung nach Isler u. Ganz [2]. Neben der stabilen Verletzung des Beckenrings sind 2 weitere Konstellationen aufgeführt, bei denen sich ein Beckenanteil entweder im Rotationssinne oder nach oben oder unten – der Translation – verschiebt.

Beckenringfrakturen nach Isler u. Ganz [2]

Typ A: „Stabile Fraktur"
Typ B: Rotatorische Instabilität
Typ C: Translatorische Instabilität (+ Rotation)

Wie bedeutsam die Frage der Stabilität oder Instabilität für das Risiko eventueller Spätfolgen nach Beckenringverletzungen ist, zeigt ein Teilaspekt der Ergebnisse einer Nachuntersuchungsserie [1]. Bei einem mehr als 6 Monate zurückliegenden Unfallzeitpunkt ließen sich retrospektiv bei 117 Beckenringverletzten der Jahre 1983–1993 die angegebenen Spätfolgen nachweisen. Der

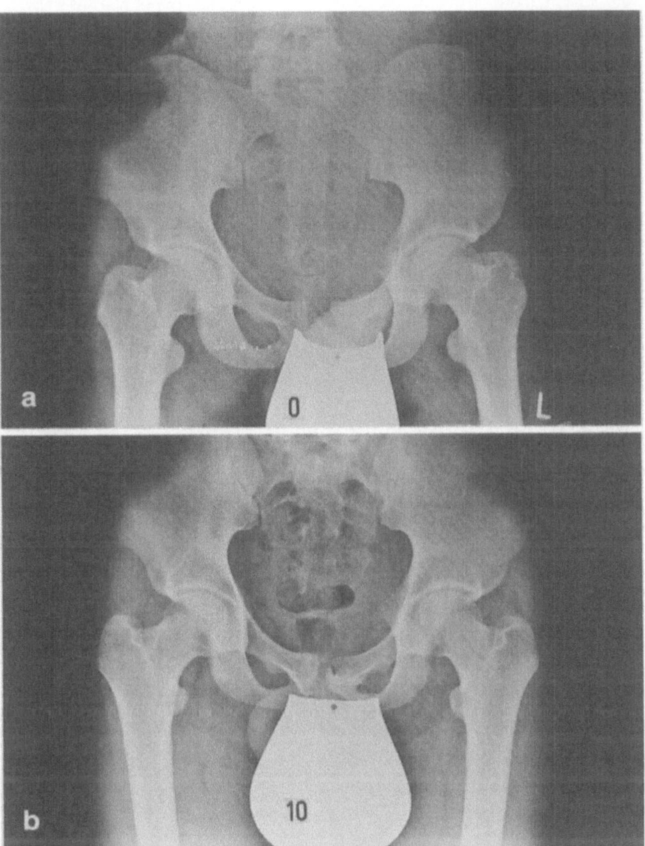

Abb. 3. a, b Eine isolierte Schambeinfraktur ermöglicht die konservativ-funktionelle Behandlung

größte Teil der festgestellten Veränderungen bezieht sich auf die Isler-Gruppen B und C, also die instabilen Verletzungen (Tabelle 1 und 2). Darüber

Tabelle 1. Spätkomplikationen abhängig von der Klassifikation der vorausgegangen Verletzung

	Typ A	Typ B	Typ C
Männer	5	40	42
Frauen	4	15	11

Tabelle 2. Art der Spätkomplikationen. [1]

	Typ A (n = 9)	Typ B (n = 55)	Typ C (n = 53)
Instabilität		8	6
Arthrose mit Instabilität		3	7
Pseudarthrose		2	5
Pseudarthrose nach Abrißfraktur	2		
Deformation			4

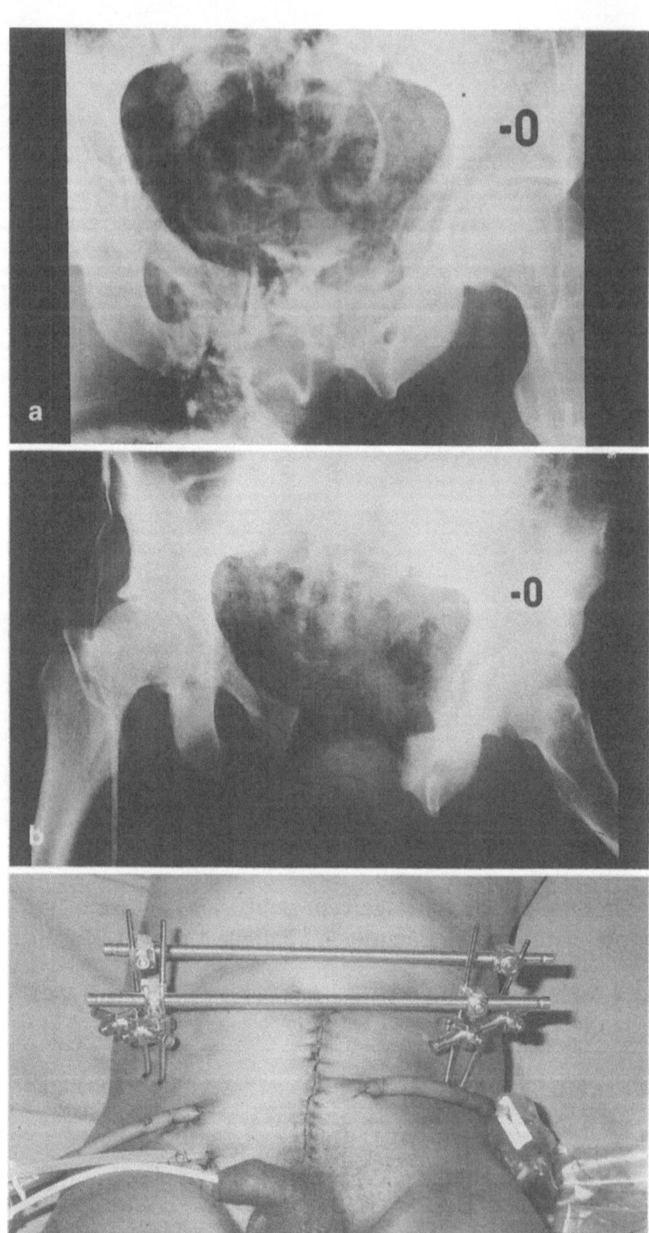

Abb. 4. a–e Kombinierte Verletzungen auf chirurgischen und urologischen Fachgebieten, erfordern ein Vorgehen in mehreren Schritten

hinaus sind jedoch fast alle Veränderungen direkt oder indirekt mit dem Problem der mechanischen Minderbelastungsfähigkeit verbunden. Die nachfolgenden Kasuistiken sollen das Problem der Stabilität bzw. Instabilität verdeutlichen und gleichzeitig therapeutische Möglichkeiten aufzeigen.

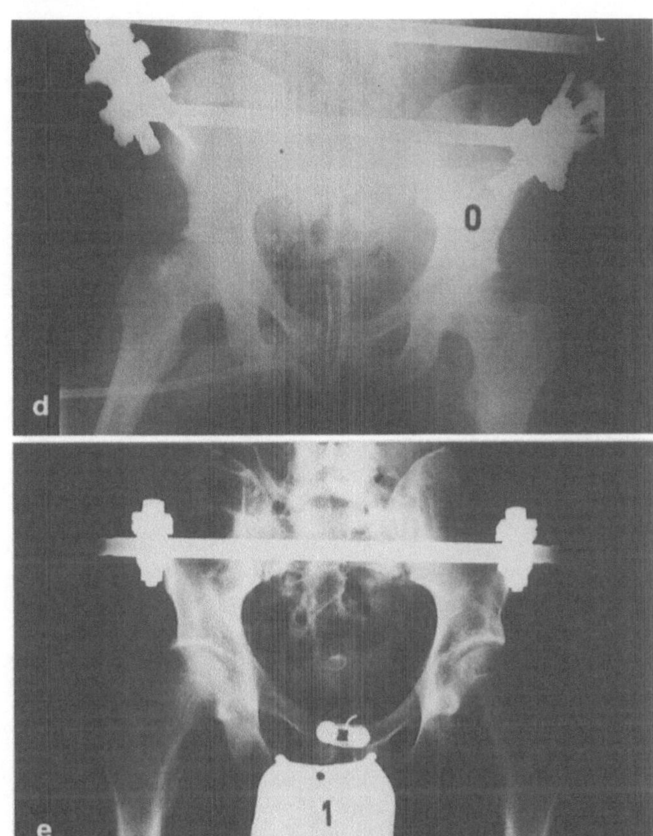

Abb. 4. d, e

Beispiel 1: In Abb. 3 ist die linke vordere Beckenringseite mit einer isolierten Schambeinfraktur dargestellt. Weitergehende Verletzungen, wie z. B. Veränderungen im Bereich der Kreuzbein-Darmbein-Gelenke oder eine Verschiebung der Beckenhälften gegeneinander, liegen nicht vor. Es handelt sich also um eine stabile Verletzung, die der Isler-Gruppe A zuzuordnen ist. Die Behandlung wurde entsprechend konservativ eingeleitet. Das Ausheilungsbild nach 10 Monaten zeigt die Schambeinfraktur in weitgehend achsengerechter Stellung knöchern konsolidiert.

Beispiel 2: Die Abb. 4 demonstriert eine komplexe Beckenverletzung mit zusätzlicher Verletzung der ableitenden Harnwege, die man auf der Rückwärtsfüllung der Blase erkennt. Kontrastmittel tritt in die umgebenden Weichteile aus. Die beiden Pfeiler der Symphyse klaffen massiv auseinander. Unter Berücksichtigung der Klassifikation nach Isler und Ganz [2], findet sich hier bestätigt, daß eine solche Dehiszenz der Symphyse nur in Kombination mit einer Verletzung der Kreuzbein-Darmbein-Gelenke vorstellbar ist. Im Rahmen einer Notoperation erfolgte die urologische Behandlung sowie die Anlage eines

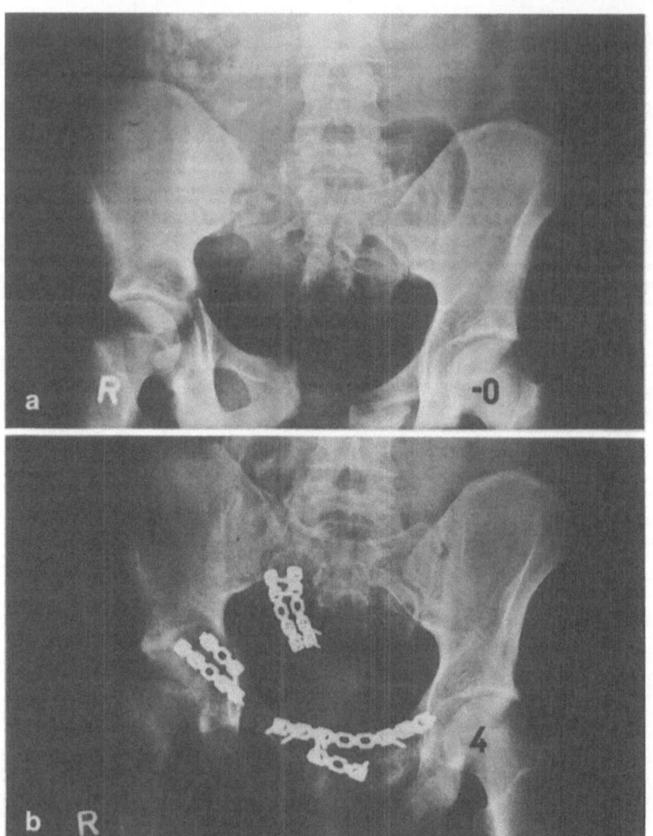

Abb. 5. a, b Bezieht eine Beckenringverletzung den belastungstragenden Anteil des Hüftgelenkes mit ein, ist die anatomische Rekonstruktion der Gelenkflächen anzustreben

äußeren Spanners, der von vorn in die Darmbeinstachel eingebracht wurde. Nach Abheilung der Laparotomiewunde wurde in einem zweiten Schritt die Symphyse mit Schrauben und Drahtumschlingung fixiert.

Beispiel 3: In Abb. 5 ist eine ausgedehnte Verletzung des Beckenringes mit erheblichem Auseinanderweichen des rechten Kreuzbein-Darmbein-Gelenkes und zusätzlicher Verschiebung des Darmbeins nach oben zu sehen. Gleichzeitig besteht ein Bruch der rechten Hüftpfanne sowie ein Auseinanderweichen der Symphyse, kombiniert mit einem Sitz- und Schambeinbruch. Alle Frakturen, mit Ausnahme des Sitzbeinbruches, wurden durch Doppelplattenosteosynthese in anatomischer Stellung stabilisiert. Das Ausheilungsbild nach 4 Monaten zeigt eine regelrechte Rekonstruktion des Beckenringes.

Zusammenfassung

Für die Beurteilung von Spätfolgen nach Beckenringverletzungen ist eine exakte Kenntnis der Anatomie und Biomechanik des Beckens unerläßlich. Die Fallbeispiele zeigten, daß die Einsicht des Röntgenbildes in Verbindung mit den grundlegenden Kenntnissen eine Stabilitätsbeurteilung erlaubt, woraus sich unmittelbar Konsequenzen für die Therapie ableiten lassen. Solche Einschätzungen sind in der Regel auch retrospektiv möglich und gestatten so dem Gutachter die Objektivierung eventueller Verletzungsfolgen.

Literatur

1. Hierholzer G, Bein W (1994) Spätfolgen nach Beckenringfrakturen. Vortrag, 111. Kongreß der Deutschen Gesellschaft für Chirurgie, 5.–9. 4. 1994 in München. Langenbecks Arch [Suppl] 499–502
2. Isler B, Ganz R (1990) Klassifikation der Beckenverletzung. Unfallchirurg 93: 289–302
3. Kahle W, Leonhard H, Platzer W (1986) Taschenatlas der Anatomie, Bd 1: Bewegungsapparat, 5. Aufl. Thieme, Stuttgart
4. Lanz T von, Wachsmuth W (1984) Praktische Anatomie, Teil 8, Bd. 2 A: Becken. Springer, Berlin Heidelberg New York
5. Pauwels F (1965) Gesammelte Abhandlung über funktionelle Anatomie des Bewegungsapparates. Springer, Berlin Heidelberg New York
6. Rauber A, Kopsch F (1968) Lehrbuch und Atlas der Anatomie des Menschen, 2 Bde, 20. Aufl. Thieme, Stuttgart

Begutachtung nach Beckenverletzungen aus chirurgischer Sicht

V. Echtermeyer, M. Sangmeister und K. Lange

Einleitung

Die Folgen von Beckenbrüchen sind objektiv häufig schwer zu beurteilen, v.a. dann, wenn keine optimale Röntgendiagnostik am Unfalltag durchgeführt wurde.

Sowohl Probst als auch Weber weisen darauf hin, daß es nur wenige Arbeiten zur Begutachtung von Verletzungsfolgen am Becken gibt [13–15, 19, 27, 28, 38, 42]. Gutachtliche Richtlinien und praktische Hinweise für die Beurteilung fehlen. Weber erklärt dieses Defizit damit, daß einerseits Bekkenverletzungen keine schwerwiegenden Folgen nach sich ziehen müssen und daher auch keine gutachtlichen Probleme darstellen [38, 42]. Andererseits geht ein hoher Prozentsatz von Beckenverletzungen mit schwerwiegenden *Begleitverletzungen* einher, die ihrerseits die knöchernen Verletzungen des Beckenskelettes überlagern. Es handelt sich dabei um Zusatzverletzungen an der Muskulatur, im Urogenitalbereich, am Darm sowie an den Nerven und Gefäßen [14, 24, 26, 27, 35]. Ein weiterer Grund für die mangelhafte wissenschaftliche Beschäftigung aus gutachtlicher Sicht besteht darin, daß im Gegensatz zu Wirbelsäulen- und Gliedmaßenverletzungen Verletzungsfolgen am Becken schwer zu objektivieren sind [42]. Metrische Angaben, wie etwa nach der Neutral-O-Methode an den Extremitäten, sind nicht möglich. Unterschiedliche Klassifizierungen mit heterogenen Beurteilungskriterien und der Mangel an Arbeiten über klinische Spätergebnisse erschweren eine Vergleichbarkeit im Begutachtungswesen [25].

Knöcherne Verletzungen

Im folgenden soll nur zu den knöchernen Verletzungen des Beckens, ohne Berücksichtigung der Acetabulumfrakturen, Stellung genommen werden. Die folgenden Fragen sollen beantwortet werden:

- Welche klinischen Kriterien haben wir zur Beurteilung von Unfallfolgen am Beckenring zur Verfügung?
- Was leisten bildgebende Verfahren zur Dokumentation von Folgeschäden?

- Besteht eine Korrelation zwischen klinischen und radiologischen Befunden und wie ist ihre prognostische Bedeutung?
- Wie ist die gutachtliche Einschätzung der MdE vorzunehmen?

Von Böhm et al. wurden die anatomischen und biomechanischen Grundlagen und die Klassifizierung stabiler und instabiler Beckenverletzungen dargestellt (s. S. 117). Darauf aufbauend soll der mögliche Dauerschaden herausgearbeitet werden [17].

Klinische Kriterien

Typ-A-Verletzungen heilen in der Regel folgenlos aus, worauf Hierholzer u. Bein aufgrund einer Analyse des eigenen Krankengutes von 117 Patienten, 9 hatten eine Verletzung vom Typ A erlitten, hingewiesen haben [13, 27, 42]. Eine Ausnahme stellt die nicht verheilte Abrißfraktur oder eine leichte Lockerung im Bereich der Symphyse dar, welche allenfalls dezente funktionelle Störungen hinterläßt [8, 13]. Selten finden sich exostosenartige Knochenneubildungen, die mechanisch stören können [25, 27].

Mit zunehmender Instabilität der Verletzung, also bei den *Typ-B- und -C-Verletzungen*, kommt es zu Schmerzen, bevorzugt in den Iliosakralgelenken mit Ausstrahlung in die Lendenwirbelsäule und in die Leistenbeuge. Es ergeben sich Probleme beim Sitzen und Störungen des Gangbildes mit einer funktionellen Beinverkürzung und einer Veränderung der Beckenkippung [3, 31]. Schmerzen im lumbosakralen Bereich können nur unter Belastung beim Gehen und Stehen, bei höhergradiger Instabilität im Sitzen oder in Ruhe sogar schon im Liegen auftreten [1, 2]. Die klinischen Befunde sind zur Erfassung der Verletzungsfolgen nur eingeschränkt verwertbar, da eine subtile funktionelle Untersuchung eine verläßliche *Kooperation des Patienten* voraussetzt und den Untersucher von den Schmerzangaben des Patienten abhängig macht [42]. Beurteilung von Stand und Gang mit differenzierten Gangarten, manuelle Widerstandsprüfungen am Hebelarm des Oberschenkels, genaue Untersuchung des Trendelenburg-Zeichens, des Menell-Zeichens sowie der Adduktoren und des M. iliopsoas gehören zur klinischen Untersuchung, wie die Provokation des monopedalen und bipedalen Hüpfens, die frontale und bilaterale Beckenkompression und die Registrierung einer funktionellen Beinverkürzung [23, 27, 42].

Patienten mit Beckenringverletzungen klagen häufiger über iliosakrale als über symphysale Schmerzzustände, obwohl sich bei der klinischen Untersuchung Schmerzen im Bereich der Symphyse provozieren lassen, die spontan vom Patienten nicht angegeben werden. Probst [27], sowie Isler u. Ganz [17] erklären das Phänomen der Schmerzlokalisation in den Kreuzbein-Darmbein-Fugen biomechanisch mit der Lastübertragung des Rumpfes in den instabilen Iliosakralgelenken.

Nur die Integrität des *dorsalen Ringsegmentes*, bestehend aus Ilium, Sakrum, sakroiliakalen, sakrospinalen und sakrotuberalen Ligamenten, garantiert seine schmerzfreie Funktion. Zunehmender Stabilitätsverlust hat eine entsprechend zunehmende Funktionseinbuße zur Folge: Kreuzschmerzen, Beinlängendifferenzen, Beckenasymmetrien und neurologische Ausfälle sind direkt abhängig vom Ausmaß der dorsalen Läsion [1, 16–18, 29, 36, 37]. Instabilität und Arthrose sind die Folgen. Rüter und Burri [32] weisen darauf hin, daß in den Iliosakralgelenken posttraumatische Blockierungen auftreten können, die diagnostisch nicht objektivierbar, aber reversibel sind. 60–70% der älteren Patienten erleiden spontan partielle Synostosen der Iliosakralgelenke.

Klinische Beschwerden können nach Müller-Färber u. Müller [21] sowie nach Berner et al. [2] wie folgt eingeteilt werden:

I. Beschwerdefreiheit
II. Beschwerden nur unter Belastung
III. Beschwerden schon in Ruhe oder bereits bei geringer Belastung

Funktionelle Störungen lassen sich ebenso grob klassifizieren:

I. Keine Funktionseinschränkung
II. Geringe Funktionseinschränkung mit einer verletzungsbedingten Beinverkürzung bis zu 10 mm, Gangstörungen
III. Erhebliche Funktionseinschränkung mit einer Beinverkürzung über 10 mm und Verwendung von Gehstützen

Bildgebende Verfahren

Eine exakte Röntgendiagnostik am Unfalltag gestattet die eindeutige Klassifizierung und damit die adäquate Versorgung einer Beckenverletzung und erleichtert ganz wesentlich die spätere Begutachtung. Weber weist darauf hin, daß die Behandlungsergebnisse um so schlechter sind, je gravierender die radiologischen Befunde unmittelbar nach der Verletzung waren [42]. Er betont, daß die Auswertung der unmittelbar posttraumatisch angefertigten Röntgenaufnahmen und die röntgenologische Verlaufsbeobachtung somit Rückschlüsse auf das klinische Ausheilungsergebnis zulassen.

Am Anfang der Diagnostik steht die *Beckenübersichtsaufnahme* im ventrodorsalen Strahlengang im Liegen, ergänzt durch In- und Outletaufnahmen bei Symphysenverletzungen oder zum Nachweis der mit Stufenbildung ausgeheilten vorderen Beckenringfrakturen. Die Iliosakralgelenke sind aufgrund ihrer schrägen Anordnung zur Filmebene in der Beckenübersicht nur bedingt beurteilbar. Bei Verdacht auf eine Lockerung der Beckenverbindungen im Bereich der Sakroiliakalgelenke und der Schambeinfuge empfiehlt sich die *Röntgenfunktionsprüfung* nach Trostler [41], Schapals [32] und Dihlmann [6]. Das Prinzip besteht darin, eine Einbeinstandaufnahme nach 10minütiger einseitiger Gewichtsbelastung der schmerzdominierenden Seite des Patienten durchzuführen. Radiologisch werden der Schambeinfugenrand, die Symphysenspaltverbreiterung sowie die Rotation einer Hälfte des vorderen Beckenringes und typische reparative Verknöcherungen am iliosakralen Kapsel-Band-Apparat befundet. Anschließend werden 2 Zielaufnahmen der Schambeinfuge im Einbeinstand unter Standbeinwechsel durchgeführt. Diese Aufnahmen zeigen eine ein- oder beidseitige Beckenlockerung, eine Blockierung des Iliosakralgelenkes oder eine Beckenstarre.

Nach Montana et al. [20] werden 35% der Verletzungen des hinteren Beckenringes mittels konventioneller Röntgendiagnostik primär nicht erkannt. In Anlehnung an das von Heller et al. [11] vorgelegte Einteilungsschema der Iliosakralfugenverletzungen sind die entsprechenden Läsionen eindeutig klassifizierbar bzw. erst durch die *Computertomographie* erkennbar geworden. Das Computertomogramm gestattet die Beurteilung des hinteren Beckenringes. Lockerungen mit dehiszentem Gelenkspalt, der exakt ausgemessen werden kann, eine Starre des Gelenkspaltes mit Verknöcherungen von Bändern und Kapselanteilen sowie eine Ventraldislokation des Kreuzbeines, die sog. Sakrolisthesis, sind sicher zu erkennen [6]. Verlaufskontrollen mittels Computertomographie erlauben die Objektivierung einer posttraumatischen Sakroiliakalankylose [10]. Eventuelle Lagerungsfehler, die bei der Beurteilung der Beckenübersichtsaufnahme erhebliche Schwierigkeiten bereiten, sind in der computertomographischen Auswertung ohne Bedeutung. Des weiteren gestattet die Computertomographie die Registrierung von Hämatomverkalkungen und deren genaue räumliche Ausdehnung und Lage. Weichteilschäden und Muskelatrophien durch Fehlbelastungen sind computertomographisch ebenfalls gut zu objektivieren. Ein Nachteil im Vergleich zur konventionellen Röntgendiagnostik liegt in der fehlenden Möglichkeit von Funktionsaufnahmen.

Korrelation zwischen Klinik und Radiologie

Nach Weber besteht eine klare Korrelation zwischen klinischen und radiologischen Untersuchungsergebnissen [42]. Bei fehlenden röntgenologischen Veränderungen sind die Nachuntersuchungsergebnisse am besten [2, 42]. Patienten mit radiologisch nachweisbaren fibrösen oder ossären Ankylosen der Iliosakralgelenke haben weniger Beschwerden als Patienten mit radiologisch nachweisbaren degenerativen Veränderungen am Kreuzbein-Darmbein-Gelenk. Nach Berner et al. [2] entstehen Ankylosen der Kreuzbein-Darmbein-Fuge bei 1/3 der Verletzungen als Folge der Markraumeröffnung durch die Fraktur.

Probst weist darauf hin, daß das Röntgenbild nur einen Teil der Verletzung demonstrieren kann, und bezieht sich hierbei im wesentlichen auf die Nativdiagnostik [27]. Er mißt der Statik und Dynamik der Wirbelsäule und unteren Gliedmaßen eine ganz wesentliche Bedeutung zu und hält sie für wesentlicher als die Form des Beckens. Dies findet seinen Ausdruck in einem Diagramm, das funktionelle Störungen der unteren Extremitäten ebenso berücksichtigt wie die der Wirbelsäule [7]. Während Probst [27] die Weite des klaffenden Symphysenspaltes für nachrangig hält, mißt Weber [42] diesem Parameter ganz wesentliche Aussagekraft zu. Die Verschiebung einer Beckenhälfte um mehr als 10 mm nach kranial, bzw. eine Diastase im Bereich der Symphysenfuge über 15 mm, korreliert mit dem klinischen Beschwerdebild. Berner et al. [2] berichten bei 10 von 12 Patienten über Beschwerden, deren *Symphysendiastase* den kritischen Wert von 15 mm übersteigt. Poigenfürst [25] rechnet bei Diastasen der Symphyse über 30 mm mit Sekundärschäden an der Lendenwirbelsäule.

Da das Ausmaß verbleibender Fehlstellungen bzw. Diastasen abhängig ist von der jeweiligen primären Verschiebung unmittelbar nach dem Unfall, bedeutet dies, daß Behandlungsergebnisse um so schlechter sind, je gravierender die radiologischen Befunde unmittelbar nach der Verletzung waren. Auch wenn das Ausmaß der primären Dislokation durchaus ein Indikator für die Schwere der begleitenden Weichteilverletzung sein kann, so gilt der Umkehrschluß nicht. Die fehlende Darstellung einer massiven Dislokation im Röntgenbild ist nicht in jedem Fall günstig zu bewerten, da die Dislokation im Moment des Unfalles beträchtlich gewesen sein kann und durch Lagerung des Patienten und Elastizität der Weichteile gerade bei instabilen Läsionen eine Spontanreposition stattgefunden haben mag, wie beispielsweise bei der Verhakung der Symphyse („locked symphysis") [17, 39].

Gutachtliche Einschätzung der MdE

Es existieren nur spärliche Hinweise in der Literatur, wann welche MdE-Sätze anzuwenden sind. Hierauf weisen sowohl Probst [27] als auch Weber [42] hin. Hierholzer u. Bein [13] beziehen sich auf die Klassifikation nach Isler u. Ganz [17] und halten eine rentenberechtigte MdE der *Typ-A*-Verletzungen in der Regel für nicht gerechtfertigt. Spätfolgen nach Verletzungen vom *Typ B* werden mit einer MdE von 20–30% eingeschätzt, Spätfolgen nach Verletzungen vom *Typ C* entsprechend höher.

Prinzipiell entspricht dies den Angaben von Bilow u. Weller [4], die den einfachen Bruch des Beckenknochens mit 0–10%, mehrfache Beckenringfrakturen mit 0–30% und den „instabilen Beckenring" mit 30–40% MdE einschätzen. Weber mißt den Röntgenbefunden eine besondere Bedeutung zu, da sie bei instabil verheilten Beckenringfrakturen eine radiologische Graduierung zulassen, die einer bestimmten klinischen Symptomatik entspricht [42]. Er wertet die *symphysale Diastase als Gradmesser* für das Ausmaß einer Instabilität. Da diese Diastase auch auf konventionell angefertigten Röntgenaufnahmen im Gegensatz zu den Verletzungsfolgen des hinteren Beckenringes gut abgebildet ist, eignet sie sich seiner Meinung nach besonders zur Schweregradeinteilung. Dem entspricht sein Beurteilungsschema:

	MdE (%)
Stabile Beckenringfrakturen mit symphysaler Diastase unter 15 mm oder Versteifung	maximal 10
Symphysale Diastase über 15 mm, degenerative Veränderungen am Kreuzbein-Darmbein-Gelenk, Verschiebungen einer Beckenhälfte über 10 mm	20
Verschiebung beider Beckenhälften und posttraumatische Arthrosen in den Kreuzbein-Darmbein-Gelenken	30–40

Weber [42] weist darauf hin, daß nicht die Distanz zwischen den Schambeinästen an sich Anlaß für höhere MdE-Sätze ist, sondern die daraus gezogene Schlußfolgerung, daß bei weiter Diastase entsprechende Veränderungen und damit Instabilitäten am hinteren Beckenring vorliegen. Diese wiederum haben deshalb entscheidende Bedeutung, weil die Kraftübertragung vom Rumpf auf die unteren Gliedmaßen beeinträchtigt ist und entsprechende funktionelle Störungen zur Folge hat. Er legt Wert darauf, daß sich die Abstandsangaben nicht auf Unfall- oder Funktionsaufnahmen beziehen, sondern auf konventionelle Beckenübersichtsaufnahmen, die aus Anlaß der Begutachtung angefertigt werden. Entsprechende Instabilitäten in den Iliosakralgelenken sind als präarthrotische bzw. prädiskotische Deformität zu werten.

Probst [28] fordert, Röntgenbilder nach erlittenen Beckenverletzungen, ebenso wie alle Krankenunterlagen, auf Lebenszeit aufzubewahren, um entsprechende Folgeschäden durch die Verlaufsdokumentation belegen zu können. Wiederholt weist er darauf hin, daß die alleinige Orientierung der MdE-Einschätzung am Röntgenbild unzureichend ist. Da das Knochentrauma immer auch mit einem Weichteiltrauma einhergeht, muß der innere und äußere Muskelmantel möglichst genau analysiert und mitberücksichtigt werden [27, 28]. In Einzelfällen kann die Verletzung der Hüftmuskeln größere Probleme hervorrufen als die knöcherne Verletzung [28]. Im Vordergrund stehen die Folgen von Verletzungen für die Statik und Dynamik der Wirbelsäule und der unteren Gliedmaßen [34]. Im Gegensatz zu stabil verheilten Beckenbrüchen sind instabile Beckenringverletzungen oft wiederholten Begutachtungen ausgesetzt, weil die Patienten nicht schmerzfrei werden [15]. Dies unterstreicht die Bedeutung der bildgebenden Verfahren zur Dokumentation der Beckenverletzung.

Schlußfolgerung

Beckenverletzungen treten in einem hohen Prozentsatz bei Mehrfach- und Schwerverletzten auf [15, 22, 34, 38]. Nach Probst [27], sowie Hierholzer u. Bein [13] ist die *Spätkomplikation* von der *Spätfolge* zu differenzieren. Im Duisburger Krankengut nimmt die Häufigkeit von Spätfolgeschäden an den Weichteilen parallel zur Instabilität der Verletzung zu [13]. Neurologische Begleitverletzungen nach einer Beckenringfraktur sind initial in ihrem Ausmaß, besonders beim Schwerverletzten, oft nicht erkannt, bleiben aber am längsten in Erinnerung [12, 35, 42].

Zusammenfassung

Es existieren nur wenige Publikationen, die sich speziell mit Begutachtungskriterien nach Beckenverletzungen befassen. Da im Gegensatz zu Wirbelsäulen- und Gliedmaßenverletzungen die Verletzungsfolgen am Becken schwer zu objektivieren sind, haben klinische und radiologische, und speziell computertomographische Untersuchungen eine besondere Bedeutung. Da eine Korrelation zwischen klinischen und radiologischen Befunden besteht, ist die bildgebende Diagnostik besonders wichtig. Entsprechend den Klassifikationen durch die AO orientiert sich die Einteilung an der Integrität des dorsalen sakroiliakalen Ringsegmentes. Die Funktion dieses Ringsegmentes ist die Kraftübertragung zwischen Wirbelsäule und unteren Extremitäten. Sein zunehmender Stabilitätsverlust hat eine entsprechend zunehmende Funktionseinschränkung zur Folge. Da die symphysale Diastase Ausdruck der Instabilität im hinteren Beckenring ist, findet sie gutachtlich bei der Einschätzung der MdE Anwendung [42]. Entsprechend wird dies von Hierholzer u. Bein [13] eingeschätzt, wobei unter Bezugnahme auf die Klassifikation nach Isler u. Ganz [17] für Typ-A-Verletzungen keine MdE, für Spätfolgen nach Verletzungen vom Typ B eine MdE von 20–30%, für Spätfolgen nach Verletzungen vom Typ C eine MdE von 30–40% vorliegt.

Literatur

1. Ahlers J, Schweiberer CH, Schwarzkopf W (1979) Ergebnisse nach Symphysensprengungen und Iliosacralgelenksluxationen. Hefte Unfallheilkd 140: 249–258
2. Berner W, Oestern HJ, Sorge J (1982) Ligamentäre Beckenringverletzungen. Behandlung und Spätergebnisse. Unfallheilkunde 85: 377–387
3. Berner W, Oestern HJ, Tscherne H (1984) Die hintere Beckenringluxation – eine Indikation zur Operation. Hefte Unfallheilkd 164: 286–291
4. Bilow H, Weller S (1987) In: Marx HH (Hrsg) Medizinische Begutachtung. Thieme, Stuttgart New York S 328
5. Dihlmann W (1973) Gelenke – Wirbelverbindungen. Thieme, Stuttgart S 470
6. Dihlmann W (1979) Current radiodiagnostic concept of ankylosing spondylitis. Skelet Radiol 4: 179–188
7. Fredenhagen H (1977) Das ärztliche Gutachten. Huber, Bern Stuttgart Wien
8. Ganz R, Gerber C (1991) Fehlverheilte kindliche Frakturen im Becken- und Hüftbereich. Orthopäde 20: 346–352
9. Günther E, Hymmen R (1980) Unfallbegutachtung. de Gruyter, Berlin New York, S 97
10. Heller M, Kötter D, Wenzel E (1980) Computertomographische Diagnostik des traumatisierten Beckens. Fortschr Röntgenstr 132: 386–391
11. Heller M, Jend HH, Kötter D (1984) Computertomographische Untersuchungen posttraumatischer Läsionen der Sakroiliakalgelenke. Hefte Unfallheilkd 164: 201–203
12. Hersche O, Isler B, Aebi M (1993) Verlauf und Prognose von neurologischen Ausfällen nach Beckenringfrakturen mit Beteiligung des Os sacrum und/oder Iliosakralgelenkes. Unfallchirurg 96: 311–318
13. Hierholzer G, Bein W (1994) Spätkomplikationen nach Beckenringverletzungen ohne Acetabulumbeteiligung. Langenbecks Archiv Chir Suppl (Kongreßber) (im Druck)
14. Hofmann G (1984) Spätfolgen und Begutachtung nach Beckenfrakturen und -luxationen. Hefte Unfallheilkd 164: 251–254
15. Hofmann G, Probst J (1982) Beckenverletzungen: Spätfolgen und deren Begutachtung. Schriftenreihe Unfallmedizinische Tagung der Landesverbände der gewerblichen Berufsgenossenschaften, Heft 48
16. Huittinen VM, Slätis P (1972) Fractures of the pelvis. Acta Chir Scand 138: 563
17. Isler B, Ganz R (1990) Klassifikation der Beckenringverletzung. Unfallchirurg 93: 289–302
18. Kellam JF, McMurty RY, Paley D, Tile M (1987) The unstable pelvic fracture. Orthop Clin North Am 18: 25

19. Krause M (1977) Zur Begutachtung von Beckenfrakturfolgen. Zentralbl Chir 102: 1824–1830
20. Montana MA, Richardson MC, Kilcoyne RF, Harley JD, Shuman WP, Mack LA (1986) Computertomography of sacral injury. Radiology 161: 499–503
21. Müller-Färber J, Müller KH (1978) Stabile und instabile Beckenringfrakturen. Arch Orthop Trauma Surg 93: 29–41
22. Müller-Färber J, Rehn J (1979) Diagnostische und therapeutische Probleme der abdominellen Begleitverletzungen bei Beckenfrakturen. Hefte Unfallheilkd 140: 49–56
23. Niethard FU, Pfeil J (1989) Orthopädie. Hippokrates, Stuttgart, S 400
24. Pohlemann T, Gänsslen A, Kiessling B, Bosch U, Haas N, Tscherne H (1992) Indikationsstellung und Osteosynthesetechniken am Beckenring. Unfallchirurg 95: 197–209
25. Poigenfürst J (1979) Unfallmechanismen und Entstehungsarten von Beckenbrüchen. Hefte Unfallheilkd 140: 1–6
26. Poigenfürst J, Ender HG, Zadra A (1992) Komplikationen der operativen Versorgung von Beckenfrakturen. Unfallchirurg 95: 210–213
27. Probst J (1979) Beckenfrakturen – Spätfolgen und Begutachtung Unfallheilkunde 82: 340–348
28. Probst J (1994) Begutachtung nach Bauch- und Beckentraumen. Langenbecks Archiv Chir Suppl (Kongreßber) (im Druck)
29. Räf L (1966) Double vertical fractures of the pelvis. Acta Chir Scand 131: 298
30. Resnik CS, Stackhouse DJ, Shanmuganathan K, Young JWR (1992) Diagnosis of pelvic fractures in patients with acute pelvic trauma: efficancy of plain radiographs. AJR 158: 109–112
31. Rieger H, Winckler S, Klein W, Brug E (1993) Ergebnisse der dorsalen Beckenringstabilisierung. Unfallchirurg 96: 363–366
32. Rüter A, Burri C (1979) Frakturen und Luxationen im Beckenbereich. Hefte Unfallheilkd 140: 72–76
33. Schapals G (1971) Röntgenologische und klinische Untersuchungen über die krankhafte Lockerung der Beckenverbindungen. Dissertation, Rheinisch Westfälische Technische Hochschule, Aachen
34. Schönberger A, Mertens G, Valentin H (1993) Arbeitsunfall und Berufskrankheit, 5. Aufl. Schmidt, Berlin
35. Schweiberer L, Zwank L (1979) Begleitverletzungen bei Beckenfrakturen. Schriftenreihe Unfallmedizinische Tagung der Landesverbände der gewerblichen Berufsgenossenschaften 37: 47–54
36. Semba RT (1983) Critical analysis of results of 53 Malgaigne fractures of the pelvis. J Trauma 23: 535
37. Slätis P, Huittinen VM (1972) Double vertical fractures of the pelvis. Acta Chir Scand 138: 799
38. Tamm J (1977) Diagnostik, Behandlung und Begutachtung bei Frakturen am Sitz- und Schambein sowie an der Beckenschaufel. Krankenhausarzt 50: 502–510
39. Tile M (1984) Fractures of the pelvic and acetabulum. Williams & Wilkins, Baltimore
40. Trojan E (1979) Gefäß- und Nervenverletzungen bei Frakturen und Luxationen im Bekkenbereich. Hefte Unfallheilkd 140: 44–48
41. Trostler IS (1938) Slipping sacro-iliac joints. Radiology 31: 363–364
42. Weber M (1992) Die Begutachtung von Frakturen und Rupturen des Beckens. Z Orthop 130: 157–162

Begutachtung nach Beckenverletzungen aus urologischer Sicht

G. Hutschenreiter und H. Fahle

Einleitung

Beckenfrakturen führen in Abhängigkeit vom Frakturtyp häufig zu urologischen Begleitverletzungen. Nach Sigel u. Chlepas [5] ist die Harnröhre in 90–100% betroffen. Eine erektile Dysfunktion besteht in 10–40%, eine Harninkontinenz unterschiedlicher Genese in 15–30% der Fälle. Engelmann et al. [2] fanden in einer Analyse von 247 Männern mit Beckenfrakturen in 20% eine Harnröhrenruptur und eine erektile Dysfunktion in 17%. Bei kombinierten Frakturen des vorderen und hinteren Beckenrings bestand sogar in 38% eine erektile Dysfunktion.

Die Anatomie des Diaphragma urogenitale erklärt, warum es bei Beckenfrakturen so häufig zu urologischen Begleitverletzungen kommt. Das Diaphragma ist beidseits zwischen den Schambeinästen und ventral an der Symphyse verankert. Darüber hinaus spielt die Verankerung der Prostata an den Ligg. puboprostatica eine wichtige Rolle. Zentral tritt die Urethra hindurch. Sie wird begleitet von den 4 Penisarterien sowie den Nn. dorsales penis. Je nachdem, ob die Unfallkraft die Ligg. puboprostatica oder die diaphragmale Verankerung der Pars membranacea der Urethra zerreißt, ist eine Teil- oder komplette Ruptur mehr oder weniger wahrscheinlich.

Wir unterscheiden 3 Verletzungstypen: den Typ I, d. h. die Kontusion oder Minorverletzung, den Typ II, d. h. die komplette Ruptur mit geringer Dislokation der Stümpfe und Prostata, sowie den Typ III, d. h. die komplette Ruptur und diaphragmale Retraktion des distalen Urethrastumpfes. Durch die Zerreißung des Diaphragma urogenitale und Abrisse der Corpora cavernosa von der Schambeinverankerung kommt es häufiger auch zu Verletzungen der Nn. erigentes und der Penisarterien.

Eigenes Material

Von 1985–1992 haben wir 72 Patienten der Berufsgenossenschaftlichen Unfallklinik Duisburg-Buchholz mit Beckenfrakturen urologisch begutachtet. Frakturen des vorderen Beckenrings waren mit 37mal (51%) am häufigsten vertreten, Frakturen des hinteren Beckenrings kamen nicht vor, komplexe Bekkenfrakturen 21mal (29%) und sonstige Beckenfrakturen 14mal (20%). Von den 72 Patienten war bei 38 Patienten (53%) die Harnröhre rupturiert. 39mal (54%) lag eine erektile Dysfunktion vor und 20mal (28%) eine neurogene Blase, 7mal (10%) mit Harninkontinenz. Sonstige Verletzungen bzw. Verletzungsfolgen an Hoden, Penis und Niere fanden wir bei 12 Patienten (17%).

Therapie

Während in der Primärtherapie die erektile Dysfunktion keine Rolle spielt, hängt die Therapie der Harnröhrenverletzung wesentlich ab von der Schwere der meist im Vordergrund stehenden chirurgischen Verletzungen. Im vorliegenden Material erfolgte 20mal eine Dauerkatheterschienung, 8mal eine primäre offene Operation, 8mal eine primäre Zystostomie mit sekundärer offener Rekonstruktion. 2mal lagen keine Angaben vor. Die Spätfolgen der Harnröhrenverletzungen, in der Regel narbige Strikturen, wurden 18mal endoskopisch urethrotomiert und 6mal durch eine offene plastische Operation behandelt.

Folgeschäden

Betrachten wir die urologischen Folgeschäden differenziert nach Frakturtyp, so fällt besonders bei den Frakturen des vorderen Beckenrings mit Symphysenverletzungen der hohe Anteil gutachtlich relevanter Harnröhrenverletzungen bei 20 Patienten (54%) und der erektilen Dysfunktion bei 24 Patienten (65%) auf. Auch bei komplexen Beckenfrakturen und Sitzbeinfrakturen lagen die Harnröhrenverletzungsfolgen mit je 43% und die erektile Dysfunktion mit 43 bzw. 50% sehr hoch. Neurogene Blasenentleerungsstörungen als Folgeschäden wurden in 29–33% beobachtet. Sonstige Verletzungsfolgen an Penis, Hoden und Niere wurden in 5–21% der Fälle registriert.

Schlüsselt man die 20 neurogenen Blasenentleerungsstörungen auf, so lag 11mal eine motorische Urge-Blase, 6mal eine hyporeflexive Blase und 3mal eine andere Form der neurogenen Störung vor. Bei 16 Patienten (22%) wurden als Spätfolgen nach Harnröhrenverletzung gutachtlich relevante, obstruktive Blasenentleerungsstörungen festgestellt. 12mal war die Blasenentleerung ausgeglichen, 4mal lag ein dekompensierter Zustand vor; bei 22 Patienten bestanden keine relevanten Spätfolgen. Die Analyse der 39 erektilen Dysfunktionen zeigt 20mal (51%) eine neurogene Ursache, 8mal (21%) eine vaskuläre Ursache, 6mal (15%) eine kombinierte neurogen- und vaskuläre Genese. 5mal (13%) lagen keine Angaben vor.

Die erektile Impotenz wurde bei 10 Patienten (26%) durch eine Schwellkörper-Autoinjektionstherapie (SKAT) behandelt, einem Patienten wurde eine Penisprothese implantiert. 7 Patienten (18%) wünschten keine Therapie. Bei älteren Männern nicht verwunderlich, betraf dies aber durchaus vereinzelt auch junge Männer. Dies entspricht den von Engelmann et al. [2] gemachten Angaben. Nur 20% der Patienten mit erektiler Dysfunktion wünschten in dieser

Untersuchung eine Diagnostik und Therapie. In unserem Krankengut gab es bei 21 Patienten (54% der Patienten mit erektiler Dysfunktion) keine Angaben über die Therapie der erektilen Impotenz.

Betrachten wir die Kombinationshäufigkeit der urologischen Verletzungsfolgen, so dominiert die Kombination aus Harnröhrenverletzung und erektiler Dysfunktion bei 21 Patienten. 8mal lag eine Kombination aus Harnröhrenverletzung und neurogener Blase, 9mal eine Kombination aus erektiler Dysfunktion und neurogener Blase vor. Nur 4mal waren alle 3 Störungen, Harnröhrenverletzung, erektile Dysfunktion und neurogene Blase, kombiniert.

Minderung der Erwerbsfähigkeit

Die MdE urologischer Verletzungsfolgen nach Marx [3] sowie Altwein u. Leithoff [1], modifiziert nach Sauerwein [4], sind aus den Tabellen 1–3 ersichtlich. Die Infertilität wird deutlich höher bewertet als die erektile Dysfunktion. Der einseitige Hodenverlust hat einen relativ geringen Stellenwert. Bei den Harnröhrenstrikturen hängt die MdE wesentlich ab von der Art der Dauerbehandlung sowie von den sekundären Komplikationen des oberen Harntraktes wie Steinbildung und Niereninsuffizienz. Bei neurogenen Blasenentleerungsstörungen bestimmen die Harninkontinenz und sekundäre Folgeschäden des oberen Harntraktes mit mehr oder weniger starker Einschränkung der Nierenfunktion dic MdE.

Bei unseren 72 begutachteten Patienten lag 40mal die durchschnittliche MdE bei 20% (0–100%). 30mal wurde keine meßbare MdE festgestellt. In der Nachbegutachtung blieb 19mal die MdE unverändert bei 30%. 7mal nahm sie von 27 auf 51% zu, und 6mal nahm sie durchschnittlich von 20 auf 7% ab. Ursachen für die Verschlimmerung waren die Zunahme der Harninkontinenz, sekundäre Nierenschäden, eine Zunahme der obstruktiven Blasenentleerungsstörung sowie in einem Fall eine Harnumleitungsoperation nach Blasenverlust und Sphinkterdefekt. Eine gebesserte Blasenentleerung und gebesserte Harninkontinenz waren Ursachen für die Verringerung der MdE.

Die Änderung der MdE in 41% der begutachteten Patienten unterstreicht die Notwendigkeit der Nachbegutachtung. Dies verwundert nicht, da Harnröhrenstrikturen primär eine hohe Rezidivrate aufweisen und sekundäre Folgeschäden des oberen Harntraktes nach Strikturen und neurogenen Läsionen häufig auftreten.

Tabelle 1. Urologische MdE

	%
Erektile Dysfunktion	10–20
Infertilität	30–60
Hodenverlust, einseitig	0–10

Tabelle 2. Urologische MdE bei Harnröhrenstriktur

	%
Striktur mit Dauerbehandlung	20–30
Striktur mit Dauerbehandlung und Komplikationen (Harnwegsinfekt, Steine etc.)	40–50
Striktur mit Niereninsuffizienz	50–80
Striktur mit Fistel	60–70

Tabelle 3. Urologische MdE bei neurogener Blase

	%
1. Keine Hilfsmittel	10– 20
2. Hilfsmittel für Inkontinenz und bis 2 sekundäre Folgeschäden	20– 50
3. Hilfsmittel für Inkontinenz und >2 sekundäre Folgeschäden und Nierenfunktion >50%	50– 70
4. Wie 1–3 und Nierenfunktion 30–50%	70– 90
5. Wie 1–3 und Nierenfunktion <30%	80–100

Zusammenfassung

Obwohl Harnröhrenverletzungen nach Beckenfrakturen in 90–100% der Fälle beobachtet werden, fanden wir gutachtlich relevante Folgeschäden nur bei 38 (53%) von 72 begutachteten Patienten. Eine erektile Dysfunktion bestand bei 39 Patienten (54%). Neurogene Blasenentleerungsstörungen spielten zahlenmäßig eine kleinere Rolle (20 Patienten, 28%), waren aber gutachtlich bei vorliegender Harninkontinenz (7 Patienten, 10%) von besonderer Bedeutung. Andere Folgeschäden an Hoden, Penis und Niere waren mit 12mal (17%) ebenfalls weniger oft vertreten, besitzen aber bei Infertilität und Niereninsuffizienz ebenfalls eine große Bedeutung für die MdE.

Die mittlere MdE betrug bei 72 Erstbegutachtungen 20% (10–100%), bei 19 Nachbegutachtungen 30%. Bei 7 Patienten kam es zu einer wesentlichen Verschlimmerung von im Mittel 27 auf 51%, bei 6 Patienten zu einer Verbesserung von im Mittel 20 auf 7%. Die Änderung der MdE bei 41% der begutachteten Patienten unterstreicht die Notwendigkeit der Nachbegutachtung.

Literatur

1. Altwein JE, Leithoff H (1983) Urologische Begutachtung und Rechtsprechung. In: Hohenfellner R, Zingg EJ (Hrsg) Urologie in Klinik und Praxis. Thieme, Stuttgart New York
2. Engelmann UH, Schulz J, Kayser M, Senge Th (1993) Erektile Dysfunktion nach Beckenfrakturen. Akt Urol 24: 281–285

3. Marx HH (1981) Medizinische Begutachtung. Thieme, Stuttgart
4. Sauerwein D (1986) Richtlinien für die Beurteilung Querschnittgelähmter bezüglich der MdE auf urologischem Gebiet. Ergebnisse der 4. Arbeitstagung „Urologische Rehabilitation Querschnittgelähmter“ 1986
5. Sigel A, Chlepas S (1981) Verletzungen der Harnröhre und der Harnblase. In: Lutzeyer W (Hrsg) Traumatologie des Urogenitaltraktes. Springer, Berlin Heidelberg New York

Begutachtung aus versicherungsrechtlicher Sicht einschließlich der Berufshilfe

D. Bindemann

Die Überwachung der Heilbehandlung, die Prüfung der Erfordernisse beruflicher Rehabilitationsmaßnahmen und die abschließende Begutachtung weisen bei Beckenverletzungen aus versicherungsrechtlicher Sicht grundsätzlich keine Besonderheiten auf, die nicht bei ähnlich gearteten Unfallfolgen in gleicher Weise zu beachten sind.

Dennoch läßt sich hieran beispielhaft aufzeigen, daß ein besonderes Augenmerk des Unfallsachbearbeiters erforderlich ist, wobei Art und Umfang der Verletzungen, die berufliche Tätigkeit vor dem Unfall und das Alter des Versicherten zu berücksichtigen sind. Dies insbesondere auch deshalb, weil Verletzungen des Beckens in der Praxis des Sachbearbeiters nicht alltäglich sind.

Beckenverletzungen entstehen meist durch direkte, starke Gewalteinwirkungen (z. B. Einklemmung, Verschüttung, Sturz aus großer Höhe, Überfahrenwerden). Es handelt sich daher meist (etwa zu 80%) um Mehrfachverletzungen [2].

Da die verschiedenen Stufen der medizinischen Rehabilitation (wie üblich) mit der angestrebten beruflichen Wiedereingliederung abzustimmen sind, kann meist schon während der Heilbehandlung eine gute interdisziplinäre Kooperation von Unfall- und Gefäßchirurgen, Urologen, Neurologen, Orthopäden, physikalischen Therapeuten und Arbeitsmedizinern erforderlich sein. Es empfiehlt sich daher, schon frühzeitig den beratenden Arzt der Berufsgenossenschaft in die Kontrolle des Heilverfahrens einzubeziehen, und zwar unter Vorlage der Befundberichte und Röntgenaufnahmen. Nur so kann die im Hinblick auf die Qualitätssicherung erforderliche Steuerung der Behandlungsmaßnahmen gesichert werden.

In der Regel sind die Unfallfolgen so geartet, daß sie unter das Verletzungsartenverfahren fallen. Die Frage einer Verlegung ist daher schon nach Eingang der Erstmeldung umgehend zu prüfen.

Bereits während der medizinischen Rehabilitation ist die berufliche Wiedereingliederung vorzubereiten. Ein großer Teil der Beckenbrüche heilt folgenlos ab. In vielen Fällen kann somit eine Rückkehr an den alten Arbeitsplatz erreicht werden, auch wenn dort ständiges Gehen und Stehen oder das Heben und Tragen von Lasten erforderlich ist. Dabei empfiehlt es sich oft, den Versicherten im Rahmen einer Belastungserprobung stufenweise an die frühere Tätigkeit heranzuführen. Die Maßnahme muß u. a. mit dem behandelnden Arzt und (sofern vorhanden) mit dem Betriebsarzt abgesprochen und von diesen überwacht werden. Dabei ist darauf zu achten, daß evtl. bestehende Gangunsicherheiten bei der Eigenart der Tätigkeit nicht zu Folgeunfällen führen können. Während dieser Zeit besteht die Arbeitsunfähigkeit fort und ein Verletztengeldanspruch ist dem Grunde nach gegeben. Auch ergänzende therapeutische Maßnahmen können – je nach medizinischer Indikation – in dieser Zeit parallel durchgeführt werden. Weitergehende berufliche Rehabilitationsmaßnahmen kommen ebenso in Betracht, sind aber in den meisten Fällen nicht erforderlich, sofern nicht andere gravierende Unfallfolgen bestehen.

Bei der Begutachtung zur Rentenfeststellung ist die Einschätzung der MdE nicht nur aufgrund des Röntgenbefundes vorzunehmen. Entscheidend ist auch die Beeinträchtigung der Wirbelsäule und die Übertragung der Rumpflast auf die unteren Gliedmaßen [1]. Die MdE kann daher nicht einer Tabelle entnommen werden, sondern es ist hier eine differenzierte Betrachtungsweise erforderlich. Der beauftragte Gutachter benötigt in vielen Fällen Zusatzgutachten. Der Kostenträger sollte es daher dem Hauptgutachter freigestellt lassen, die notwendigen Zusatzgutachten in Auftrag zu geben und anschließend die Frage nach der Gesamt-MdE zu beantworten.

Sofern keine weiteren Unfallfolgen nennenswerter Art vorliegen, wird die MdE in der Regel zwischen 20 und 30% betragen (in seltenen Fällen höher) und auch nur für einen begrenzten Zeitraum bestehen.

Literatur

1. Hofmann, Probst (1982) Beckenverletzungen: Spätfolgen und deren Begutachtung, Unfallmedizinische Tagung am 19./20. 03. 1982 des Landesverbandes Nordwestdeutschland der gewerblichen Berufsgenossenschaften
2. Schönberger, Mehrtens, Valentin, Arbeitsunfall und Berufskrankheit. Schmidt, Berlin, S. 547 ff.

Diskussion*

Zusammengefaßt und redigiert von H. Scheele und G. Hierholzer

Diagnostik nach Beckenverletzungen

Bei Verletzungen des Beckens entstehen nach Dürr nicht selten Kombinationsverletzungen des knöchernen, des urologischen und des neurologischen Systems. Wenz betont, daß häufig Probleme nach Beckenverletzungen nicht etwa durch Instabilität, sondern durch eine Kompression von Nervenwurzeln im Sakralbereich bedingt sind.

Röntgen

Nach der klinischen Untersuchung stellen die technischen Methoden einen wesentlichen Schwerpunkt im Rahmen der primären Diagnostik der Unfallfolgen dar. Neben den konventionellen Röntgenaufnahmen der Beckenübersicht sind, wie Wenz hervorhebt, Inlet- und Outletaufnahmen der Hüftgelenke und computertomographische Untersuchungen besonders der Iliosakralfugen angezeigt. Mit diesen sind dann Aufschlüsse über den Verletzungstyp und Rückschlüsse auf die Dauer und den Verlauf des Heilverfahrens möglich. Echtermeyer weist darauf hin, daß bei der späteren Begutachtung eine Instabilität des Beckens durch spezielle Zielaufnahmen der Schamfuge im Rahmen einer dynamischen Untersuchung nach einer vorangegangenen, definierten Gewichtsbelastung der Beine objektivierbar sei.

Urologie

Wesentliche Bedeutung haben die unterschiedlichen diagnostischen Methoden auf urologischem Fachgebiet. Hutschenreiter führt beispielhaft die der Prostavasin-Injektion, der Duplexsonographie und der dynamischen Schwellkörpersonographie an. Mit diesen Techniken ist die Qualität der verschiedenen Störungen sehr gut zu objektivieren. So können funktionelle Störungen von

* Zu den Beiträgen von S. 115–142.

psychogenen differenziert werden. Bei psychogenen Schäden wäre ggf. eine psychiatrische Zusatzbegutachtung zu fordern. Wenn auch die Problematik von urologischen Störungen bei Männern im Vordergrund der Diskussion steht, weist Scheuer darauf hin, daß entsprechende Störungen auch bei Frauen auftreten können.

Neurologie

Dürr betont, daß neurologische Störungen nach Beckenverletzungen häufiger sind als allgemein angenommen. Weding führt aus Sicht der Neurologie die Bestimmung der evozierten Potentiale als nichtinvasives Diagnostikum an. Mit dieser Technik sind in der Hand des Geübten eindeutige Aussagen darüber möglich, ob eine Potenzstörung als häufig strittige Unfallfolge neurogen oder psychogen ist.

Duldungspflicht

Eingehend wird die Frage der Duldungspflicht bei invasiven Diagnoseverfahren besprochen. Erlinghagen vertritt die Auffassung, daß eine solche im Prinzip nicht besteht, räumt aber ein, daß dann ein möglicherweise angeführter Schaden nicht zu objektivieren sei. Nur objektiv nachgewiesene Unfallfolgen können jedoch im Rahmen einer Begutachtung berücksichtigt werden. Nach allgemeiner Erfahrung der Urologen entziehen sich die Verletzten den invasiven Untersuchungen dieses Faches jedoch nicht.

Bei Beckenverletzungen sind urologische und neurologische Begleitschäden häufig. Mit klinischen und technischen Untersuchungsmethoden müssen Unfallfolgen reproduzierbar objektiviert werden. Invasive Untersuchungen sind duldungspflichtig.

Heilverfahren

Steuerung

Die Steuerung des medizinischen Heilverfahrens obliegt in der Regel zunächst dem Unfallchirurgen. Hierholzer weist darauf hin, daß es bei komplizierten Beckenverletzungen zweckmäßig ist, frühzeitig die Berufsgenossenschaft konkret auf die Möglichkeit eines langwierigen Heilverfahrens hinzuweisen. Nur so sind spätere Probleme und zeitliche Verzögerungen der beruflichen und sozialen Eingliederung des Verletzten zu vermeiden. Römer begrüßt dieses aus Sicht der Berufshilfe. Er bittet um eine frühzeitige Information, sobald die Komplexität der Verletzung und damit mögliche Probleme im Heilverfahren anhand der ersten Röntgenaufnahmen sichtbar werden. Die vielfältigen Möglichkeiten zur beruflichen Rehabilitation, wie die Kontaktaufnahme zum Arbeitgeber, die Umsetzung am Arbeitsplatz, die Bereitstellung von Hilfsmitteln und die Einleitung einer Belastungserprobung, brauchen Zeit, um optimal vorbereitet zu werden.

Konsiliaruntersuchungen

Häufig stehen bei Beckenverletzungen die primären Begleitverletzungen des urologischen Faches im Vordergrund. Bei Kreuzbeinverletzungen, so betont Böhm, liegen durch Schädigung des Sakralplexus in etwa 30% klinisch symptomarme neurologische Defekte vor, die zu Beeinträchtigungen auf urologischem Gebiet führen können. Die Verletzten müssen deshalb entsprechend exploriert und auch den Fachkollegen vorgestellt werden. Zumindest sollte eine entsprechende Zusatzbegutachtung im Rahmen der erstmaligen Rentenfeststellung durchgeführt werden.

In der Regel steuert der Unfallchirurg das Heilverfahren. Ist durch die Schwere der Verletzung ein langwieriger Heilverlauf absehbar, sollte die Berufsgenossenschaft informiert werden. Es ist zweckmäßig, urologische und neurologische Untersuchungen frühzeitig zu veranlaßen.

Metallentfernung

Unter den Diskutanten besteht Einigkeit darüber, daß an Beckenknochen eingebrachtes Osteosynthesematerial eher belassen werden sollte. Bereitet das Osteosynthesematerial jedoch Beschwerden oder ist eine Lockerung zu beobachten, so kann eine Entfernung indiziert sein. Bei einer Lockerung der Implantate, erkennbar an Resorptionszonen um die Schrauben oder an Brüchen des Osteosynthesematerials, sollte nach Scheuer eine noch bestehende Instabilität des Beckens im Rahmen eines weiteren Eingriffes beseitigt werden. Schröder bemerkt, daß im Gegensatz zu einer spontanen Versteifung der Iliosakralfugen die Patienten nach einer entsprechenden Operation häufig nicht beschwerdefrei seien. Darauf zitiert Scheuer amerikanische Studien, die in diesem Zusammenhang nachweisen, daß entsprechende Beschwerden häufig von einer Alteration des Nervengewebes durch Schrauben hervorgerufen werden. Obwohl eine Arthrodese in solchen Fällen häufig stabil ist, hat der Patient noch Beschwerden. Sorgfältiges Operieren kann solche Schäden vermeiden. Eine korrekt durchgeführte und abgeheilte Arthrodese der Iliosakralfugen hat in der Regel nach Böhm keine funktionellen Einbußen zur Folge.

Osteosynthesematerial sollte am Becken nur bei Beschwerden entfernt werden. Die Notwendigkeit von zusätzlich stabilisierenden Eingriffen ist vorher auszuschließen.

Begutachtung

In der Regel ergeht der Begutachtungsauftrag nach Beckenverletzungen an den Unfallchirurgen. Kundig durch persönliche Kenntnis des Verlaufes oder das Studium der Akten und Röntgenbilder, sollte er wegen der Häufigkeit von urologischen und neurologischen Schäden bei Männern und Frauen auch bei scheinbar geringfügigen Verletzungen der Beckenknochen frühzeitig eine urologische und ggf. eine neurologische Zusatzbegutachtung veranlassen. Scheuer betont, daß häufig die Betroffenen aus Scham über entsprechende Probleme nicht von selbst von diesen berichten.

Einigkeit besteht zwischen den Vertretern der Berufsgenossenschaften und den medizinischen Gutachtern darüber, daß einzig maßgeblich zur Bestimmung der MdE objektivierte und reproduzierbar erhobene Befunde sind. Nach Spohr ist ein Vollbeweis zu erbringen. Subjektive Klagen müssen durch entsprechende objektive Befunde belegt werden können. Abstrakt ist der Verlust der Erwerbsfähigkeit am allgemeinen Arbeitsmarkt zu bemessen. In der Urologie existieren nach Hutschenreiter im ausreichenden Maße objektivierende klinische und technische Methoden, nach Weting ebenso im Bereich der Neurologie. Neben den klinischen Untersuchungsmöglichkeiten verfügt der Unfallchirurg über konventionelle Röntgentechniken, die Computertomographie und die Kernspintomographie bzw. röntgenologische Funktionsuntersuchungen, um objektive Befunde zu erhalten.

Maßgeblich für die Minderung der Erwerbsfähigkeit ist die Beeinträchtigung der Arbeitsfähigkeit durch die objektivierten Unfallfolgen, bezogen auf den allgemeinen Arbeitsmarkt.

Einschätzung der MdE aus urologischer Sicht

Ausgiebig diskutiert werden die Bedeutung und der Einfluß von Schäden im urologischen Fachgebiet für den Verlust der Erwerbsfähigkeit auf dem allgemeinen Arbeitsmarkt. Bindemann und Rösgen fragen, inwieweit die häufig geübte Praxis einer relativ hohen MdE-Einschätzung bei Schäden des Urogenitalsystems überhaupt durch eine entsprechende Beeinträchtigung am Arbeitsmarkt begründet wird. Nach Spohr bedeutet dies einen eklatanten Verstoß gegen das Gleichbehandlungsgebot. Hutschenreiter bemerkt, daß in der Literatur beispielsweise Werte zwischen 30 und 60% bei der Infertilität des Mannes angeführt werden. Begründet werden entsprechende Einschätzungen bislang mit der individuellen, ggf. altersabhängigen Betroffenheit des Einzelnen. Diese Praxis wird von mehreren Anwesenden kritisiert.

Hutschenreiter plädiert aus urologischer Sicht für eine gemäßigte Einschätzung, die an objektiven Befunden orientiert ist. Auch bei subjektiven Beschwerden führen Harnröhrenstrikturen, kompensierte Blasenentleerungsstörungen oder neurogene Blasenstörungen nicht zu einer meßbaren MdE.

Psychische Beeinträchtigung

Die individuelle Einschätzung desselben Schadens ist in der Gesetzlichen Unfallversicherung nicht definiert. Hierzu erläutern Hutschenreiter und Scheuer an mehreren Beispielen, daß Schäden auf urologischem Fachgebiet möglicherweise sekundär zu Rückwirkungen im psychischen Bereich führen, die dann den Betroffenen in seiner Konkurrenzfähigkeit auf dem allgemeinen Arbeitsmarkt beeinträchtigen. So kann z. B. die Infertilität des jungen Mannes durch die psychische Beeinträchtigung eine andere Einschätzung erfahren, als derselbe Schaden bei einem alten Versicherten mit abgeschlossener Familienplanung. Gerade bei einer individuellen psychischen Beeinträchtigung ist der Vollbeweis jedoch unabdingbar. Die Beeinträchtigung ist durch ein entsprechendes neurologisch-psychiatrisches Gutachten nachzuweisen, damit diese bei der Einschätzung der MdE berücksichtigt werden kann.

Gynäkologische Beeinträchtigung

Scheuer weist darauf hin, daß auch bei der Frau, unabhängig von morphologischen Veränderungen durch neurologische Schäden oder sekundäre Beeinträchtigungen, Empfindungsstörungen auftreten können. Auf eine Anfrage von Dürr wird die Problematik und Relevanz einer posttraumatischen Beckendeformität der Frau als potentielles Geburtshindernis besprochen. Einigkeit besteht darüber, daß eine potentielle Störung des Geburtsablaufes unabhängig von anderen funktionellen Störungen primär nicht zu einer MdE führt. Roesgen und Bindemann stellen fest, daß dieses eigentlich auch für die Infertilität des Mannes zutrifft. Allgemein, so führt Kaiser aus, können künftig zu erwartende Unfallfolgen nur dann in Form der MdE berücksichtigt werden, wenn die zur Prophylaxe erforderlichen Maßnahmen zu einer Beeinträchtigung auf dem allgemeinen Arbeitsmarkt führen.

Auch Komplikationen unter einer nachfolgenden Geburt bedeuten nach Kaiser zwar eine Befundverschlechterung, führen an sich jedoch in der Gesetzlichen Unfallversicherung nicht unbedingt zu einer MdE. Erst wenn z. B. Narbenschmerzen nach einer Sectio oder Sitzstörungen Beeinträchtigungen der Arbeitsfähigkeit herbeiführen, werden sie MdE-wirksam. Müller betont in diesem Zusammenhang die Bedeutung der unfallabhängigen wesentlichen Bedingung. Bezüglich einer sekundären psychischen Störung durch resultierende Ängste, z. B. vor einer an sich gewünschten Schwangerschaft, bestehen nach Bonnermann die gleichen Anforderungen wie beim Mann. Wenn eine objektivierte Beeinträchtigung festgestellt wird, muß diese berücksichtigt werden.

Auch die Schäden auf urologischem, gynäkologischem und neurologischem Fachgebiet müssen bezüglich der Relevanz für die Arbeitsfähigkeit überprüft werden. Über sekundäre Rückwirkungen sind psychische Beeinträchtigungen möglich, die einer psychiatrischen Begutachtung bedürfen. Erforderlich ist der Vollbeweis.

Gesamtminderung der Erwerbsfähigkeit

Nach der Erstellung der verschiedenen Fachgutachten nimmt in der Regel der Unfallchirurg zur Gesamtminderung der Erwerbsfähigkeit Stellung. Ihm obliegt die einhellig als schwierig eingeschätzte Aufgabe, aus den unterschiedlichen Bewertungen abstrakt eine MdE zu ermitteln. Bei korrekter Begutachtung dürften nach Roesgen Parallelen zwischen chirurgischen und urologischen Gutachten nicht bestehen. Wesentlichere Überschneidungen mit den übrigen Gutachten, so betont Bindemann, können sich jedoch bei der zusätzlichen Berücksichtigung eines neurologisch-psychiatrischen Gutachtens ergeben, da eine Abgrenzung der Beschwerden gegenüber den ursächlichen chirurgischen bzw. urologischen Schäden schwer ist. Hierholzer und Bindemann weisen darauf hin, daß auch in diesem Zusammenhang der kollegiale persönliche Austausch hilfreich sei. Bonnermann betont, daß in solchen Fällen die Gesamt-MdE häufig geringer als die Summe der einzelnen Einschätzungen sein kann. Spohr warnt vor einer Überbewertung von urologischen Unfallfolgen bezüglich der MdE-Wirksamkeit.

Die Gesamt-MdE entspricht nicht der Summe der einzelnen Einschätzungen. Überschneidungen müssen berücksichtigt werden.

Einschätzung in der Privaten Unfallversicherung

Auf eine Anfrage von Schröder führt Reichenbach aus, daß bezüglich der AUB 61 die Bemessung der Invalidität an der Beeinträchtigung der Arbeitsfähigkeit zu erfolgen hat. So ergeben sich ähnliche Grundsätze bei der Berücksichtigung z. B. von Störungen der Potenz oder des Geburtsablaufes nach Beckenverletzungen wie in der Gesetzlichen Unfallversicherung. Nur wenn tatsächlich nachgewiesene Beeinträchtigungen der Arbeitsfähigkeit vorliegen, können diese berücksichtigt werden. Dagegen ist die AUB 88 neu definiert. Entscheidend sind nun „Beeinträchtigungen der normalen körperlichen oder geistigen Leistungsfähigkeit". Insofern sind auf der Basis der AUB 88 in Zukunft höhere Einschätzungen der oben diskutierten Unfallfolgen zu erwarten.

Der Leistungsumfang einer Privaten Unfallversicherung bezüglich gynäkologischer bzw. urologischer Schäden ist abhängig von der Vertragsart. In der AUB 61 wird die Bemessung der Invalidität an der Beeinträchtigung der Arbeitsfähigkeit, in der AUB 88 an der Beeinträchtigung der normalen körperlichen und geistigen Leistungsfähigkeit orientiert.

Teil IV

Psychische Verarbeitung von Verletzungen

Psychische Verarbeitung von Verletzungen aus Sicht der psychotherapeutischen Medizin und Psychosomatik

G. HEUFT und W. SENF

Einleitung

Obwohl das Fach Psychosomatische Medizin und Psychotherapie in der Approbationsordnung für Ärzte seit mehr als 20 Jahren existiert, spielen bei der Begutachtung von Unfallopfern und daraus resultierenden (Psycho-)Traumatisierungen psychosomatisch-psychotherapeutische Fragestellungen bisher eine eher untergeordnete Rolle. Im folgenden wird ein kurzer Literaturüberblick über Studien, die einen Zusammenhang zwischen psychischen Faktoren und Verletzungsfolgen bzw. Rehabilitationsverlauf diskutieren, aus dem deutschen Sprachraum gegeben. Insbsondere wird die Bedeutung der Desintegration des individuellen Lebens durch das Unfallgeschehen herausgearbeitet. Ausgehend von der These, daß bei einem Unfalltrauma psychische und somatische Folgen in einer Ergänzungsreihe mit individuell unterschiedlicher Gewichtung stehen, wird eine Modellvorstellung posttraumatischer Belastung entwickelt. Mit einer Kasuistik wird die Bedeutung der psychosozialen Ebene der posttraumatischen Behandlung nach optimaler somatischer Wiederherstellung belegt. Daraus werden für die Gutachterpraxis einige Empfehlungen abgeleitet.

Gutachtenaufträge in der psychotherapeutischen Medizin und Psychosomatik

Bei Vertretern des Faches Psychotherapeutische Medizin und Psychosomatik besteht der empirisch fundierte Eindruck, daß die Beiziehung eines derart ausgebildeten ärztlichen Gutachters bei Fragen der psychischen Dimension z. B. nach Verletzungen, oft als Ultima ratio einer zweiten Instanz erscheint [19]. Zuvor sind in der Regel neben den relevanten somatischen Disziplinen auch die psychiatrischen Fachkollegen gehört worden, die unter Ausschluß einer psychotischen Erkrankung oder Suchterkrankung die erkennende Institution mit dem Problem einer offensichtlichen psychischen Dimension der Problematik allein lassen mußten, da ihnen die entsprechenden diagnostischen Kategorien fehlten. Nicht selten stellt das psychotherapeutisch-psychosomatische Gutachten den ersten Kontakt des Probanden mit dem Fach überhaupt her. Dann gilt es insbesondere, ein wohlverstandenes und berechtigtes Interesse

Tabelle 1. Gutachtenaufträge in der psychotherapeutischen Medizin und Psychosomatik: Verletzungen (*GdB* Grad der Behinderung, *SGB* Sozialgesetzbuch, *BVG* Bundesversorgungsgesetz)

Auftraggeber	Leistungsträger für Patienten bzw. „Gegner des Probanden“	Fragestellung	Dauer bis zur Begutachtung
Amts-, Landgericht	Täter/BRD – sexueller Mißbrauch – sexuelle Traumatisierung – Körperverletzung – psychische Verletzung	Strafrechtliche Ahndung (BGB) Zivilrechtliche Ansprüche (§ 823 ff. BGB)	Wochen bis Jahre
Sozialgericht	Versorgungsamt	GdB (%) (BVG)	Monate bis Jahre
(Landes-) Sozialgericht	BfA LVA	BU-Rente § 43 (2) SGB VI EU-Rente § 44 (2) SGB VI	4–15 Jahre
Berufsgenossenschaft, Gemeindeunfallversicherungsverbände etc.	BG etc.	Arbeits-, Wegeunfälle, Berufskrankheiten (gemäß Verordnung)	Monate bis Jahre
Versorgungsamt	Versorgungsamt	„Wiedergutmachung“/Rente bei Verfolgung/ Traumatisierung infolge des II. Weltkrieges und der Nationalsozialistischen Diktatur (OEG)	bis 50 Jahre

Tabelle 2. Gutachtenaufträge in der psychotherapeutischen Medizin und Psychosomatik: weitere Problemstellungen

Auftraggeber	Leistungsträger für Patienten bzw. „Gegner des Probanden"	Fragestellung	Dauer bis zur Begutachtung
Amtsgericht	Privatpersonen	Streitigkeiten – Mietrecht – Haftungsrecht – Ordnungsrecht	Monate
Amts-, Landgericht	BRD	Schuldfähigkeit	Monate bis Jahre
Amtsgericht	–	Transsexuellengesetz – Vornamensänderung – Personenstandsänderung	Entwicklungsbegleitend über mindestens 1–2 Jahre
Technischer Überwachungsverein	Straßenverkehrsamt	Fahrtauglichkeit (StVO)	Monate

Tabelle 3. Zeitlich begrenzte Ereignisse, die zu psychischen Traumatisierungen führen können

Unfall	Mit eigener Körperverletzung Ohne eigene Körperverletzung
Überfall	Mit Körperverletzung Ohne Körperverletzung
Vergewaltigung	Mit weiteren Körperverletzungen Ohne weitere Körperverletzungen
Sexueller Mißbrauch	Mit weiteren Körperverletzungen Ohne weitere Körperverletzungen
Kindesmißhandlung	Mit weiteren psychischen Mißhandlungen
Geiselnahme	Mit Körperverletzung Ohne Körperverletzung
Politische Verfolgung/ Folter	Mit Körperverletzung Ohne Körperverletzung

des Probanden an den Standards und Behandlungsmöglichkeiten des Faches vom eigentlichen Gutachtenauftrag sorgfältig getrennt zu halten.

Tabelle 1 gibt eine Übersicht über die geläufigen Gutachtenaufträge, die sich auf überwiegend somatische Verletzungen beziehen. Insbesondere bei der Klärung zivilrechtlicher Ansprüche („Schmerzensgeld") und Gutachten unter dem Opfer-Entschädigungsgesetz (OEG) spielen Fragestellungen zur psychischen Dimension eine bedeutsame Rolle (vgl. z. B. die Ergebnisse von Kruse u. Schmitt [20]). Besonders deutlich wird das Problem der oft langen Zeiträume zwischen dem signifikanten Ereignis und der Begutachtung, ein Faktor, der die Validität und Reliabilität unserer gutachtlichen Äußerungen immer wieder in Zweifel ziehen läßt. [Wie kann man nach so vielen Jahren noch mit Wahrscheinlichkeit, z. B. im BVG oder OEG, den Stellenwert eines signifikanten Ereignisses annehmen?]

Tabelle 2 ergänzt im Sinne einer Übersicht weitere Gutachtenaufträge im Bereich unseres Faches, die sich nicht unmittelbar auf Verletzungen und deren (psychische) Folgen beziehen. In unserer Klinik stellen u. a. die Gutachten unter dem Transsexuellengesetz eine wesentliche Aufgabe auch unter wissenschaftlichen Fragestellungen dar (zur Übersicht vgl. z. B. Bräutigam u. Clement [3]).

Problemstellung: Gibt es eine gutachtliche relevante psychische Dimension bei somatischen Verletzungen?

Mit Rücksicht auf die Themenstellung werden in diesem Kontext psychische Faktoren ausschließlich nach unfallbedingter Körperverletzung diskutiert. Verletzungen werden somit – entsprechend gängiger Definition – als Folge eines von außen auf den Menschen einwirkenden, d. h. nicht auf einer inneren Ursache beruhenden, körperlich schädigenden, plötzlichen, damit zeitlich begrenzten Ereignisses verstanden. Dieses Ereignis stellt eine rechtserhebliche Verursachung mit haftungsbegründender und haftungsausfüllender Kausalität dar. Daß Unfälle ohne eigene Körperverletzung und ohne schuldhaftes Handeln auch psychische Traumatisierungen nach sich ziehen können (Tabelle 3), wird denjenigen, die sich z. B. mit den Folgen sog. „Überfahrunfälle" bei Lokführern auseinandersetzen mußten, bekannt sein.

Tabelle 3 stellt darüber hinaus weitere „unfallähnliche", d. h. zeitlich begrenzte, von außen kommende Ereignisse dar, die ebenfalls zu psychischen Traumatisierungen führen können.

Dagegen werden in der 9. Auflage der *Unfallbegutachtung* von Izbicki et al. [17] unter der Überschrift „Erkrankungen des Nervensystems" den „psychoreaktiven Syndromen" lediglich 10 Zeilen gewidmet. Es heißt u. a. dort: „Als Faustregel kann allgemein gelten, daß die nach Unfällen sich einstellenden oder auf sie bezogenen Versagenszustände nicht als direkte oder indirekte Unfallfolgen bewertet werden. Die nach einem Unfall beginnende oder auf Unfallfolgen bezogene Medikamentensucht wird wohl immer als persönlichkeitsgebundene, unfallunabhängige Reaktions- und Erlebnisweise beurteilt..." (S. 171). Außerdem wird darauf abgehoben, daß „die Entschädigung von Unfallneurosen, d. h. von psychischen oder nervösen Störungen, die im Anschluß an einen Unfall eintreten, anders als in der Gesetzlichen Unfallversicherung behandelt werden. Solche Störungen werden nur dann entschädigt, wenn sie auf eine durch den Unfall verursachte organische Erkrankung des Nervensystems oder auf eine durch den Unfall neu entstandene Epilepsie zurückzuführen sind" (S. 66).

Zum einen verwundert, daß die Kategorie „Unfallneurose" trotz ihrer kritischen Diskussion durch Förster [10] weiterhin und ohne Bezugnahme auf die „post-traumatic stress disorder" (PTSD) des DSM-III-R [7, 13] so verwendet wird. Zum anderen fällt auf, daß für den gesamten Bereich psychischer Folgen nach Verletzungen lediglich die unscharfen diagnostischen Kategorien „Versagenszustand" und „Medikamentensucht" angeführt werden. Bei der Diskussion der Suizidproblematik infolge eines Unfalls wird noch die diagnostische Kategorie „Depression" als möglicherweise durch das Unfallereignis hervorgerufene seelische Störung genannt ([17]: S. 16). Im Zusammenhang mit Verletzung und Suizidalität fehlen zentrale diagnostische Kategorien psychischer Befindlichkeit, wie z. B. die Selbstwertproblematik (narzißtische Krise) (vgl. Henseler u. Reimer [14]).

Dabei hat das Bundessozialgericht in seinem Urteil vom 18. 12. 1962 die Bedeutung psychologisch verständlicher Reaktionen als unmittelbare Unfallfolge hervorgehoben (Entscheidungen des Bundessozialgerichts, Bd. 18, S. 173 ff.):

Auch bei psychischen Reaktionen kann der „Anlage" nicht in jedem Fall von vornherein eine so überragende Bedeutung beigemessen werden, daß sie rechtlich die allein wesentliche "Ursache" ist und die vom Unfallereignis oder seinen organischen Folgen ausgehenden Einwirkungen auf die Psyche als rechtlich unwesentlich in den Hintergrund treten. Vielmehr ist u. a. zu prüfen, ob das Unfallereignis und seine organischen Auswirkung in ihrer Eigenart und Stärke nach unersetzlich, d. h. z. B. nicht mit anderen alltäglich vorkommenden

Tabelle 4. Literatur zum Verlauf von Unfallverletzungen in bezug zu psychischen Faktoren

Schädel-Hirn-Trauma	Griebnitz et al. [11] Kürten u. Janzik [21] Oder et al. [22] Stoffels [27]
Gesichtsverletzungen	Sommerfeld u. Drepper [26]
Frontzahnschäden	Gutezeit [12]
Posttraumatischer Kopfschmerz	Barolin [1]
HWS-Schleudertrauma	Di Stefano u. Radanov [6] Ettlin et al. [8] Huber et al. [15] Radanov et al. [23] Wehking et al. [28]
Querschnitt	Seidler [25]
Bewegungsschäden	Fejes [9]
Polytrauma	Bouillon et al. [2] Regel et al. [24]
Brandverletzungen	Bruck et al. [5]

Ereignissen austauschbar sind, und ob die Anlage so leicht "ansprechbar" war, daß sie gegenüber den psychischen Auswirkungen des Unfallereignisses die rechtlich allein wesentliche Ursache ist. Hierbei wird die Schwere des Unfallereignisses – im Verhältnis zu den später vorliegenden Erscheinungen betrachtet – vielfach gewisse Anhaltspunkte geben können. Weiterhin ist von Bedeutung, ob vor dem Unfallereignis eine völlig latente "Anlage" bestand und ob diese sich bereits in Symptomen manifestiert hatte, deren Entwicklung durch das Unfallereignis – dauernd oder nur vorübergehend – beeinflußt worden ist.

Da sich die Diskussion sinnvollerweise auf die Rechtsnormen und das Versorgungssystem der BRD beziehen muß, stellt Tabelle 4 deutschsprachige Veröffentlichungen der letzten 10 Jahre zusammen, die psychische Faktoren beim Verlauf von Unfallverletzungen untersucht haben. Deutlich ist das ganz überwiegende Interesse an Alterationen im Kopf-Hals-Bereich. Auf das Schädel-Hirn-Trauma beziehen sich die Untersuchungen von Griebnitz et al. [11], Kürten u. Janzik [21], Oder et al. [22] und Stoffels [27]. Mit dem gesonderten Bereich der Gesichtsverletzungen hinsichtlich psychischer Folgen haben sich Sommerfeld u. Drepper [26] beschäftigt, wobei Gutezeit [12] die Bedeutung von Frontzahnschäden herausgearbeitet hat. Zum posttraumatischen Kopfschmerz ist die Arbeit von Barolin [1] zu nennen.

Großes Interesse findet die Auseinandersetzung mit psychischen Faktoren bei den Beschwerden im Anschluß an ein „HWS-Schleudertrauma“ [6, 8, 15, 23, 28]. Interessanterweise gibt es bisher von somatischer Seite relativ wenige Aussagen zu den Folgen bei Polytrauma [2, 24] und Brandverletzungen [5]. Bezogen auf den Bewegungsapparat sind die Untersuchungen von Seidler [25] zur Querschnittsproblematik, und von Fejes [9] zu weiteren Bewegungsschäden zu nennen. Bei der Durchsicht der Ergebnisse fällt auf, daß unter den psychosozialen Variablen bei problematischen Verläufen immer wieder die Dimension „Alter“ gefunden wird, ohne daß dieser Zusammenhang schon hinreichend geklärt wäre.

Aus dem Dargelegten ergibt sich die vorläufige Schlußfolgerung, daß es hinsichtlich der Bedeutung der psychischen Dimension von Verletzungen bzw. Unfallfolgen keinen Zweifel gibt. Jedoch stellt die schwierige Frage der Relationen (gerade auch im Entschädigungsrecht) wie auch der dann zu verwendenden diagnostischen Kategorien eine Quelle erheblicher Unsicherheit für die Beurteilenden dar.

Das entwicklungspsychologisch wichtige Konzept des kumulativen Traumas (vgl. Kahn [18]) kann an dieser Stelle nicht weiter berücksichtigt werden. Ebenfalls kann hier nicht auf die Folgen chronischer Krankheit mit akuter Verschlimmerung (z. B. ein Sturz bei vorbestehender rheumatoider Arthritis) eingegangen werden, da diese Fragen einer Auseinandersetzung mit dem Konzept der Bewältigung chronischer Krankheit (Coping) (vgl. Broda [4]) bedürfen.

Somatische und psychische Verletzungen – ein Junktim

Im folgenden soll ein psychoätiologisches Modell der posttraumatischen Belastungsstörung entworfen werfen, um in einem zweiten Schritt die Möglichkeiten zur Abgrenzung posttraumatischer Störungen von prätraumatischen Störungen darzustellen.

Unfall im hier verwandten Kontext bedeutet für das Individuum den abrupten Wandel von einer (idealerweise) psychosomatischen Integrität zu einer mehr oder weniger ausgedehnten Desintegrität. Patienten begegnen notwendigen chirurgischen Eingriffen mit der Hoffnung auf rasche und komplette Wiederherstellung, eine mehr oder weniger bewußte Forderung, die auch die fähigsten Vertreter der modernen Unfallchirurgie nur mit Unbehagen erfüllt (vgl. Weller [29]).

Oft realisieren die Verletzten erst mit einem Verzögerungseffekt von einigen Tagen oder Wochen bewußt, daß eine abrupte Desintegration von Selbst-Bild, Körper-Bild, beruflicher Kompetenz und Beziehungsgefüge erfolgt ist, die sich nicht mehr auf der Ebene der prätraumatischen Integrität aufheben läßt. Die Folge ist ebenso unausweichlich wie regelhaft eine Identitätskrise („wer bin ich denn jetzt – in meinem Erleben und in den Augen der anderen?“), deren zentrale Dynamik von einer narzißtischen (Selbstwert-)Problematik bestimmt wird. Das traumatische Erleben wird dabei anscheinend durch eine Intensivbehandlung nicht weiter verschärft [16].

Die traumatisch begründete Selbstwert- und Identitätsproblematik folgt aus der akuten Zerreißung der Lebenszusammenhänge (z. B. von Rollenzuschreibungen, sozialer und familiärer Position mit den Aspekten von Macht und Abhängigkeit). Wer sagt: „Das bin ich“, sagt dies in der Regel mit der unbewußten Phantasie der Unverletzbarkeit. Dieses Gefühl geht durch einen

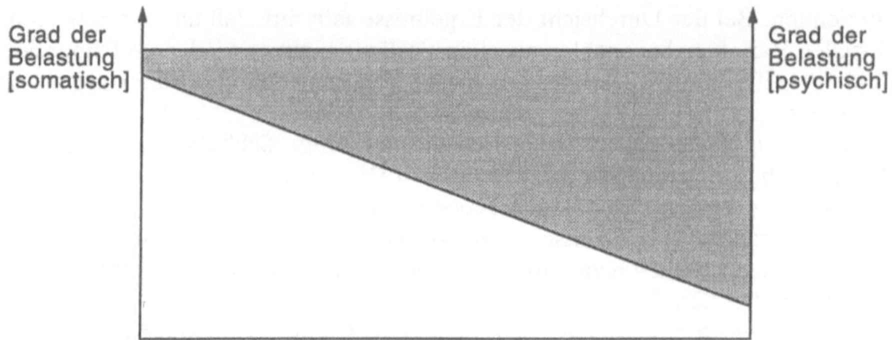

Abb. 1. Relatives Verhältnis zwischen somatischem und psychischem Grad der Belastung durch eine Verletzung

Unfall häufig verloren und macht einer ängstlichen Unsicherheit Platz, die die notwendige Aufrichtung einer „neuen“ Integrität zusätzlich verzögern kann. Diese Dynamik kann sich weiter verschärfen durch eine eher passive Haltung des Betreffenden allen neuen Anforderungen im Leben gegenüber (mangelnde Kontrollüberzeugungen).

Beispiel:

In unserer Ambulanz meldete sich ein 32jähriger Mann, dem rund 1/2 Jahr zuvor ein schwerer LKW verkehrswidrig in seinen PKW gefahren war. Mit zahlreichen Frakturen lag er nach seiner chirurgischen Versorgung 2 Tage auf der Intensivstation. Jetzt klagte er noch über Rückenschmerzen, Schlaf- und Konzentrationsstörungen sowie die Unfähigkeit, erneut die unmittelbar nach dem Unfallereignis gelegene berufliche Abschlußprüfung nachzuholen. Einerseits zeigte sich eine präoperative Konfliktgenese in der Weise, daß der Patient in seiner enormen Leistungsanspannung bereits vor dem Unfallereignis unter funktionellen Rükkenbeschwerden gelitten hatte. Andererseits hatte er aber durch den Unfall mit einem kränkenden Gefühl von Beschädigung zu kämpfen, das er offensichtlich durch Ängste vor der Metallentfernung und vor den anstehenden Anforderungen ausdrückte. Es entstand der Eindruck, daß der weitere Erfolg der psychosozialen Wiedereingliederung nach optimaler chirurgischer Versorgung entscheidend von der psychischen Verarbeitung der Belastung durch das Trauma abhing.

Die Abb. 1 weist schematisch auf, daß das relative Verhältnis zwischen somatischem und psychischem Grad der Belastung durch eine Verletzung alle denkbaren Abstufungen kennt. Allerdings gibt es keine somatische Verletzung ganz ohne psychische Belastung (auch wenn diese keiner spezifischen Behandlung bedarf), und es gibt keine ausschließlich psychische Belastung nach einem Unfall, die nicht zumindest auch körperliche Belastungen wie Schlafstörungen mit Alpträumen, Appetitstörungen oder/und andere funktionelle Körpersymptome nach sich zieht.

Der relative Grad der psychischen Belastung ist – auch wenn die soziale und berufliche Umgebung „optimal“ adaptiv auf das Ereignis reagiert – um so höher, je stärker unvermeidliche Aspekte einer notwendigen „neuen“ Identität als (zu) kränkend abgelehnt werden. Nicht immer kann der Betroffene über diese intrapsychische Problematik bewußt nachdenken oder auch sprechen. Teilweise muß diese Kränkung wieder abgewehrt werden, um die Kräfte des Ich innerhalb des psychischen Apparates nicht zu überfordern. Der Betreffende äußert seine Wut, Enttäuschung und Verzweiflung dann u. U. (unbewußt) über eine mangelnde Mitarbeit in der Behandlung als Demonstration der eigenen Autonomie (Complianceproblem) oder über somatisch unerklärbare Beschwerden (wie z. B. Schmerzen). Die intrapsychisch nicht bearbeitbaren Schmerzen werden dann somatisch ausgedrückt, wobei die Körperärzte oft einen enormen Druck verspüren, diese Art von Schmerzen jetzt und sofort aufheben zu müssen. Gelingt dies nicht, „darf" sich der Betreffende mit Stöhnen und Schimpfen Luft machen, ohne daß die Umgebung vielleicht versteht, daß ihm zum Heulen zumute ist über die erlittenen Verluste.

Aus ärztlicher Sicht ist es bei der Begegnung mit einem Unfallopfer zunächst unerheblich, ob diese psychischen Probleme Folge des Traumas sind oder ob sie eine Verschärfung prätraumatischer Probleme darstellen. Ärzte verschiedener Fachrichtungen werden versuchen, dem Patienten kooperativ zu helfen. Dagegen ist diese Unterscheidung für die Begutachtung psychischer Folgen von enormer Bedeutung.

Wir vertreten den Standpunkt, daß in Abhängigkeit von der Schwere des somatischen Traumas immer eine psychische (Mit-)Traumatisierung angenommen werden kann, wenn sich aus der Biographie, der Anamnese und der Fremdanamnese nicht zweifelsfrei vorausgehende psychische Krisen, Erkrankungen oder zumindest Brückensymptome erheben lassen, die posttraumatisch „nur" rezidivieren. Selbst bei Rezidiven stellt sich noch die schwerwiegende Frage, ob diese (z. B. eine depressive Episode) ohne dieses Ereignis ausgeblieben wären. Entscheidend ist außerdem für das Recht auf Berufsunfähigkeit (BU) bzw. Erwerbsunfähigkeit (EU), ob die Krankheit oder das Gebrechen erst nach Beginn des Versicherungsverhältnisses manifest wurde. Die Kausalität etwa einer chronischen Schmerzkrankheit kann z. B. bis in die Kindheit zurückverfolgt werden, während die Manifestation der Krankheit jedoch erst im „Versicherungsalter" eintritt; damit ist ein Versicherungsfall gegeben (vgl. Kreysig u. Hoffmann [19], S. 605).

Auf jeden Fall muß die Gegenüberstellung von körperlicher Verletzung und dem Phantasma der psychischen Unverletzbarkeit überwunden werden, gerade um die Betroffenen nicht zu zwingen, ihr psychisches Leid über eine Dramatisierung zu Gehör zu bringen. Dabei ist besonders auf jene Patienten zu achten, deren Sozialisation Selbstmitteilungen nicht einüben ließ.

In Abgrenzung zu den berechtigten Anliegen der Betroffenen wird der erfahrene psychotherapeutische Mediziner und Psychosomatiker dagegen eine tendentielle Aggravation mit bzw. Simulation bei einer intensiven, u. U. stationären Begutachtung differenzieren können. Wenn jemand den größten Teil seiner Lebensqualität über einen langen Zeitraum wegen eines psychosomatisch mitbedingten Leidenszustandes aufgeben muß, besteht in der Regel ein krankheitswertiger psychischer bzw. psychosomatischer Prozeß, deren Ätiologie im Begutachtungsprozeß aufzuklären ist.

Empfehlungen für die ärztlich-gutachtliche Praxis

Wenn bald nach der Erstversorgung des Unfallverletzten Hinweise auf eine traumatische Belastungsstörung auftreten, sollte ein Fachvertreter der psychotherapeutischen Medizin/Psychosomatik hinzugezogen werden. Dies dient zum einen der optimalen ärztlichen Versorgung des Unfallverletzten, da es Hinweise dafür gibt, daß die frühe psychotherapeutische Intervention z. B. bei durch den Unfall ausgelösten narzißtischen Krisen einen insgesamt besseren somatopsychosomatischen Heilungsverlauf zeigen. Und zum anderen wird auf diese Weise eine Befunddokumentation möglich, die auch im weiteren Rehabilitations- bzw. Begutachtungsprozeß von Bedeutung ist.

Im Begutachtungsverfahren bzw. im Falle gerichtlicher Auseinandersetzungen sollte bei begründeten Hinweisen frühzeitig an die Beiziehung eines ärztlichen Fachgutachters aus dem Bereich der psychotherapeutischen Medizin/Psychosomatik gedacht werden. Für die Zukunft gilt, daß die prospektive Aufklärung von Risikofaktoren (vgl. die Diskussion bei Ettlin et al. [8]) für hohe psychische Belastungen durch Unfallverletzungen von zentraler Bedeutung ist für das Verständnis eintretender Destabilisierungen heute oft optimal unfallchirurgisch versorgter Patienten, deren Rehabilitationsprozeß jenseits aller technisch brillanten Interventionen nicht in dem vorstellbaren Umfang gelingt.

Empfehlungen für die ärztlich-gutachtliche Praxis aus Sicht der psychotherapeutischen Medizin und Psychosomatik

1. Frühzeitige Fachdiagnostik bei Hinweisen auf eine traumatische Belastungsstörung
   - aus therapeutischen Gründen
   - zur Befunddokumentation
2. Erstinstanzliche Beiziehung von ärztlichen Fachgutachtern der psychotherapeutischen Medizin und Psychosomatik
3. Prospektive Aufklärung von Risikofaktoren

Zusammenfassung

Die psychische und somatische Dimension eines Unfalls ist für das Individuum nicht trennbar. Zukünftig sollte im Sinne einer somato-/psychosomatischen Behandlung schwer traumatisierter Unfallpatienten frühzeitig geprüft werden, ob der Patient einer zusätzlichen psychosomatisch-psychotherapeutischen Behandlung bedarf. Die Einschätzung ist in der Regel im Sinne eines Screenings dem Unfallchirurgen möglich. Dies dient der frühen Befunddokumentation ebenso wie einer optimalen Frühbehandlung des Patienten. Wenn sich etwaige subjektive Kränkungen infolge der Desintegration durch den Unfall verfestigt haben und z. B. in materielle Wiedergutmachungsvorstellungen eingemündet sind, wird eine intrapsychische Bearbeitung für den Unfallpatienten naturgemäß nur noch schwer möglich sein.

Literatur

1. Barolin GS (1988) Der posttraumatische Kopfschmerz. Wiener Med Wochenschr 138: 584–590
2. Bouillon B, Hirschel V, Imig R, Tiling T, Troidl H (1989) Lebensqualität – Kriterium in der Behandlungsstrategie Schwerstverletzter. Langenbecks Arch Chir Suppl II; Verh Dtsch Ges Forsch Chir: 117–122
3. Bräutigam W, Clement U (1989) Sexualmedizin im Grundriß: Eine Einführung in Klinik, Theorie und Therapie der sexuellen Konflikte und Störungen. Thieme, Stuttgart New York
4. Broda M (1987) Wahrnehmung und Bewältigung chronischer Krankheiten. Eine Vergleichsstudie unterschiedlicher Krankheitsbilder. Deutscher Studien Verlag, Weinheim
5. Bruck JC, Bauer M, Balogh D (1985) Psychosoziale Nachuntersuchung bei Brandverletzten. Handchirurgie, Mikrochirurgie, Plast Chir 17: 323–347
6. Di Stefano G, Radanov BP (1993) Neuropsychologische und psychosoziale Befunde beim Verlauf nach HWS-Distorsionen: Eine prospektive klinische Studie. Z Unfallchir Versicherungsmed 86: 97–108
7. Dressing H, Berger M (1991) Posttraumatische Streßerkrankungen. Zur Entwicklung des gegenwärtigen Krankheitskonzepts. Nervenarzt 62: 16–26
8. Ettlin T, Kischka U, Käser HE (1989) Kognitive und psychische Störungen nach HWS-Schleudertrauma: Zwei Fallbeispiele zur Kontroverse Organizität versus Psychogenität. Schweiz Rundsch Med Prax 78: 967–969
9. Fejes A (1985) Psychotherapeutische Möglichkeiten bei definitiv Bewegungsgeschädigten. Psychiat Neurol Med Psychol 37: 101–106
10. Förster K (1987) Die sogenannte „Unfallneurose" – ein umstrittener Begriff. Aktuel Traumatol 17: 219–223
11. Griebnitz E, Mitterauer B, Kofler B (1993) Selbstmord nach Schädelhirntrauma. Versicherungsmedizin 45: 74–79
12. Gutezeit G (1985) Antizipierte Betroffenheit durch Frontzahnschäden. Dtsch Zahnärztl Z 40: 1254–1259
13. Haefliger J (1992) Therapieresistente Unfallpatienten und die Posttraumatische Belastungsstörung (PTBS). Z Unfallchir Versicherungsmed 85: 27–34
14. Henseler H, Reimer C (Hrsg) (1981) Selbstmordgefährdung. frommann-holzboog, Stuttgart
15. Huber A, Beran H, Trenkler J, Hager A, Witzmann A, Fischer J (1993) Das Schleudertrauma der HWS aus neurochirurgischer traumatologischer und psychologischer Sicht. Neurochirurgia 36: 51–55
16. Hundelshausen B v, Tempel G, Schneck HJ, Jelen-Esselborn S, Keller K (1984) Erfahrungen und Erlebnisse von Patienten einer operativtraumatologischen Intensivbehandlungseinheit. Anasth Intensivther Notfallmed 19: 297–301
17. Izbicki W, Neumann N, Spohr H (1992) Unfallbegutachtung. De Gruyter, Berlin New York
18. Khan MR (1963) Das kumulative Trauma. In: Khan MR (Hrsg) Selbsterfahrung in der Therapie. Kindler, München, S. 50–70
19. Kreysig M, Hoffmann SO (1993) Probleme der Begutachtung Schmerzkranker. In: Egle UT, Hoffmann SO (Hrsg) Der Schmerzkranke – Grundlagen, Pathogenese, Klinik und Therapie chronischer Schmerzsyndrome aus bio-psychosozialer Sicht. Schattauer, Stuttgart New York, S 603–616

20. Kruse A, Schmitt E (1994) Wurde die in der Lagerhaft erlittene Traumatisierung wirklich verarbeitet? Ergebnisse aus einem Forschungsprojekt zu psychischen Nachwirkungen des Holocaust. In: Heuft G, Kruse A, Nehen HG, Radebold R (Hrsg) Integrative Gerontopsychosomatik. MMV Medizin Verlag, München (im Druck)
21. Kürten H, Janzik HH (1988) Das Verständnis der Wesensänderung nach Schädelhirntrauma unter besonderer Berücksichtigung der prämorbiden Persönlichkeits- und Familienstruktur. Rehabilitation 27: 160–165
22. Oder W, Goldenberg G, Deecke L (1991) Prognostische Faktoren für die Rehabilitation nach schweren Schädelhirnverletzungen. Fortschr Neurol Psychiatr 59: 376–386
23. Radanov BP, Dvorak J, Valach L (1989) Psychische Veränderungen nach Schleuderverletzungen der Halswirbelsäule. Schweiz Med Wochenschr 119: 536–543
24. Regel G, Seekamp A, Takacs J, Bauch S, Sturm JA, Tscherne H (1993) Rehabilitation und Reintegration polytraumatisierter Patienten. Unfallchirurgie 96: 341–349
25. Seidler GH (1986) Beobachtungen zur psychosozialen Verarbeitung einer Querschnittslähmung. Z Psychosom Med 32: 337–348
26. Sommerfeld S, Drepper H (1985) Umwelterfahrung und Krankheitserleben gesichtsversehrter Patienten – Erkennen der Behinderung als Voraussetzung zur Rehabilitation. Rehabilitation 24: 151–156
27. Stoffels H (1992) Über das Symposium „Verfolgte Kinder und die Kinder der Verfolgten – psychische Traumen über Generationen hinweg" 18. 10.–19. 10. 1991, Universität Erlangen. Psychiat Prax 19: 129–131
28. Wehking E, Hanisch L, Bartsch H (1993) Die Distorsionsverletzung der Halswirbelsäule. Welche Faktoren bedingen Beschwerdepersistenz? – Eine Studie an 112 gutachterlich untersuchten Probanden. Versicherungsmedizin 45: 163–164
29. Weller S (1989) Lebensqualität nach unfallchirurgischen Eingriffen. Langenbecks Arch Chir Suppl II, Verh Dtsch Ges Forsch Chir: 49–54

Psychische Verarbeitung von Verletzungen aus der Sicht der Psychologie

C. von Hagen

Einleitung

Die Mehrzahl der Autoren betrachtet eine Unfallverletzung unabhängig von den jeweiligen chirurgischen Konsequenzen auch als psychisches Trauma, das mit einer Reihe spezifischer Belastungsfaktoren einhergeht [1, 2, 6–12, 14, 15, 17–21, 24–26, 28, 29, 33–36, 38, 43, 44, 50, 51, 56, 58]. Rogner et al. [43] interpretieren den Unfall als einschneidendes Lebensereignis (life event), das mit einem erheblichen Kontrollverlust verbunden ist [43, 48]. Ähnlich betrachten auch Weis et al. [56] die Unfallverletzung als ein Ereignis, das neben der physischen Läsion und den damit verbundenen körperlichen Beeinträchtigungen mit erheblichen psychischen Belastungen einhergeht. Maßgeblich für das Ausmaß des aufgrund eines Unfallgeschehens erlebten psychischen Stresses und damit auch der Art möglicher psychogener Unfallfolgen ist nicht das objektive Unfallereignis an sich, sondern das subjektive Erleben des Traumas. Dies hat zur Folge, daß der gleiche Unfallhergang bzw. ähnliche funktionelle oder kosmetische Unfallfolgen in Abhängigkeit von der betroffenen Persönlichkeit, den jeweiligen Vorerfahrungen und den individuellen Bewältigungsressourcen zu recht unterschiedlichen Erlebens- und Verarbeitungsmustern führen können [7, 15, 17, 25, 28, 42–44].

Zu den am häufigsten genannten Streßfaktoren unmittelbar nach dem Trauma zählen die vermeintliche oder tatsächliche vitale Bedrohung sowie die Ungewißheit über Art und Ausmaß der erlittenen Verletzungen. Die Hauptbelastungsquellen im Rahmen der Krankenhaussituation bestehen in der für die Intensivbehandlung charakteristischen Abhängigkeit von medizinischen Spezialisten und technischen Geräten und die durch die Hospitalisierung bedingte Trennung von den Angehörigen. Mittel- und längerfristig hat sich der unfallchirurgische Patient in erster Linie mit den Beeinträchtigungen seiner physischen und möglicherweise auch psychischen Leistungsfähigkeit auseinanderzusetzen. Insbesondere bei irreversiblen Unfallfolgen wie dem Verlust einzelner Gliedmaßen oder Entstellungen des Exterieurs beispielsweise durch Verbrennungen ist in hohem Maße die körperliche Integrität und damit die Aufrechterhaltung eines positiven Selbstwertgefühls bedroht. Je nach Schwere der Verletzung ist ferner auch die Fortführung gewohnter familiärer und beruflicher Rollen und Aktivitäten in Frage gestellt. Die beschriebenen Belastungen können in Abhängigkeit von den individuellen Bewältigungsressourcen zu einer Reihe psychischer und psychosomatischer Symptome führen, wobei die Angaben über die Häufigkeit des Auftretens psychogener Unfallfolgen zwischen 10 und 92% variieren [56].

Während der frühen Phasen nach einer Unfallverletzung finden sich häufig Zustände nervöser Spannung und Unruhe, Verwirrtheit, Schwindel und Schlafstörungen, mnestische Probleme, depressive Verstimmungen sowie Beeinträchtigungen der Frustrationstoleranz und der konzentrativen Belastbarkeit. Langfristige bzw. chronifizierte Zustandsbilder manifestieren sich in der Regel in Form von Depressionen, Angstsyndromen und vegetativen Dystonien, mitunter aber auch in neurotischen oder organisch bedingten Psychosyndromen. Zu den unter dem Terminus des posttraumatischen Streßsyndroms (PTSD: post traumatic stress disorder) subsumierten psychischen und physischen Befindlichkeitsstörungen zählen Depressionen, Angstzustände und vielfältige somatische Beschwerden wie beispielsweise chronische Schmerzzustände [1, 4, 6, 8, 13, 17, 20, 21, 42–44, 46, 55, 56, 58].

Definitionen von Bewältigung

Das Ziel der Erforschung von Bewältigungsprozessen besteht darin, einen signifikanten Beitrag zur Deskription, Diagnostik und Prognostik streßbezogener Adaptations- bzw. Regulationsprozesse zu liefern, die in external oder internal bedingten Belastungssituationen von Bedeutung sind. Aus der Kenntnis der Personen- und Situationsvariablen bei effizienten Copingprozessen lassen sich Informationen über konstruktive bzw. krankheitsvermeidende Konfliktlösungsstrategien in Belastungssituationen ermitteln [3–5, 22, 23, 27, 30–32, 39, 41, 45].

Bemühungen, das Copingkonzept von bedeutungsähnlichen Begriffen definitorisch abzugrenzen, stammen insbesondere von der Arbeitsgruppe um Lazarus. In neueren Beiträgen zur Terminologie der Bewältigungsforschung sowie in aktuellen empirischen Arbeiten zeichnet sich nach Laux u. Weber [30] eine allgemeine Orientierung an dem Rahmenmodell von Lazarus [31] ab, da die Mehrzahl der Autoren seiner theoretischen Konzeption entweder explizit zustimmt oder diese als Bezugssystem für einen abweichenden Ansatz zugrundelegt. Lazarus u. Folkman [32] definieren Bewältigung als sich ständig verändernde, kognitive und verhaltensmäßige Bemühungen einer Person, die darauf gerichtet sind, sich mit spezifischen, externen und/oder internen Anforderungen auseinanderzusetzen, die ihre adaptiven Ressourcen stark beanspruchen oder übersteigen ([32], S. 141). Diese allgemein gefaßte Definition gewinnt nach Laux u. Weber [30] erst dann an Kontur, wenn eine Reihe spezifischer Merkmale hervorgehoben oder hinzugefügt wird. So sollte nach Ansicht der Autoren in Abgrenzung zu dem Konzept der Adaptation oder Anpassung von Bewältigung nur im Zusammenhang mit streßhaftem Geschehen gesprochen werden, d.h. dann, wenn eine Diskrepanz zwischen den Anforderungen an das Individuum und seine jeweiligen Handlungsmöglichkeiten besteht [30–32].

Zur Wiederherstellung des Gleichgewichtes zwischen Person und Umwelt ist eine Anstrengung erforderlich, wobei Laux u. Weber [30] den Aspekt des Bemühens hervorheben und betonen, daß die Klassifikation einer Reaktion als Bewältigung nicht vom Gelingen der Bemühung abhängig sei. Die Autoren betrachten Bewältigung ferner als prozeßhaft-dynamisches Geschehen, das letztlich auf zwei Funktionen gerichtet ist: Zum einen zielt es auf die Modifikation der gestörten Person-Umwelt-Relation ab, und zum anderen ist es auf die Regulierung der sich aus der genannten Konstellation ergebenden Emotionen gerichtet. Da die Bewältigung eng mit dem Streßkonzept verknüpft ist, schließen die Autoren positiv getönte Affekte aus der Gesamtheit derjenigen Emotionen, die Bewältigungsprozesse initiieren, aus, unterstreichen aber, daß unter die Gruppe der sog. „Streßemotionen" nicht nur eindeutig unlustbetonte emotionale Reaktionen, sondern auch „motivationale Mischzustände" subsumiert werden.

Bezogen auf den Bereich der Krankheitsbewältigung definiert Heim [22] Coping als das Bemühen, bereits bestehende oder zu erwartende Belastungen durch eine Erkrankung innerpsychisch (emotional, kognitiv) oder durch zielgerichtetes Handeln zu reduzieren, auszugleichen oder zu verarbeiten. Nach Weis et al. [56] läßt sich Krankheitsverarbeitung als ein Prozeß auffassen, bei dem zu unterschiedlichen Zeitpunkten konsekutiv oder simultan verschiedene Verarbeitungsstrategien eingesetzt werden. In Analogie zu dem Prozeß der Bewältigung einer akuten oder chronischen Krankheit lassen sich auch im Zusammenhang mit der Bewältigung einer Unfallverletzung kognitive, emotionale und handlungsbezogene Adaptationsprozesse unterscheiden.

Determinanten des Bewältigungsverhaltens

Soziales Umfeld

Als wesentliche Determinanten des Bewältigungsverhaltens im allgemeinen sowie nach Unfallverletzungen im besonderen werden neben spezifischen Personenfaktoren insbesondere situationale Aspekte und das soziale Umfeld genannt. Die Situation, d. h. das Unfallgeschehen als solches, ist im Unterschied zu anderen belastenden Ereignissen, wie etwa einer chronischen Erkrankung, durch eine geringe subjektive Kontrollierbarkeit und eine weitgehend fehlende Prognostizierbarkeit sowie eine daraus resultierende kurze bzw. ebenfalls gänzlich fehlende Antizipationsdauer gekennzeichnet. Weis et al. [56] sehen ein weiteres Charakteristikum des Unfallereignisses in der Kombination aus hoher Intensität und kurzer Dauer. Hinsichtlich der Faktoren, die den Einflußbereich des sozialen Umfeldes konstituieren, sind in Zusammenhang mit der Bewältigung einer Unfallverletzung primär die professionelle Unterstützung sowie die Unterstützung durch Angehörige und Freunde von Bedeutung. Dabei hat sich im Rahmen empirischer Arbeiten gezeigt, daß weniger das objektive Ausmaß an sozialer Unterstützung als vielmehr die subjektiv erlebte Qualität der Zuwendung für die emotionale Stabilität des Patienten maßgeblich ist [2, 6, 10, 11, 13, 17, 20, 45, 47, 53, 56].

Spezifische Persönlichkeitsmerkmale

Die Bedeutung des Einflusses spezifischer Persönlichkeitsmerkmale für die Genesungsgüte wird in der Literatur kontrovers diskutiert: Während in einigen Studien nachgewiesen werden konnte, daß die prätraumatische Persönlichkeit den Adaptationsprozeß in nicht unerheblichem Maße beeinflußt, kommen Weis et al. [56] in ihrer Übersichtsarbeit zu dem Ergebnis, daß spezifischen Persönlichkeitsdispositionen hinsichtlich der Auftretenswahrscheinlichkeit posttraumatischer psychischer Probleme und Beeinträchtigungen nur ein geringer prädiktiver Wert beigemessen werden könne. Die Autoren unterstreichen, daß Persönlichkeitsmerkmale wie Feindseligkeit, Aggressionskontrolle, Ärgerausdruck, Spannungstoleranz und Tendenz zu Risikoverhaltensweisen nur wenig mit der posttraumatischen psychischen Befindlichkeit assoziiert seien und eher in Zusammenhang mit einem erhöhten Unfallrisiko stünden. Im Unterschied zu den Befunden von Weis et al. [56] kommen andere Autoren zu dem Ergebnis, daß sich dispositionelle Merkmale, wie beispielsweise eine optimistische Grundüberzeugung, internale Kontrollattributionsmuster, das Vertrauen in die eigene Bewältigungskompetenz und ein breitgefächertes Interessenspektrum, positiv auf den Adaptationsprozeß auswirken [6, 8, 15, 19, 21].

Die Bewältigung einer Unfallverletzung soll ferner auch dann mit einer größeren Wahrscheinlichkeit günstig verlaufen, wenn prätraumatisch eine positive psychische und soziale Anpassung erreicht war, und der Patient nicht unter Angststörungen oder depressiven Verstimmungen gelitten hat [6]. Bei der Bewertung der Befunde hinsichtlich der Zusammenhänge zwischen prätraumatischer Persönlichkeit und posttraumatischer Bewältigungseffizienz ist jedoch zu berücksichtigen, daß die große Zahl der Daten erst nach Schadenseintritt erhoben wurde und somit retrospektiver Natur ist. Budde [6] weist darauf hin, daß der Rückschluß auf die Ausprägung bestimmter Persönlichkeitsmerkmale unmittelbar vor dem Eintritt einer physischen Läsion höchst problematische Konstanzannahmen erforderlich mache. So müsse in Ermangelung entsprechender Längsschnittdaten beispielsweise davon ausgegangen werden, daß eine Änderung der jeweiligen Eigenschaftsausprägungen unter den spezifischen Schädigungsbedingungen bzw. in Wechselwirkung mit ihnen ausgeschlossen werden könne.

Kognitive Bewertung

Eine Reihe differenzierter Befunde liegt zwischenzeitlich hinsichtlich der Bedeutung kognitiver Bewertungsprozesse für den Genesungsverlauf vor. So konnten Rogner et al. [43] bei 70 traumatologischen Patienten den Einfluß kognitiver Faktoren auf die Dauer der stationären Behandlung und die Komplikationsrate nachweisen. Als besonders bedeutsam erwiesen sich die Bewertung der Vermeidbarkeit des Unfalles und die Vorhersagbarkeit des Genesungsverlaufes. Ein als vermeidbar eingestufter Unfall war unabhängig von der

Schwere der Verletzung mit einer schlechteren Genesungsgüte assoziiert, was sich in einer höheren Komplikationsrate und einer prolongierten Hospitalisierung manifestierte [43]. Negative Auswirkungen auf den Genesungsverlauf fanden sich auch in Zusammenhang mit der „Why-me-Problematik": Ein komplikationsreicherer Genesungsprozeß in Verbindung mit einer längeren Krankenhausverweildauer ergab sich bei Patienten, die sich gedanklich intensiv mit der Frage auseinandersetzten, warum ausgerechnet sie einen Unfall erlitten hatten [43]. Die Autoren gehen davon aus, daß die Beschäftigung mit der Why-me-Frage zu einer erhöhten Selbstaufmerksamkeit und damit zu einer Aktualisierung der Unfallfolgen führt, die ihrerseits das Auftreten depressiver Verstimmungen begünstigen kann. Ähnliche Befunde berichten auch Bulman u. Wortman [7], die die Attributionsmuster querschnittgelähmter Unfallpatienten untersuchten. Die günstigsten Adaptationsverläufe ergaben sich bei denjenigen Patienten, die ihren Unfall für unvermeidbar und selbstverschuldet hielten [7, 49].

In einer weiteren Studie konnten Rogner et al. [44] die zuvor beschriebenen Ergebnisse hinsichtlich des Einflusses von Kognitionen auf den Heilungsprozeß unfallchirurgischer Patienten replizieren. Der günstigste Genesungsprozeß ergab sich für Patienten, die den Unfall als unvermeidbar einschätzten, sich wenig Selbstschuld zuschrieben, sich wenig mit der Why-me-Problematik auseinandersetzten und den Heilungsverlauf als kontrollierbar antizipierten. Die Autoren betonen, daß der Schweregrad der Verletzung in einer multiplen Regressionsanalyse lediglich ca. 17% der Aufenthaltsdauer zu erklären vermochte, wogegen sich die aufgeklärte Varianz durch Berücksichtigung der Kognitionen auf ca. 48% erhöhen ließ. Was die Zusammenhänge zwischen dem Bemühen um Kontrolle während des Rehabilitationsprozesses auf der einen Seite und der Genesungsgüte auf der anderen Seite betrifft, so konstatieren Rogner et al. [44], daß mittlere und hohe Maße kognizierter Kontrolle mit einem günstigen Genesungsverlauf korreliert sind, wogegen sich bei Patienten, die geringe Ausprägungen eigener Kontrollmöglichkeiten über den Heilungsverlauf angeben, eine längere Hospitalisierungsdauer und eine höhere Komplikationsrate eruieren läßt.

Kontrollattributionen

Dalal u. Pande [9] analysierten die Bedeutung der Kausal- und der Kontrollüberzeugungen bei einer Gruppe indischer Unfallpatienten und fanden, daß das Unfallereignis häufiger auf externale Faktoren wie Zufall, Gottes Wille oder Karma attribuiert wurde als auf internale Gegebenheiten. Ferner zeigte sich, daß die Attributierung auf fremde Mächte im Unterschied zur persönlichen Kontrolle mit einem günstigeren Genesungsverlauf korreliert war. Wenngleich die wenigen bislang vorliegenden Befunde hinsichtlich des Einflusses der Kausal- und Kontrollattributionen auf den Genesungsverlauf in eine ähnliche Richtung weisen, so scheint eine pauschale Beurteilung der Effizienz einzelner Attributionsmuster dennoch ungerechtfertigt. Weis et al. [56] betonen in diesem

Zusammenhang, daß Kausalattributierungen insgesamt gesehen keine generellen positiven oder negativen Effekte haben, sondern von der Art der Verletzung, dem soziokulturellen Hintergrund des Patienten und seinem Wissen über die Unfallfolgen beeinflußt seien.

Verletzungstypische Bewältigungsmuster

In der Literatur besteht prinzipiell Konsens darüber, daß die nach Unfallverletzungen beobachtbaren Bewältigungsmodi eine hohe interindividuelle Variationsbreite aufweisen. Trotz der übereinstimmend konstatierten Varianz wurde in einer Reihe empirischer Arbeiten der Versuch unternommen, die für spezifische Verletzungsarten bzw. einzelne Unfallfolgen charakteristischen Copingdeterminanten sowie typische Verlaufsmuster des Bewältigungsverhaltens zu ermitteln. Im folgenden sollen exemplarisch die Besonderheiten der Verarbeitungsprozesse nach traumatischen Querschnittlähmungen, nach Verbrennungen sowie nach Schleudertraumen der Halswirbelsäule dargestellt werden [12, 18, 34–36, 40, 46, 47, 57].

Querschnittlähmung

In Analogie zu den in der Literatur beschriebenen Phasen der Trauerreaktion nach Verlusterlebnissen fand Seidler [47] nach dem Eintritt traumatisch bedingter Querschnittlähmungen regelmäßig zunächst eine Leugnungsphase, die durch ein Stadium der Auflehnung und des Protestes abgelöst wird und im Anschluß daran in eine Neuorientierungsphase mündet. Die Leugnungsphase ist durch die Verarbeitungsstrategie des Nicht-wahrhaben-Wollens charakterisiert, die häufig dadurch eine Unterstützung findet, daß der Körper äußerlich unversehrt ist. Als Folge des Leugnungsprozesses ist die erste persönliche Konfrontation mit dem Rollstuhl nach Seidler [47] in aller Regel mit einem „Realitätsschock" ([47], S. 593) verbunden. Kennzeichnend für die sich an die Leugnungsphase anschließende Phase der Auflehnung und des Protests ist eine erhöhte suizidale Tendenz. Während der Neuorientierungsphase lassen sich insbesondere bei jüngeren Patienten Veränderungen im zwischenmenschlichen und partnerschaftlichen Bereich sowie hinsichtlich der beruflichen Ziele konstatieren [47].

Verbrennung, Verätzung

Das Bewältigungsverhalten nach verbrennungs- und verätzungsbedingten Entstellungen des Exterieurs ist nach Schmid u. Drukarczyk-Hoppe [46] abhängig von der Art, dem Ausmaß und der Lokalisation der Verletzungen, der Ursache des Traumas, dem Alter des Patienten sowie seiner familiären und sozialen Situation. In Anlehnung an Bernstein [2] teilen die Autoren die therapeutische und rehabilitative Versorgungszeit des Verbrennungspatienten in die akute, die subakute und die langfristige poststationäre Versorgungsphase ein [46]. Charakteristisch für das als akute Phase bezeichnete Stadium unmittelbar nach dem Verbrennungstrauma sind Symptome der Desorientiertheit, der Angst und der Agitiertheit sowie delirante Zustände mit Halluzinationen. Im Mittelpunkt der sich anschließenden subakuten Phase steht die Bewußtwerdung der Entstellung des körperlichen Erscheinungsbildes, die in der Regel mit gravierenden psychischen Problemen einhergeht. Die eigentliche Rehabilitationsphase beginnt nach Schmid u. Drukarczyk-Hoppe [46] erst nach der Entlassung aus dem Akutkrankenhaus. Viele Patienten verlängern ihre Krankenkarriere, indem sie sich zu einer Reihe plastisch-chirurgischer Maßnahmen in Form von Narbenrevisionen und Hauttransplantationen entscheiden. Wenngleich die genannten Maßnahmen mit Vorteilen hinsichtlich des äußeren Erscheinungsbildes verbunden sind, so führen sie doch gleichzeitig dazu, daß der Patient auf seine Entstellungen fixiert bleibt und das endgültige Akzeptieren der Dysmorphie hinausgezögert wird.

Davidson et al. [10] prüften bei 314 Verbrennungspatienten den Einfluß der sozioemotionalen Unterstützung auf den Genesungsverlauf und stellten fest, daß die subjektive Wahrnehmung des Geliebt- und Unterstütztwerdens den Rehabilitationserfolg unabhängig von dem Ausmaß der Verbrennung in hohem Maße beeinflußt. In einer der wenigen Studien, in denen die langfristigen psychosozialen Konsequenzen von Brandverletzungen analysiert wurden, konnte Williams [57] eine Isolationstendenz in der Form nachweisen, daß sich Verbrennungspatienten tendenziell auf die Familienrollen zurückziehen und außerfamiliäre Sozialkontakte stark einschränken.

Halswirbelsäule

Nach sog. Schleudertraumen der Halswirbelsäule entwickeln sich häufig neurasthenisch-depressiv gefärbte Psychosyndrome, die hypochondrisch hysteriform imponieren und von der Mehrzahl der Autoren als Ausdruck einer traumatischen Neurose gedeutet werden. Die Patienten klagen neben einer depressiven Verstimmung zumeist über Schmerzen in Kopf-, Nacken- und Schulterbereich, über Schwindel und Konzentrationsschwäche und in der Spätphase insbesondere über Zeichen eines allgemeinen Leistungsabfalls. Die Beschwerden nehmen bei physischer und psychischer Belastung zu und können über Monate und Jahre persistieren. Erdmann [12] geht davon aus, daß die Chronifizierung dieser Beschwerden häufig auf einer abnormen psychischen Verarbeitung vermeintlicher Unfallrestfolgen basiere oder einfach von pekuniären Begehrungswünschen bestimmt sei. Er räumt aber ein, daß es durchaus auch objektive Verletzungstatbestände geben könne, wobei insbesondere an Restzustände von Weichteildistorsionen zu denken sei [12].

Gay u. Abbott [18] postulieren, daß die traumatische Tangierung von Kopf und Hals eine spezifischen Insult auf die Persönlichkeitsstruktur des Verletzten beinhalten müsse. Als Beleg für die Beteiligung psychischer Komponenten wird von zahlreichen Autoren die Beobachtung gewertet, daß die traumatische Affektion der Halswirbelsäule zunächst häufig nicht wahrgenommen werde und die zumeist harmlosen extrazervikalen Begleitverletzungen das Beschwerdebild während der ersten Stunden nach dem Unfall subjektiv beherrschten [12, 15, 18]. Im Unterschied zu den zuvor referierten Arbeiten konnten Radanov et al. [40] in ihren Untersuchungen keine psychischen Fehlentwicklungen nach Schleudertraumen der Halswirbelsäule nachweisen. Die Autoren prüften 97 Patienten jeweils unmittelbar nach dem Unfallereignis sowie nach Ablauf von 6 Monaten die Zusammenhänge zwischen psychosozialem Streß und kognitiven Fertigkeiten einerseits und dem Grad der Erwerbsunfähigkeit andererseits. 6 Monate nach dem Trauma fand sich bei 7% der Patienten eine partielle bzw. vollständige Erwerbsunfähigkeit, wohingegen 91 der 97 Patienten die vor dem Unfall ausgeübte Beschäftigung wieder aufgenommen hatten. 26 der 91 vollzeitbeschäftigten Patienten klagten jedoch 6 Monate nach dem Unfallereignis noch über Restbeschwerden. Radanov et al. [40] konstatieren, daß hinsichtlich des Ausmaßes des psychosozialen Stresses und der negativen Affektivität ebenso wie hinsichtlich der erfaßten Persönlichkeitsdimensionen keinerlei signifikante Unterschiede zwischen den Gruppen ermittelt wurden.

Neurotische Fehlentwicklungen

Unfallbedingte neurotische Fehlentwicklungen, wie sie erstmals Ende des 19. Jahrhunderts in Zusammenhang mit der sog. „Railway spine" beschrieben wurden, haben seit der Einführung der Haftpflicht- und der Unfallversicherung nicht nur eine weite Verbreitung gefunden, sondern sind im Laufe der Zeit auch recht unterschiedlich interpretiert und definiert worden. So äußert Fischer-Homberger [15], daß die Ursache der Unfallneurose anfänglich mit einem pathologisch-anatomisch faßbaren Substrat und später mit Störungen der organischen Feinstruktur, mit psychischen Aspekten und dem Willen sowie mit soziologischen Gegebenheiten assoziiert wurde.

Venzlaff [55] definiert die Unfallneurose als „jene funktionell-nervösen Störungen auf körperlichem oder seelischem Gebiet, die nach tatsächlichen oder vermeintlichen Unfällen Gegenstand eines Renten- oder Entschädigungsanspruches der Verletzten werden, und die nicht auf einer körperlichen Schädigung und mithin keiner materiell-biologischen Ursache beruhen" (S. 2). Bei diesem von Venzlaff [55] charakterisierten funktionell-nervösen Störungen handelt es sich in der großen Zahl der Fälle nicht um überwiegend unbewußte, intrapsychische Konflikte und somit um Neurosen im psychiatrischen Sinn, sondern um einfache Fehlentwicklungen und relativ bewußtseinsnahe Wunsch- und Begehrungsreaktionen. Kind [25] betont, daß die Diagnose einer Unfallneurose im Sinne des psychiatrischen Neuroseverständnisses den Nachweis einer schon vor dem Unfallereignis vorhandenen neurotischen Persönlichkeitsstruktur bzw. den einer prätraumatischen konflikthaften psychischen Entwicklung voraussetze. Posttraumatisch finde dann eine Verschiebung des neurotischen Konfliktes auf den Unfall und seine Folgen statt. Von den Unfallneurosen im engeren Sinne sind nach Kind [25] die auf pekuniären Sicherungstendenzen basierenden Renten-, Begehrungs- und Entschädigungsneurosen abzugrenzen. Unangemessene Begehrungshaltungen finden sich häufig bei bis zum Eintritt des Unfallereignisses eher unauffälligen Persönlichkeiten; diese manifestieren sich in einer demonstrativen Betonung der somatischen Unfallfolgen, einer negativen Einstellung gegenüber den therapeutischen Maßnahmen sowie in mangelnder Kooperationsbereitschaft im Zusammenhang mit den Versuchen der Reintegration in den Arbeitsprozeß [15, 21, 25, 28, 37, 52, 54].

Kind [25] geht davon aus, daß demonstrativ vorgetragene Übertreibungen und daraus resultierende hysterische Zustandsbilder um so wahrscheinlicher sind, je auffälliger bereits die Primärpersönlichkeit des betroffenen Patienten ist. So tendieren hyperthyme, querulatorische Persönlichkeiten dazu, sich in Entschädigungskämpfe zu verwickeln, in deren Mittelpunkt mitunter weniger der materielle Gewinn als vielmehr das Streben nach Gerechtigkeit steht.

Neben den bewußtseinsnahen Wunsch- und Begehrungshaltungen finden sich nach Unfalltraumen gelegentlich psychische Fehlentwicklungen depressiver, hypochondrischer, neurasthenischer oder anderer Art, die nicht neurotischer Natur sind, sondern auf Akzentuierungen spezifischer Aspekte der Primärpersönlichkeit basieren. Ferner können auch prätraumatisch gänzlich unauffällige, psychisch gesunde Personen nach besonders schweren Unfall- und Katastrophenereignissen akute bzw. sich chronifizierende Adaptationsschwierigkeiten haben und mit charakteristischen Belastungs- und Streßsymptomen reagieren. Die auf massiven physischen Traumen basierenden psychischen Alterationen werden im *Diagnostical and Statistical Manual* (DSM III) der American Psychiatric Association unter die Kategorie der „posttraumatischen Belastungsreaktionen" subsumiert. Wichtigstes Definitionsmerkmal für die Klasse der posttraumatischen Bewältigungsreaktionen ist das Vorliegen eines erkennbaren Stressors, der bei fast allen Menschen schwere Belastungssymptome verursachen kann [25]. Auf die Zusammenhänge zwischen Geschehnis und Erlebnis wurde bereits in den 30er Jahren durch Straus [52] hingewiesen. Er spricht von einem zwingenden Zusammenhang zwischen Naturvorgang und Erlebnis, wobei die betroffene Person gemäß dem Erlebnis schicksalhafter Bedrohung und Todesangst dem Zwang zur Sinnentnahme unterliege.

Therapeutische Konsequenzen

Die bislang im Bereich der Rehabilitationspsychologie vorliegenden Befunde weisen trotz aller Kontroversen in Detailfragen insgesamt darauf hin, daß die psychische Verarbeitung des Unfallereignisses den Genesungsverlauf in hohem Maße beeinflußt. Um der Gefahr einer psychischen Fehlverarbeitung des Unfallgeschehens und einer damit verbundenen Prolongierung des Heilverlaufes entgegenzuwirken, sollte bereits im Rahmen der Diagnosestellung auf eine neutrale Formulierung geachtet und der erlittene Körperschaden weder bagatellisiert noch überbewertet werden. Bei weniger gravierenden Verletzungen ist darauf zu achten, daß die im Rahmen der Diagnosestellung verwendete Terminologie nicht einen über das tatsächliche Ausmaß der jeweiligen Läsion hinausgehenden Körperschaden impliziert. Mit der konkreten Benennung des Verletzungsbildes sind dem Patienten die erforderlichen diagnostischen Schritte, die Art der anschließenden Behandlung und der zu erwartende Heilverlauf zu erläutern.

Rogner et al. [43] leiten aus der im Rahmen empirischer Arbeiten nachgewiesenen Bedeutung der kognizierten Kontrolle für den Genesungsverlauf die therapeutische Implikation ab, daß dem Patienten zu einer gedanklichen Bewältigung des erlittenen Unfalles verholfen werden könne, indem das Unfallgeschehen als abgeschlossenes, sich der Kontrolle des Patienten entziehendes Ereignis betrachtet wird. Um einer mit möglichen Verdrängungs- oder Vermeidungsprozessen einhergehenden Verlagerung der kognitiven Aktivitäten auf die Zukunft entgegenzuwirken, sollte dem Patienten vermittelt werden, daß der Heilungsprozeß in hohem Maße seiner Kontrolle unterliegt und somit durchaus beeinflußbar ist [43]. Psychosoziale Hilfestellungen sollten insbesondere denjenigen Patienten angeboten werden, bei denen entweder aufgrund des Verletzungsausmaßes und der daraus resultierenden Beeinträchtigungen der physischen und psychischen Leistungsfähigkeit oder aufgrund von Adaptationsproblemen mit einer möglichen Fehlverarbeitung zu rechnen ist. Im Sinne einer umfassenden psychosozialen Rehabilitation sollte das soziale Umfeld des Patienten möglichst schon während der Akutbehandlung in die Rehabilitationsplanung einbezogen werden.

Zeichnet sich während des Rehabilitationsverlaufes ab, daß dem Wunsch nach vollständiger Wiederherstellung der physischen Integrität konkurrierende Motive in Form ungerechtfertigter Entschädigungs- und Sicherungstendenzen gegenüberstehen, ist dies in einem vertraulichen Gespräch offen zu artikulieren. Dabei sollte dem Patienten vermittelt werden, daß geklagte, mögliche und wahrscheinliche ebenso wie glaubhafte Beschwerden für eine finanzielle Entschädigung nicht ausreichend sind, sondern ein materieller Schadensausgleich das Vorliegen eines positiven Befundes erfordert.

Abschließend ist darauf hinzuweisen, daß die während des Genesungsprozesses nicht selten zu konstatierenden Anpassungsprobleme nicht voreilig im Sinne eines Defizites an geeigneten Zielvorstellungen bzw. im Sinne eines Mangels an motivationalen Antriebskräften interpretiert werden sollten. Das zu lösende Kernproblem besteht vielmehr in der Frage, aus welchen Gründen die Ziele des Rehabilitanden nicht mit denjenigen des Behandlungsteams kongruent sind und mit Hilfe welcher Unterstützungsmöglichkeiten sich die Störungen der Person-Umwelt-Transaktionen beseitigen lassen [6].

Zusammenfassung

Der Genesungsverlauf nach Unfallverletzungen wird nicht nur durch das objektive Ausmaß der physischen Läsion determiniert, sondern auch durch eine Reihe psychischer Faktoren. Zu den Determinanten, die den Rehabilitationsprozeß in positiver Weise beeinflussen, zählen neben spezifischen Formen der kognizierten Kontrolle insbesondere die individuellen Bewältigungsstrategien, wobei sich die Effizienz einzelner Copingmuster ohne Berücksichtigung des Gesamtkontextes in aller Regel nicht beurteilen läßt; als maßgeblich für die Güte des Genesungsverlaufes erweist sich vielmehr die Art der Passung zwischen dem Anforderungscharakter der Situation und dem konkreten Bewältigungsbemühen. Als wesentliche Faktoren und Umweltkonstellationen, die die psychischen Reaktionsmuster unfallverletzter Patienten negativ beeinflussen, werden in der Literatur familiäre und berufliche Probleme, erhöhte Nervositätswerte, Tranquilizerabusus, eine hohe Verantwortlichkeit für andere am Unfall beteiligte Personen sowie eine Reihe kognitiver Determinanten genannt.

Im Rahmen empirischer Studien konnte nachgewiesen werden, daß ein als vermeidbar klassifizierter Unfall unabhängig von der Schwere des physischen Traumas mit einer prolongierten Hospitalisierung und einer höheren Komplikationsrate assoziiert ist. Negative Auswirkungen auf die Genesungsgüte scheint ferner auch die intensive Auseinandersetzung mit der Why-me-Problematik zu haben. Die Bedeutung des Einflusses spezifischer Persönlichkeitspositionen für die Qualität des Genesungsverlaufes wird kontrovers diskutiert. Die Mehrzahl der Autoren kommt jedoch zu dem Ergebnis, daß der prätraumatischen Persönlichkeit im Hinblick auf die Bewältigungseffizienz nur ein eingeschränkter prädiktiver Wert beigemessen werden könne.

Literatur

1. Barling J, Bluen SD, Fain R (1987) Psychological functioning following an acute disaster. J Appl Psychol 72: pp 683–690
2. Bernstein NR (1971) The psychiatrist's role in the treatment of burn patients. In: Matter P, Barclay TL, Konickova Z (eds) Research in burns. Huber, Bern, pp 642–646
3. Beutel M (1988) Bewältigungsprozesse bei chronischen Erkrankungen. Edition Medizin, Weinheim
4. Brackhane R (1988) Behinderung, Rehabilitation, Rehabilitationspsychologie: Terminologische Vorbemerkungen und Begriffserklärungen. In: Koch U (Hrsg) Handbuch der Rehabilitationspsychologie. Springer, Berlin Heidelberg New York Tokyo, S 20–34
5. Brüderl L (Hrsg) (1988) Theorien und Methoden der Bewältigungsforschung. Juventa, Weinheim München
6. Budde H-G (1988) Auswirkungen und Bewältigung von Behinderung: Psychologische Ansätze. In: Koch U (Hrsg) Handbuch der Rehabilitationspsychologie. Springer, Berlin Heidelberg New York Tokyo, S 101–119
7. Bulman RJ, Wortman CB (1977) Attributions of blame and coping in the „Real World": Severe accident victims react to their lot. J Pers Soc Psychol 35: 351–363
8. Burstein A (1989) Posttraumatic stress disorder in victims of motor vehicle accidents. Hosp Community Psychiatry 40: 295–297
9. Dalal AK, Pande N (1987) Psychological recovery of accident victims with temporary and permanent disability. Intern J Psychol 23: 25–40
10. Davidson TN, Bonden ML, Tholen D, James MH, Feller I (1981) Social support and postburn adjustment. Arch Pys Med Rehabil 62: 275–278
11. Drzin-Schilling B, Dennig K (1992) Der Mensch als Ganzes ist verletzt – Psychologische Betreuung im Intensivzimmer. In: Zäch GA (Hrsg) Rehabilitation. Springer, Berlin Heidelberg New York Tokyo

12. Erdmann H (1973) Die Schleuderverletzung der Halswirbelsäule. Hippokrates, Stuttgart (Die Wirbelsäule in Forschung und Praxis, Bd 56)
13. Ferber C von (1988) Auswirkung und Bewältigung von Behinderung: Soziologische und sozialpolitische Zugangsweisen. In: Koch U (Hrsg) Handbuch der Rehabilitationspsychologie. Springer, Berlin Heidelberg New York Tokyo, S 74–85
14. Fetterman JL (1940) Vertebral neuroses. Psychosom Med 3: 265–275
15. Fischer-Homberger E (1975) Die traumatische Neurose. Vom somatischen zum sozialen Leiden. Huber, Bern Stuttgart Wien
16. Freeman CH et al (1976) The use of the Minnesota Multiphasic Personality Inventory with low back pain patients. J Clin Psychol 32: 294–298
17. Frey D, Rogner O, Schüler M, Körte C (1985) Psychological determinants in the reconvalescence of accident patients. Basic Appl Soc Psychol 6: 317–328
18. Gay JR, Abbott KH (1953) Common whiplash injuries of the neck. Am J Med Assoc 152: 1698–1704
19. Gérard C (1987) Die Auswirkung der prätraumatischen Lebenssituation von Schädelhirntrauma-Patienten auf die psychische Verarbeitung der Behinderung. Transaktionsanalyse Theorie Praxis 4: 35–47
20. Glaesener JJ, Maske A, Petersen W, Steinberg K (1992) Die traumatische Querschnittlähmung mit Verletzung der oberen Extremität – Auswirkungen auf den Rehabilitationserfolg Thieme, Stuttgart New York (Rehabilitation, Bd 31, S 224–230)
21. Goldberg L, Gara MA (1990) A typology of psychiatric reactions to motor vehicle accidents. Psychopathology 23: 15–20
22. Heim E (1988) Coping und Adaptivität: Gibt es geeignetes oder ungeeignetes Coping? Psychother Psychosom Med Psychol 38: 8–18
23. Heim E, Perrez M (Hrsg) (1994) Krankheitsverarbeitung. Hogrefe, Göttingen (Jahrbuch der Medizinischen Psychologie, Bd 10)
24. Kalb R (1985) Angstneurotische Entwicklungen nach Verkehrsunfällen. Fortschr Med 103: 295–297
25. Kind H (1988) Neurose und Unfallversicherung. Schweiz Arch Neurol Psychiatr 139: 31–41
26. Koch U (Hrsg) (1988) Handbuch der Rehabilitationspsychologie. Springer, Berlin Heidelberg New York Tokyo
27. Kohlmann, C-W (1990) Streßbewältigung und Persönlichkeit. Huber, Bern Stuttgart
28. Kuch K, Swinson RP, Kirby M (1985) Post-traumatic stress disorder after car accidents. Can J Psychiatr 30: 426–427
29. Kumar HV, Finley S (1988) Psychological sequelae and head injury. Br J Hosp Med 39: 51–58
30. Laux L, Weber H (1990) Bewältigung von Emotionen. In: Scherer KR (Hrsg) Psychologie der Emotion. Enzyklopädie der Psychologie. Hogrefe, Göttingen, S 560–629
31. Lazarus RS (1981) The stress and coping paradigm. In: Eisdorfer C et al. (eds) Models for clinical psychopathology. Spectrum, New York, pp 177–214
32. Lazarus RS, Folkman S (1984) Stress, appraisal and coping. Springer New York
33. Lindenmeyer J (1983) Behindert-Werden: zur Psychologie der Bewältigung einer traumatischen Körperbehinderung. Schindele, Heidelberg
34. Malt UF (1988) The long-term psychiatric consequences of accidental injury. A longitudinal study of 107 adults. Br J Psychiatry, 153: 810–818
35. Malt UF (1989) The validity of the general health questionnaire in a sample of accidentally injured adults. Acta Psychiatr Scand Suppl 355/80: 103–112
36. Malt UF, Ugland OM (1989) A longterm psychosocial follow-up study of burned adults. Acta Psychiatr Scand Suppl 355/80: 94–102
37. Mendelson G (1987) Illness behaviour, pain and personal injury litigation. Psychiatr Med 5: 39–48
38. Platt JJ, Husband SD (1987) Posttraumatic stress disorder and the motor vehicle accident victims. Am J Forensic Psychol 5: 35–42
39. Prystav, GG (1981) Psychologische Copingforschung. Diagnostica 27: 189–214

40. Radanov BP, DiStefano G, Schnidrig A, Sturzenegger M (1993) Psychosocial stress, cognitive performance and disability after common whiplash. J Psychosom Res 37: 1–10
41. Reicherts M (1988) Diagnostik der Belastungsverarbeitung. Neue Zugänge zu Streß-Bewältigungs-Prozessen. Huber, Bern Stuttgart
42. Ritter G, Kramer J (Hrsg) (1991) Unfallneurose, Rentenneurose: posttraumatic stress disorder (PTSD) perimed, Erlangen
43. Rogner O, Frey D, Havemann D (1984) Psychische Folgen unfalltraumatologischer Genesungsverläufe. Z Unfallchir Versicherungsmed 77: 207–214
44. Rogner O, Frey D, Havemann D (1987) Der Genesungsverlauf von Unfallpatienten aus kognitionspsychologischer Sicht. Z Klin Psychol 16: 11–28
45. Rosch Inglehart M (1988) Kritische Lebensereignisse: eine sozialpsychologische Perspektive. Kohlhammer, Stuttgart Berlin Köln Mainz
46. Schmid FX, Drukarczyk-Hoppe G (1988) Rehabilitation bei entstellenden Eingriffen und Traumen. In: Koch U (Hrsg) Handbuch der Rehabilitationspsychologie. Springer, Berlin Heidelberg New York Tokyo, S 632–659
47. Seidler, GH (1988) Ausgewählte neurologische Krankheitsbilder: Spina bifida, Querschnittlähmung, Multiple Sklerose, Parkinsonismus, Hydrozephalus. In: Koch U (Hrsg) Handbuch der Rehabilitationspsychologie. Springer, Berlin Heidelberg New York Tokyo, S 585–609
48. Seligman MEP (1975) Helplessness. On depression, development, and death. Freeman, San Francisco
49. Shadish WR, Hickman D, Arrick MC (1981) Psychological problems of spinal cord injury patients. Emotional distress as a function of time and locus of control. J Consult Clin Psychol 49: 297
50. Shepherd JP, Qureshi R, Preston MS, Levers BGH (1990) Psychological distress after assaults and accidents. Br M J 301: 849–850
51. Smith RS (1989) Psychological trauma following automobile accidents: A review of literature. Am J Forensic Psychol 7: 5–29
52. Straus E (1978) Geschehnis und Erlebnis. Springer, Berlin Heidelberg New York
53. Thali A (1989) Das Sudeck-Syndrom und seine „psychosomatische Disposition“. Eine vergleichende klinisch-psychologische Studie zur Ätiologie bei Unfallpatienten. Psychother Psychosom Med Psychol 39: 260–265
54. Tsuang MT, Boor M, Fleming JA (1985) Psychiatric aspects of traffic accidents. Am J Psychiatry 142: 538–546
55. Venzlaff U (1958) Die psychoreaktiven Störungen nach entschädigungspflichtigen Ereignissen. Springer, Berlin Göttingen Heidelberg
56. Weis J, Müller S, Koch U (1993) Psychische Verarbeitung einer Unfallverletzung und ihre Bedeutung für die psychosoziale Rehabilitation. Praxis Klin Verhaltensmed Rehabil 22: 118–123
57. Williams BP (1971) Social sequelae of severe burn injury. In: Matter P, Barclay TL, Konickova DS (eds) Research in burns. Huber, Bern, pp 650–654
58. Witte W (1988) Einführung in die Rehabilitations-Psychologie. In: Brackhane R (Hrsg) Arbeiten zur Theorie und Praxis der Rehabilitation in Medizin, Psychologie und Sonderpädagogik, Bd 31. Huber, Bern Stuttgart Toronto

Psychische Verarbeitung von Verletzungen aus unfallchirurgischer Sicht

B. HERBST und G. HIERHOLZER

Einleitung

Eine berufsgenossenschaftliche Unfallklinik nimmt als überregionales Traumazentrum ihre Aufgaben von der ersten Hilfe am Unfallort, der Akuttherapie frisch Verletzter und der Sekundärtherapie zugewiesener Patienten wahr, bis hin zur beruflichen, familiären und gesellschaftlichen Wiedereingliederung des Einzelnen. Sie bietet durch ihre besonders auf traumatologische Belange ausgerichtete Struktur die idealen Voraussetzungen, die Behandlung der Verletzten in jeder Form zu optimieren.

Die Behandlung frischverletzter Patienten und insbesondere der Vielfachverletzten stellt täglich aufs neue eine ärztliche Herausforderung dar. Die klinische Erstversorgung und alle nachfolgenden Behandlungsmaßnahmen sind jeweils für sich entscheidende Schritte mit dem Ziel der möglichst vollständigen Rehabilitation. Strukturelle Unzulänglichkeiten und technische oder personelle Fehlleistungen können häufig nur mit zusätzlicher Belastung für den Verletzten und erheblichem Kostenaufwand für den Versicherungsträger korrigiert werden. Die günstige personelle, räumliche und apparative Ausstattung einer berufsgenossenschaftlichen Unfallklinik bietet aus praktischer Sicht alle Voraussetzungen zur Heilung und Wiederherstellung der Verletzten.

Daß neben den von außen einwirkenden klinischen Therapiemaßnahmen die psychische Verarbeitung von Verletzungen ein nicht unerhebliches Gewicht erhält, erscheint a priori einleuchtend. Mit dem Paradigma: „Salus aegroti suprema lex" definiert sich das oberste Gebot ärztlichen Handelns:

Leben zu erhalten,
Gesundheit wiederherzustellen,
und Wohlbefinden herbeizuführen

Der Therapeut darf aber auf den Patienten nicht nur mit der Verpflichtung zur wissenschaftlich begründeten Analyse, Diagnose und Therapie zugehen, sondern hat sich auch in der Chirurgie und hier in besonderem Maße mit dessen Psyche zu befassen. Chirurgen neigen dazu, in der Begegnung mit dem Patienten nach der diagnostischen Erfassung manuelle Fähigkeit in der Operation unter Beweis zu stellen und nur wenig oder teilweise an den Gefühlen des

Patienten teilzuhaben. Dabei ist der Patient kein naturwissenschaftliches Objekt, das nur nach medizinischer Hilfe ruft. Der (unfall)chirurgische Patient ist immer auch eine Einzelperson mit dem ihr eigenen Bewußtsein, das nach Aufklärung, Wahrheit, Taktgefühl, Zuwendung, Aufmunterung, nach Menschlichkeit verlangt. Bei den Folgen einer schweren Verletzung geht es eben nicht nur um Tod oder Leben. Nachdem die Akutphase dank erstklassiger Medizintechnik und Operation überwunden wurde, stellt sich die berechtigte Anforderung nach möglichst vollständiger Wiederherstellung, körperlicher Rehabilitation und sozialer Reintegration.

Nach einer Visite auf der Intensiv- oder Wachstation, auf den septischen Stationen oder der Abteilung für Rückenmarkverletzte kommt die Frage auf, wie diese überwiegend jungen Menschen ihre schweren Verletzungen psychisch verarbeiten. Handelt es sich im Einzelfall um einen weiteren Frührentner, Alkohol- oder Drogenabhängigen, oder wird es gelingen, den Verletzten organisch und psychisch zu rehabilitieren, sozial einzugliedern und ihn als Verletzten zu entlassen, der ein befriedigendes Maß an Lebensqualität besitzt? Die Thematik der psychischen Verarbeitung von Verletzungen soll an 3 Patientengruppen einer Klinik veranschaulicht werden:

1. dem schwerverletzten, polytraumatisierten Patienten,
2. dem chronisch kranken, septischen Patienten,
3. dem rückenmarkverletzten Para- oder Tetraplegiker.

1. Der polytraumatisierte Patient

Im Vordergrund der Behandlung schwerverletzter Patienten steht die chirurgische und intensivmedizinische Therapie. Schwerverletzte können heute dank unfallchirurgisch-operativer Erstmaßnahmen und einer aufwendigen Intensivpflege überleben. Die Gesamtletalitätsrate Schwerverletzter ist im Bundesgebiet in den vergangenen Jahren kontinuierlich zurückgegangen. Lag sie vor 20 Jahren noch bei über 50%, so schwankt sie derzeit zwischen 15 und 20%.

Für einen Großteil der Betroffenen bedeutet das Überleben u.a. eine mehr oder weniger starke Einbuße körperlicher Bewegungsfreiheit:

- Die Ruhigstellung von Gelenken in Schienenhülsenapparaten oder Gipsverbänden, oder auch die Montage von Fixateur-externe-Systemen erfordert in der Regel nur eine kurzzeitige Immobilisation. Rasch sind die meisten Patienten mit der Benutzung von Unterarmgehstützen vertraut und zumindest eingeschränkt mobil.
- Die operative Versteifung von Gelenken oder der prothetische Gelenkersatz bedeutet häufig eine dauerhafte Funktionseinschränkung und Einbuße des Bewegungsradius.
- Gliedmaßenteil- oder Amputationen können zwar heute meist dank fortschrittlicher Orthopädietechnik durch moderne, patientengerechte Prothesen ersetzt werden, dennoch ist die Bewegungsfreiheit erheblich reduziert, die längerstreckige Fortbewegung im Rollstuhl ein bitteres Eingeständnis.

- Für den rückenmarkverletzten Querschnittsgelähmten bedeutet die Erkrankung dauerhafte Unfähigkeit der Mobilität. Bei der kleinsten täglichen Verrichtung ist er lebenslang auf Fremdhilfe angewiesen.

Der frisch Schwerverletzte ist aber mehr als eine lebendige Anhäufung medizinischer Probleme, die es möglichst gut zu lösen gilt. Gerade die direkte Abhängigkeit des Rehabilitationserfolges von der medizinischen Behandlung birgt die Gefahr in sich, daß die psychologischen Probleme des Patienten, die zweifellos spätestens in der Frühphase der Klinikbehandlung auftreten, übersehen, unterschätzt oder sogar ignoriert werden. Zu Beginn der Behandlung befindet sich der Patient in einem Zustand akuten Krankseins. Schmerzen beherrschen sein Denken. Er steht unter einer schweren Schockeinwirkung des Geschehenen und Geschehenden. Begriffe wie „Folterkammer, inhumane Medizin, Materialschlacht der Knochenchirurgen" werden den Ärzten auf Intensiv- und Wachstationen oftmals vorgeworfen.

Das unfallchirurgische Fachpersonal bedeutet für den Schwerverletzten eine oft unnahbare, vielleicht sogar bedrohliche Autorität. Er muß ihnen vorübergehend seinen Körper voll anvertrauen, denn allein die Ärzte können ihm weiterhelfen, und er erwartet von ihnen, daß sie dies in allen Belangen tun werden.

Bei allem Streben, den Patienten diagnostisch zu erfassen, um anschließend therapeutisch einwirken zu können, müssen alle beteiligten Therapeuten begreifen, was die Anwendung dieser Maßnahmen für den Patienten bedeutet. Bei der Beurteilung seiner Anamnese und der Zuordnung von Beschwerden zu den Befunden ist die Richtigkeit der abzuleitenden chirurgischen Therapie wesentlich durch die Frage mitentschieden, ob der Arzt das Erleben und Fühlen des anderen Menschen nachvollziehen kann. Es ist für den Chirurgen eine wichtige Aufgabe, bei der Begegnung mit dem Patienten sich in dessen Lage hineinzuversetzen und damit Menschlichkeit in sein Handeln einzubeziehen. Ein enges Vertrauensverhältnis zwischen Arzt und Patient ist für den Rehabilitationserfolg von Anfang an von grundlegender Bedeutung.

2. Der septische Patient

Posttraumatische, postoperative Infektionen treten bei 2–5% der Patienten im Gefolge abdomineller Laparotomien oder Osteosynthesen der Extremitäten auf und bedeuten für den Patienten über lange Zeiträume wiederholte Klinikaufenthalte mit zahlreichen operativen Eingriffen. Die psychologische Problematik des chronisch kranken Patienten kreist um das Konfrontiertwerden mit einer langzeitigen, körperlichen Beeinträchtigung.

Der Einzelne sieht sich häufig in seiner Situation überfordert. Der Patient ist nicht mehr in der Lage, auf das traumatische Erleben der möglichen Unabänderlichkeit seiner chronischen Behinderung zu reagieren. Er zieht seine Bereitschaft zurück, mit dem ärztlichen und dem Pflegepersonal zusammenzuarbeiten aus Mißverständnis, Hoffnungslosigkeit und Angst. Depression oder sogar Aggression demonstrieren seine Hilflosigkeit. Seine Motivation in den Therapien wie Krankengymnastik und Ergotherapie nimmt rapide ab. Wenn sich dann noch Zwiespalt, Haltlosigkeit und Distanz zu den Familienangehörigen einstellen, ist die Flucht in Alkohol und Drogen häufig vorprogrammiert. Der Weg zur Frühberentung erscheint dann unausweichlich. Wenn die Unfähigkeit des Patienten zur psychischen Verarbeitung seiner Verletzung so offensichtlich ist, dann hat auch der Unfallchirurg versagt. Dieser steht in der Pflicht, seinen Patienten in verständnisvollem Gespräch aufzuklären. Diese Anforderung kann weder vom Pflegepersonal, von Praktikanten, dem Seelsorger, Sozialarbeiter oder Psychologen übernommen werden. Der behandelnde Arzt muß operatives Eingreifen und Vorgehen behutsam und mit Bedenkzeit besprechen. Die Aussicht auf Frühmobilisation und Genesung darf niemals verwehrt werden. Dabei hat jeder einzelne Patient Anspruch auf ärztliche Zuwendung; sein Schicksal ist einzigartig.

Weitere Probleme, die sich im Laufe der klinischen Behandlung ergeben, müssen in interdisziplinärer Teamarbeit zwischen Ärzten, Physio- und Ergotherapeuten, Orthopädietechnikern und Berufsberatern angesprochen und geklärt werden. Niemals darf der Patient zum hoffnungslosen „Septiker" degradiert werden. Gerade das chronische Leiden dieser Patientengruppe fordert den Unfallchirurgen in seiner ärztlichen und menschlichen Fertigkeit heraus.

3. Der rückenmarkverletzte Patient

Aufklärung

Der erste bewußte Kontakt zwischen Arzt und Patient entsteht in der Regel in der Notaufnahme. Nach sicherer Befunderhebung und Diagnosestellung steht dem Verletzten das Recht auf Aufklärung zu:

Der Arzt muß dem Patienten behutsam, zum psychologisch richtig gewählten Zeitpunkt mitteilen, daß er querschnittsgelähmt ist, daß diese Verletzung Folge einer Rückenmarkschädigung ist. Dieser Forderung gerecht zu werden, ist für jeden Chirurgen eine Herausforderung, da diese Mitteilung für den Patienten ein Schlüsselerlebnis darstellt, das den weiteren Therapieverlauf maßgeblich beeinflußt. Darüber hinaus wird der Patient über die Besonderheiten seiner Verletzung sachlich informiert: Durch die Schädigung der Hauptnervenbahnen treten in unterschiedlichem Ausmaß motorische, sensible und vegetative Störungen auf. Beim Paraplegiker sind die Funktionen der oberen Extremitäten intakt geblieben, beim Tetraplegiker sind alle 4 Extremitäten und gelegentlich auch die Atemmuskulatur betroffen. Bei der kompletten Querschnittslähmung sind sämtliche Funktionen des Rückenmarks unterbrochen, bei der inkompletten liegen nur partielle Ausfälle vor, d.h. ein Teil der Rückenmarksbahnen bleibt funktionstüchtig.

Da der Patient meist schon nach dieser Erstinformation erfahren will, wie sich der weitere Klinikverlauf gestalten wird, wird der Arzt ihn über eine erste Phase der erforderlichen Ruhigstellung zur Heilung der Wirbelfrakturen, entweder konservativ durch Liegen oder operativ durch Stabilisierung des Bruches, informieren, sowie über die zweite Phase der Mobilisation und des Selbsthilfetrainings. Auf eine Behandlungsdauer von durchschnittlich 3 Monaten bei unteren Brustmark-, Lumbal- und Kaudaschädigungen, sowie von durchschnittlich 6–8 Monaten bei Halsmarkschädigungen wird sich der Querschnittgelähmte einstellen müssen. Das Alter des Patienten, die Grundzüge seiner Persönlichkeit und seine allgemeine soziale Situation beim Eintreffen in der Klinik deuten schon auf die Art und Weise, wie der Einzelne den physischen und psychischen Streß der Verletzung und ihre Folgen verkraften kann.

Verarbeitung

Die *erste Phase* der psychischen Verarbeitung der Verletzung liegt in der Überwindung des Unfallschockes, der ersten Anpassung an die Rolle des Schwerverletzten und den damit verbundenen Verfremdungsgefühlen, der Angst vor dem Tod, den Schmerzen und den Verwirrungen der ersten Tage.

In der *zweiten Phase* realisiert der Verletzte die totale Abhängigkeit von Ärzten, Pflegepersonal und Therapeuten. Er empfindet sein Dasein als unbeeinflußbares Ausgeliefertsein. Hoffnung auf Besserung oder Heilung wechselt ab mit der Trauer um den Verlust der Gesundheit, tiefer Unsicherheit, Verzweiflung, Angst vor der Zukunft, familiären und finanziellen Schwierigkeiten. Erst in der *Endphase* zeichnet sich eine allmähliche Anpassung an die neuen psychischen und physischen Gegebenheiten ab:

Der Wirbelbruch ist knöchern verfestigt, die Operationswunden sind verheilt. Der Patient darf erstmals sitzen, wobei er unmißverständlich erleben muß, daß das ersehnte Aufsitzen eine Ankettung an den Rollstuhl bedeutet. Der Prozeß der Anpassung an die veränderte körperliche Situation kann vielerlei Formen annehmen und verschieden lang dauern.

Das Nachdenken über die zahlreichen Probleme, denen sich der Rückenmarkverletzte fügen muß, beeindruckt mit der Tiefe psychologischer Prozesse, die der Rückenmarkverletzung unmittelbar folgen:

Der Rückenmarkverletzte wird konfrontiert mit dem Feststellen seiner Bewegungseinschränkung, dem Kummer seines Verlustes, dem Ertragen des Schmerzes, dem Wahrnehmen von Phantomeindrücken, Veränderungen in der Sexualfunktion, dem Verlust der Harnblasenkontrolle und Verdauungstätigkeit, den Frustationen der Immobilisation, dem Verlust beruflicher Ziele und Verdienstmöglichkeiten, den Gefühlen der Nutzlosigkeit und dem Rollenwechsel in der Familie.

Diese neuen Erfahrungen rufen einen Verlust des Selbstwertgefühles hervor und prägen die sozialen Stigmata des unbekannten „Andersseins" in den Augen des unbeteiligten Umgebenden.

Es ist verwunderlich und der Flexibilität und Größe des menschlichen Geistes zuzuschreiben, daß so viele, deren Leben durch dieses Schicksal vernichtet zu sein scheint, überleben und ein Stadium physikalischer und sozialer Unabhängigkeit erzielen.

Nur unter den idealen Voraussetzungen gezielter unfallchirurgischer Therapie, krankengymnastischer und ergotherapeutischer Begleitung, psychologischem Beistand und berufshelferischer Betreuung in einer speziell ausgerichteten Rehabilitationseinheit für Querschnittsgelähmte findet der Rückenmarkverletzte die Chance, ein sinnvolles, produktives und lohnendes Leben weiterzuführen.

Zusammenfassung

Nachdem exemplarisch versucht wurde, die Thematik der psychischen Verarbeitung von Verletzungen aus unfallchirurgischer Sicht anhand der 3 großen Patientengruppen zu verdeutlichen, soll mit Sokrates' berühmten Heilspruch geendet werden: „Mens sana in corpore sano." Es gibt hierzu eine erläuternde Übersetzung, die besagt: Niemand sollte nur die Augen ohne Kopf behandeln oder den Kopf ohne Körper; niemand sollte aber den Körper behandeln, ohne den Geist. Nirgendwo in der Medizin kommt dieser sokratischen Ermahnung eine größere Bedeutung zu als in der umfangreichen Behandlung und Rehabilitation Schwerverletzter. Der Unfallchirurg hat außer bei der klinisch-therapeutischen insbesondere auch bei der psychologischen Betreuung eine bedeutende Rolle, ist er doch die erste Kontaktperson, die den Patienten über seine Verletzung und mögliche lebenslange Behinderung informieren muß. Der Therapieverlauf wird durch diesen Erstkontakt zwischen Arzt und Patient entscheidend beeinflußt.

Leider wird der Arzt in der chirurgischen Ausbildung nur unzureichend auf diese so wichtige Aufgabe vorbereitet. Durch die bestehenden Unsicherheiten und Ängste wird häufig die den Arzt sehr belastende und fordernde Information zu Lasten der Patienten innerhalb des Kollegenkreises weitergereicht. Die psychologische Wirkung auf den Patienten wird dabei allzu oft verkannt. Unter dieser Forderung ist der Unfallchirurg nicht der oft zitierte „Hergott in weiß". Sicherlich nimmt er bei seiner unfallchirurgischen Tätigkeit eine herausragende und vorherrschende Stellung in der medizinisch-klinischen Therapie und Betreuung jedes Verletzten ein. Dabei erwartet der Verletzte vom Arzt zu Recht, daß dieser ihm mit Fachkompetenz, Verantwortungsbewußtsein und Einfühlungsvermögen begegnet und begleitet. Doch auf dem Weg zur Genesung begleitet nicht der Arzt allein den Patienten:

- Auf der Station, wo er den größten Teil des Tages verbringt, wird der Patient von einem von ärztlicher Seite gut instruierten und motivierten Pflegepersonal bei den Verbandwechseln, der täglichen Pflege und allen weiteren Verrichtungen betreut.
- Der speziell auf die Bedürfnisse des einzelnen Patienten ausgerichteten Krankengymnastik fällt eine wichtige Aufgabe in der Mobilisation und Wiedererlangung der Beweglichkeit zu.
- Für angepaßte Beschäftigung und Anleitung zur Selbsthilfe sorgt die Ergotherapie.

– Für die Bereitstellung von Hilfsmitteln, die Zurichtung und Anpassung von Schuhwerk oder Prothesen ist die Orthopädietechnik zuständig.
– Sozialarbeiter, Seelsorger, Pädagogen und Psychologen leisten ihren Tribut zur Rehabilitation, um den Patienten sozial und beruflich wieder einzugliedern.
– Die Rechnung geht schließlich nicht auf ohne die von Fall zu Fall, von Land zu Land unterschiedlichen Gesundheitssysteme und Kostenträger.

Eine rasche, angepaßte und damit wirtschaftliche Rehabilitation geht alle gemeinsam an. Dieses Ziel läßt sich nur durch eine gut geführte und koordinierte Teamarbeit erreichen.

Literatur

1. Böckle F (1986) Sales aegroti suprema lex. MMW 128/41: 690–692
2. Dekker J, Boot B, Van der Woude L, Bijlsm JWJ (1992) Pain and disability in osteoarthritis: A review of biobehavioral mechanisms. J Behav Med 15/2: 189–214
3. Dittmer H, Bauer F (1987) Ergebnisse der psychischen, sozialen und somatischen Rehabilitation nach Polytrauma, unter besonderer Berücksichtigung der Motorradfahrer. Z Unfallchir Versicherungsmed 80/1: 84–88
4. Gruninger W, Klassen R (1987) Psychologische Aspekte in der Rehabilitation Querschnittgelähmter. Schindele, Heidelberg, S 79–87
5. Hierholzer G, Hierholzer S (1989) Beziehung Arzt – Patient In: Chirurgisches Handeln. Thieme, Stuttgart New York, S 45–53
6. Hohmann GW (1975) Psychological aspects of treatment and rehabilitation of the spinal cord injured person. Clin Orthop 112: 81–88
7. Regel G. Lobenhoffer P (1993) Ergebnisse in der Behandlung Polytraumatisierter. Unfallchirurg 96: 350–361
8. Regel G, Seekamp A (1993) Rehabilitation und Reintegration polytraumatisierter Patienten, Unfallchirurg 96: 341–349
9. Schipperges H (1986) Heilkunst an der Grenze von Leib und Seele. MMW 128/41: 687–689
10. Sturm E (1979) Rehabilitation von Querschnittgelähmten – Eine medizin-psychologische Studie, Bd 22. Huber, Bern Stuttgart Wien, S 7–157
11. Tittel K, Fichtner K, Schauwecker F (1987) Medizinische Besonderheiten und soziale Auswirkungen der Unfälle mit motorisierten Zweirädern. Unfallchirurgie 13/6: 295–302
12. Whalley Hammel K (1992) Psychological and sociological theories concerning adjustment to traumatic spinal cord unjury: the implications for rehabilitation. Paraplegie 30: 317–326
13. Zumtobel V, Scholz-Jäger A (1993) Akute postoperative Psychosen. Dtsch Ges Chir (Heft 5)

Auswirkungen auf das Verwaltungsverfahren

U. Schwerdtfeger

Einleitung

Jede Verletzung muß auch psychisch verarbeitet werden. Die veränderten Bedingungen, die zu bewältigen sind, betreffen nicht nur die Verletzten selbst, sondern auch deren Ehepartner und darüber hinaus gelegentlich weitere Personenkreise (Freunde und Bekannte, Arbeitskollegen, Vorgesetzte und Arbeitgeber etc.) [21]. Da diese Betroffenen nicht zum Kreis der versicherten Personen in der Gesetzlichen Unfallversicherung zählen und somit nicht Leistungsberechtigte sind, müssen sie in der folgenden Betrachtung ausgespart bleiben. Gleichwohl entfaltet das Instrumentarium, das der Gesetzlichen Unfallversicherung vom Gesetzgeber zur Verfügung gestellt worden ist, auch für diese Personenkreise (zumindest mittelbar) Wirkungen, die ein Verarbeiten und Hineinfinden in veränderte Bedingungen erleichtern können.

Vielfach werden die Probleme, die mit der psychischen Verarbeitung von Verletzungen einhergehen, der Gesetzlichen Unfallversicherung nicht einmal zur Kenntnis gelangen.

Beispiel 1: Ein 28jähriger Klavierbauergeselle und Hobbypianist erleidet einen Verlust des Ringfingerendgliedes links. Das Heilverfahren verläuft ohne Besonderheiten, nach Ende der Arbeitsunfähigkeit ist eine rentenberechtigende MdE auf dem allgemeinen Arbeitsmarkt nicht verblieben. Die Akte wird geschlossen und nach Ablauf der Aufbewahrungsfrist vernichtet. Zufällig wird später bekannt, daß die Verletzung insofern zu Verarbeitungsproblemen geführt hatte, als sich der Verletzte 2 Jahre lang außerstande fühlte, das Klavierspiel wieder aufzunehmen (was ihm aufgrund der erlittenen Verletzung ohne weiteres möglich gewesen wäre).

Dieser Fall scheint zu bestätigen, daß Hilfeleistung bei der psychischen Verarbeitung von Verletzungen vornehmlich eine medizinische und weniger eine versicherungsrechtliche Herausforderung ist [12]. Er gibt auch Anlaß, zwei wichtige Bemerkungen voranzustellen: Zum einen gibt es keine Norm für seelische Reaktionen. Zumindest eine gewisse Bandbreite von Verhaltensformen wird man insgesamt den normalen Reaktionen zuordnen müssen (aus dieser Sicht dürfte in obigem Fall noch eine „normale" Verarbeitungsreaktion anzunehmen sein). Zum anderen enthalten die in der Gesetzlichen Unfallversicherung geltenden Maßstäbe für die Bewertung der MdE bereits auch die Mitbewertung seelischer Reaktionen.

Wenngleich viele Fälle demgemäß für den Versicherungsträger im Verborgenen ablaufen, ergibt eine Sichtung der Verwaltungsakten dennoch einige Verletzungsmuster, bei denen gehäuft psychische Verarbeitungsprobleme auch der Gesetzlichen Unfallversicherung bekannt und aktenkundig werden:

- Kopfverletzungen (leichte Verletzungen ebenso wie schwerere Schädel-Hirn-Traumen),
- Beschleunigungsverletzungen der Halswirbelsäule [14, 19]
- Gliedmaßenverluste,
- traumatische Querschnittslähmungen.

Thematisch ausgespart bleiben müssen hier die Folgen von Berufserkrankungen, z.B. von Haut- und Krebserkrankungen mit ihren erheblichen psychischen Problemen, ebenso die Fälle, in denen erst später in anderem Zusammenhang Probleme auftreten, wie z.B. Versagensängste während einer Umschulung.

Bemerkenswert erscheint bereits bei einer überschlägigen Auswertung der Fälle, daß relativ leichte Verletzungsfolgen (z.B. Schädeltraumen ohne Bewußtlosigkeit und ohne Folgen, die wegen der Lokalisation der Schädigung aber als „persönlichkeitsnahe" Verletzungen erlebt werden) oft mit erheblichen seelischen Reaktionen verbunden sind. Hingegen scheinen die psychischen Reaktionen auf schwerstwiegende Verletzungen (z.B. traumatische Querschnittslähmungen) eher im (gewiß sehr breiten) „Normbereich" zu liegen oder jedenfalls den gemeinsamen Anstrengungen von Verletzten und Ärzten besser zugänglich zu sein [20].

Hieraus ergibt sich, daß die *Schwere eines Traumas kein geeignetes Kriterium* für die Zuordnung psychischer Probleme zur Entschädigungspflicht der Gesetzlichen Unfallversicherung nach den geltenden Kausalitätsmaßstäben sein kann. Dies wird noch näher auszuführen sein. Die bisherigen Überlegungen führen unmittelbar hin zu einigen zentralen Fragestellungen: dem Krankheitsbegriff, der Beurteilung des Kausalzusammenhangs, der Verteilung der Beweislast, der Begutachtung und MdE-Bewertung und zu der Frage, welches Instrumentarium der Gesetzlichen Unfallversicherung für derartige Problemfälle geeignet ist.

Krankheitsbegriff

Der Krankheitsbegriff in der Gesetzlichen Unfallversicherung umfaßt nicht nur verletzungsbedingte körperliche und geistige Beeinträchtigungen, sondern erstreckt sich auch auf seelische und seelisch bedingte Störungen, wenn diese durch Willensentschlüsse des Unfallverletzten nicht oder nicht mehr zu beheben sind [1, 17]. Hingegen scheidet eine neurotische Fehlhaltung von Krankheitswert aus, wenn z.B. das pseudodemente Verhalten eines Versicherten als zweckgerichtet und bewußtseinsnah zu werten ist.

Die Frage nach dem Krankheitswert einer seelischen Störung ist eine Rechtsfrage, die mit Hilfe der Tatsachenfeststellungen durch medizinische Sachverständige anhand des obigen Krankheitsbegriffs der Gesetzlichen Unfallversicherung beantwortet werden muß. Hierbei ist naturgemäß nicht entscheidend, ob die zu beurteilende seelische Störung von der medizinischen Wissenschaft als Krankheit gewertet wird – maßgebend ist vielmehr einzig und allein, ob das vorliegende psychopathologische Zustandsbild rechtlich die Eigenschaft einer Krankheit aufweist [2, 19].

Beispiel 2: Nach einer Unfallverletzung verbleibt ein operativ versteiftes rechtes Kniegelenk, das in Streckstellung fest durchbaut ist (MdE: 30%). Der Versicherte benutzt auch ein Jahrzehnt nach dem Unfall noch eine knieüberbrückende Lederstützmanschette, die objektiv gesehen nicht mehr erforderlich, sondern für die Entwicklung der Beinmuskulatur sogar negativ ist (die Manschette hat sogar zu einer Nervenirritation durch Kompression geführt). Der Versicherte fühlt sich ohne diese Manschette jedoch hilflos, trägt sie sogar nachts und versucht überall von ärztlicher Seite Unterstützung zu finden. Er führt einen Rechtsstreit durch zwei Instanzen der Sozialgerichtsbarkeit, um die Manschette und die damit verbundene Entschädigungsleistung für Kleidermehrverschleiß behalten zu dürfen. Dieser Störung (Fixierung abgeklungener Beschwerden und Gefährdungen) ist kein Krankheitswert beizumessen (zumindest ist der Unfall hierfür nicht die rechtlich wesentliche Ursache).

Eine unbewußte, rententendenziöse Kampfhaltung kann allerdings Krankheitswert haben, wenn der Versicherte zwar zunächst Störungen vortäuscht, um eine Rente zu erhalten, dann aber einer Eigendynamik des unbewußt ablaufenden Geschehens unterliegt.

Ergänzend und abschließend hierzu soll an die bekannte Einteilung von Verhaltensweisen erinnert werden: Simulation – Aggravation – relativ bewußtseinsferne neurotische Produktion. Nur die letztgenannte Erscheinungsform kommt für eine Entschädigung durch die Gesetzliche Unfallversicherung überhaupt in Betracht.

Kausalzusammenhang, Beweislast und Zusammenhangsbegutachtung

Ursachenbegriff

Bei der Kausalitätsbeurteilung ist die in der Gesetzlichen Unfallversicherung geltende Kausallehre der *Ursachenauswahl*, d.h. die *Lehre von der wesentlichen (Teil-)Ursache* zugrunde zu legen. Von allen Ursachen eines Ereignisses (bzw. hier: einer psychoreaktiven Fehlverarbeitung) haben nur diejenigen rechtliche Bedeutung, denen nach der Anschauung des praktischen Lebens die wesentliche Bedeutung für den Eintritt dieses Ereignisses zukommt. Die übrigen Ursachen werden als rechtlich nicht existent ausgeschieden [3].
Dies bedeutet also, daß für die Ursachenbeurteilung nicht anwendbar ist:

- Der Ursachenbegriff im Sinne der Bedingungstheorie (hiernach ist Ursache jede Bedingung, die nicht hinweggedacht werden kann, ohne daß damit auch ein bestimmter Erfolg entfiele). Dieser (sog. naturwissenschaftliche oder philosophische) Ursachenbegriff hat in der Gesetzlichen Unfallversicherung keinen Platz.
- Der Ursachenbegriff im Sinne der zivilrechtlichen Adäquanztheorie. Dieser Begriff ist deshalb nicht verwendbar, weil er ein generalisierendes Moment enthält. Nach der Adäquanztheorie wird nämlich etwas als Ursache angesehen, was „im allgemeinen“, d.h. unter gleichen Umständen auch bei anderen Personen den gleichen Erfolg beigeführt hätte.

- Das Verhalten eines Durchschnittsmenschen als Maßstab. Dieser Maßstab würde den Besonderheiten der Gesetzlichen Unfallversicherung nicht Rechnung tragen, wonach jeder Versicherte unfallversicherungsrechtlich in dem Zustand geschützt ist, in dem er sich bei Antritt zur Arbeit befindet - also auch z.B. mit einer vorhandenen Anlage zu abnormer Erlebnisverarbeitung.

Der *richtige Maßstab* für die Beurteilung der Ursachenfrage ist dementsprechend ein *individueller*: Zu fragen ist, welche Bedeutung das traumatische Ereignis für den einzelnen Versicherten, d.h. ganz speziell und nur für ihn persönlich, hatte [18].

Kausalitätsbeurteilung: Gelegenheitsursache und wesentliche (Teil-)Ursache

Gelegenheitsursache

Ein Trauma ist dann nur *Gelegenheitsursache* (d.h. keine Ursache im Rechtssinn) für eine in der Folge auftretende psychische Fehlentwicklung wenn
- das Ereignis nach Eigenart und Stärke mit anderen alltäglich vorkommenden Ereignissen austauschbar ist und
- die „Schadensanlage" zur psychoreaktiven Fehlverarbeitung so leicht ansprechbar ist, daß sie bei jeder anderen, auch zufälligen Gelegenheit oder ohne jeden äußeren Anlaß zur selben Reaktion geführt hätte, d.h. daß diese Schadensanlage als rechtlich allein wesentliche Ursache für die psychischen Auswirkungen des Unfalls gewertet werden muß.

Beispiel 3: Ein Unfall führt bei einem (damals 32jährigen) türkischen Schweißer zu einer schweren Quetschverletzung der linken Hand und einer dauernden MdE von 25%. Die Rente wird auf Antrag des Versicherten auf Lebenszeit abgefunden. 15 Jahre nach dem Unfall wird ein Verschlimmerungsantrag mit Schmerzempfindungen, Muskelspannungen, Taubheitsgefühl und einer zunehmenden Kraftminderung begründet. Geklagt werden Berührungs- und Schmerzempfindungen links am gesamten Arm, der Schulter und der Brustkorbhälfte ventral bis in die Oberbauchregion, dorsal bis unter das Schlüsselblatt reichend. Objektive neurologische Befunde sind nicht zu erheben. Eine neurologisch-psychiatrische Begutachtung ergibt, daß eine Beschwerdefixierung auf dem Boden hypochondrischer Neigungen eingetreten ist, daß das Verhalten willensmäßig gesteuert ist und einem Wunschdenken (Rentenbegehren) entspricht. Die Ursachenqualität des Traumas war in diesem Fall zu verneinen [4].

Beispiel 4: Ein Unfall führt bei einem 30jährigen Versicherten zu einer Commotio cerebri und einer leichten Bewegungseinschränkung im rechten Knie. Hieraus resultiert keine meßbare MdE. In der Folge entwickelt sich eine neurotische Erkrankung im Sinne einer Konversionsneurose mit erkennbaren finalen Zügen, d.h. eine erlebnisreaktive Fehlentwicklung, die wiederum die Erwerbsfähigkeit erheblich beeinträchtigt. Die Prognose dieser (inzwischen chronifizierten) Erkrankung ist ungünstig. Auch in diesem Fall war das Unfallereignis auf eine abnorme seelische Reaktionsbereitschaft getroffen. Der hier nicht näher zu schildernde, aber ungewöhnliche Lebenslauf des Versicherten, seine Persönlichkeitsstruktur, die Chronifizierung der Beschwerden auch nach Abklingen der unmittelbaren Unfallfolgen sowie die Akzentuierung der Beschwerden im zeitlichen Abstand von 1 Jahr nach dem Unfall sprachen in diesem Fall dafür, daß das Unfallereignis gegen andere im täglichen Leben unvermeidbar vorkommende Ereignisse austauschbar gewesen ist. Dies gilt auch für Ereignisse von geringem Gewicht, d.h. jedes Ereignis, das eine narzißtische Kränkung für den Versicherten bedeutete, hätte an die Stelle des Unfalls treten können. Dieser war somit nur die Gelegenheitsursache.

Beispiel 5: In einem anderen Fall [5] war der Schock nach einem unverschuldeten Verkehrsunfall mit Tod eines Menschen zwar als geeignet anzusehen, eine vorübergehende Arbeitsunfähigkeit auszulösen. Er konnte jedoch nicht die wesentliche (Teil-)Ursache für eine 7–9 Jahre später aufgetretene Depression sein, und zwar weder im Sinne der Entstehung noch (bei nachgewiesener depressiver Charakterstruktur) im Sinne der Verschlimmerung.

Wesentliche Teilursache

Das LSG Darmstadt [6] hat in folgendem Fall die *Ursachenqualität* des Traumas bejaht:

Beispiel 6: Gerät ein Verletzter nach dem traumatisch bedingten Verlust beider Oberschenkel in eine reaktive Depression und steigert er zum Zweck der Verdrängung dieses Zustandes und zur Beherrschung von Phantomschmerzen exzessiv den Alkoholgenuß sowie den Verbrauch von ärztlich verordneten Medikamenten (Psychopharmaka, Schlafmittel), so sind sowohl der unfallbedingte Gliedmaßenverlust als auch eine anlagemäßige Bereitschaft zu erhöhtem Alkoholkonsum für den vorzeitigen Tod durch Vergiftung die rechtlich annähernd gleichwertigen Ursachen.

Beispiel 7: Nach unfallbedingtem Augenverlust links durch Schreinerarbeiten an der Kreissäge behauptet der Versicherte das Bestehen einer Phobie (Maschinenangst vor spanabhebenden Maschinen, wie Kreissäge, Fräse etc.). Diese könnte (da Maschinenarbeiten konsequent gemieden werden) eine meßbare MdE auf dem allgemeinen Arbeitsmarkt bedingen. Die Ursachenqualität des Traumas für die (tatsächlich nachweisbare) Phobie war in diesem Fall (im Sinne einer wesentlichen Teilursache) zu bejahen. Allerdings war hier (wie in vielen anderen Fällen auch) besonders darauf zu achten, daß die gezielte Befragung durch den untersuchenden Facharzt selbst nicht etwa eine sog. iatrogene Beschwerdeverstärkung erzeugte.

Beispiel 8: Ein 53jähriger gelernter Schreiner und promovierter Architekt (Iraner mit kurdischer Abstammung) erleidet eine erhebliche Verletzung an der rechten Hand mit Teilamputation von Langfingern (MdE hieraus: 30%). Seine Persönlichkeitsstruktur weist einen sehr hohen Wert für psychovegetative Störanfälligkeit sowie einen Höchstwert für Rückzugsverhalten im Sinn der Gehemmtheit und Introversion auf. Es entwickelt sich eine Depression sowie eine ausgeprägte Tendenz, alle Berührungen zu vermeiden. Schon vor dem Unfallereignis waren gewisse Eigenheiten zutage getreten, die jedoch nicht als pathologisch zu bezeichnen waren. Vielmehr war der Verletzte in der Lage, sein Leben als Ausländer in Deutschland zu leben, seine Arbeit zu tun und im Rahmen von Familie und Gesellschaft über viele Jahrzehnte angemessen zu funktionieren. Durch das Unfallereignis waren all diese Mechanismen dekompensiert. Die Arbeitsfähigkeit war nicht wieder herzustellen. Die neurotische Fehlverarbeitung mit erheblichen sozialen Anpassungsschwierigkeiten, die nicht mehr reversibel ist, bedingt eine meßbare MdE. Auch hier war die Ursachenqualität des Traumas zu bejahen.

Grundsätze der Ursachenbewertung

Diese Beispiele mögen zeigen, daß es bei der Ursachenbewertung auch darauf ankommt, ob die Reaktion auf die Unfallfolgen sich im Sinne eines „willkürlichen Sich-Hineinlebens“ vollzieht, ob sie eine „zulassende Stellungnahme des Subjekts“ zur Folge hat (in beiden Fällen: keine Unfallfolge) oder ob ein *„übermächtiges Geschehen“* wirksam wurde (in diesem Fall: *Unfallfolge*).

Wenn neurotische Störungen nachweisbar vorhanden sind, so ist zu fragen, ob der Betroffene diese mit zumutbarer Willensanspannung bzw. mit ärztlicher Hilfe überwinden kann oder ob sie in derart tiefen Schichten der Persönlichkeit verwurzelt sind, daß der Versicherte auch unter Aufbietung seiner Willenskraft dem Zwang zu neurotischen Reaktionen nicht entrinnen kann. Die Schwere des Traumas selbst ist kein geeigneter Maßstab für die Beantwortung der Kausalitätsfrage.

Beispiele

Ein Ursachenzusammenhang ist zu bejahen, wenn

- psychische Störungen die Auswirkungen einer fehlerhaften oder unterbliebenen psychiatrischen Behandlung sind [7],
- Der Unfall und seine Folgen unersetzlich, d.h. nicht mit anderen alltäglich vorkommenden Ereignissen austauschbar sind. Das ist der Fall, wenn das Reaktionsgeschehen eine unentrinnbare Eigendynamik gewonnen hat [8].

Zu *verneinen* ist ein Kausalzusammenhang in nachstehenden Fällen [17]:

- Bei Reaktivierung alter Zustände anläßlich eines Unfalls (jedenfalls in der Regel nicht Unfallfolge),
- bei Wunsch- und Begehrensvorstellungen (bei psychogenen Wunsch- und Zweckreaktionen ist wesentliche Bedingung allein die Persönlichkeitsartung bzw. Willensschwäche des Betroffenen),
- wenn der Versicherte sich nach einem Unfall in den Gedanken hineingelebt hat, krank zu sein.

Beweiswürdigung und Beweislast

Nur *objektiv erhobene Befunde* dürfen berücksichtigt werden, Beschwerden und Klagen nur insoweit, als sie durch einen entsprechenden objektiven Befund oder aufgrund ärztlicher Erfahrungen begründet und glaubhaft sind [19]. Hierdurch wird der im gesamten Bereich des Sozialrechts geltende Grundsatz konkretisiert, wonach jeder Beteiligte die *objektive Beweislast* für die Tatsachen trägt, die den von ihm geltend gemachten Anspruch begründen [15]. Es geht daher zu Lasten eines Beteiligten, wenn hinsichtlich der ihm günstigen Tatsachen auch nach Durchführung aller nach Sachlage gebotenen Ermittlungen eine Ungewißheit verbleibt. Dies bedeutet, daß der Betroffene die Folgen der Nichtaufklärbarkeit trägt für

- das Bestehen seelischer Störungen,
- ihre Unüberwindbarkeit aus eigener Kraft, und
- ihre Auswirkungen auf die Arbeits- und Erwerbsfähigkeit [2].

Zusammenhangsbegutachtung

Die Frage nach der *fachärztlichen Kompetenz* für die Beurteilung des Zusammenhangs zwischen einer psychoreaktiven Fehlverarbeitung nach chirurgischen Verletzungen wird wie folgt beantwortet [17]: Der Chirurg/Orthopäde wird grundsätzlich in der Lage sein, Fälle mit normaler Verarbeitungsreaktion ohne

Krankheitswert und ohne Gefahr einer krankhaften Entwicklung in offenkundigen Fällen zu beurteilen. Eine neurologisch-psychiatrische Begutachtung ist darüber hinaus aber insbesondere erforderlich bei
- außergewöhnlicher psychoreaktiver Symptomatik,
- wesentlichem Ausmaß der Klagen des Verletzten,
- zweifelhaften Beurteilungsverhältnissen.

Minderung der Erwerbsfähigkeit

Soweit ersichtlich, ist für das Recht der Gesetzlichen Unfallversicherung eine differenzierende Bewertung der MdE für seelische Fehlentwicklungen lediglich von Schönberger et al. [17] versucht und geleistet worden. Dort wird folgender Bewertungsrahmen vorgeschlagen:
- Abnorme Persönlichkeitsentwicklungen, akute Belastungsreaktionen, Anpassungsbeeinträchtigungen, psychoreaktive Störungen mit finaler Ausrichtung, sog. leichtere neurotische Störungen (oft mit vegetativer Symptomatik verbunden, sog. psychovegetatives Syndrom): MdE 0–10%.
- Stärker behindernde Störungen mit wesentlicher Einschränkung der Erlebnis- und Gestaltungsfähigkeit (z. B. manche Phobien, pathologische Entwicklungsstörungen): MdE 20–40%.
- Schwere Neurosen mit erheblichen sozialen Anpassungsschwierigkeiten (z. B. schwere Zwangsneurosen): MdE 50–100%.

Die letztgenannte Kategorie wird in der Gesetzlichen Unfallversicherung kaum in Betracht kommen, auch die mittlere wird eher selten heranzuziehen sein, weil ein gewisses Mißverhältnis zwischen dem Erleben von Unfallereignis bzw. Unfallfolgen und der Schwere der psychischen Störung oft gegen die Annahme einer kausalen Beziehung sprechen wird.

Im Rahmen der „Anhaltspunkte für das Schwerbehindertengesetz" (1983) sind allerdings bereits früher „Vorschläge" entwickelt worden [16]. Auch hier ist die Einteilung relativ grob und für das Recht der Gesetzlichen Unfallversicherung nicht verwendbar, da dieses nicht von finalen, sondern von kausalen Gesichtspunkten bestimmt wird.

Für das Recht der Gesetzlichen Unfallversicherung bleibt es bei der Maßgabe, daß eine unfallbedingte seelische Störung sich nachteilig auf die Erwerbsfähigkeit des Verletzten auswirken muß, um in die MdE-Bewertung einfließen zu können. Diese Voraussetzung ist z. B. auch dann gegeben, wenn der Kontakt mit der Umwelt (Arbeitskollegen und Vorgesetzten) gemieden wird [9]. Die MdE-Bewertung für seelische Fehlentwicklungen muß sich *an den MdE-Sätzen für organische Störungen orientieren* und sich *daran überprüfen* lassen.

Instrumentarium der Gesetzlichen Unfallversicherung

In den Fällen psychischer Fehlverarbeitung von Verletzungsfolgen ergeben sich konkrete Auswirkungen auf den Ablauf des Verwaltungsverfahrens: Es sind dies neben den beschriebenen Kausalitätsproblemen und den damit verbundenen Abgrenzungsproblemen zur Leistungspflicht der Gesetzlichen Krankenversicherung (z.B. bei ungewöhnlich lange dauernder Arbeitsunfähigkeit oder den Kosten einer Psychotherapie) in erster Linie die in diesen Fällen häufigen Rechtsstreite vor den Gerichten der Sozialgerichtsbarkeit. Hierbei werden die Streitigkeiten bis in die höchste Instanz dieses Gerichtszweiges, das Bundessozialgericht, getragen, ohne daß mit der richterlichen Streitentscheidung stets auch ein Rechtsfriede erreichbar wäre. Das Instrumentarium der Gesetzlichen Unfallversicherung umfaßt vielfältige Möglichkeiten, diesen Problemen zu begegnen.

Heilbehandlung

Der Unfallversicherungsträger ist verpflichtet, den Verletzten sachgerecht, d.h. auch psychiatrisch-psychologisch, zu behandeln, sobald der Verdacht aufkommt, daß beispielsweise die Heilung einer zunächst organischen Lähmung durch eine seelische Fehleinstellung verhindert wird. Die Behandlungspflicht (§ 557 Abs. 1 u. 2 RVO) endet nicht etwa in dem Zeitpunkt, zu dem der Träger der Unfallversicherung den (vielleicht berechtigten) Verdacht hat, eine beispielsweise eingetretene Lähmung sei jetzt keine Unfallfolge mehr. Vielmehr ist er verpflichtet, die psychische Fehlhaltung selbst dann behandeln zu lassen, wenn er davon ausgehen kann, daß diese Fehlhaltung nur in einer krankhaften, aber überwindbaren Wunschvorstellung besteht [7].

Rehabilitation vor Rente – Heilbehandlung mit Außenseitermethoden – Berufshilfe

Der Grundsatz „*Rehabilitation vor Rente*" gebietet, zuerst sämtliche Behandlungsmöglichkeiten auszuschöpfen. Dieses Gebot kann auch die Finanzierung der Behandlung mit sog. *Außenseitermethoden* einschließen. Hierbei ist entsprechend der sozialrichterlichen Rechtsprechung zur Akzeptanz von Außenseitermethoden für das Gebiet der Gesetzlichen Krankenversicherung zu verfahren. Daraus folgt, daß der Anspruch des Versicherten auf Heilbehandlung nicht bereits dann unerfüllt bleiben darf, wenn Behandlungsmethoden, die allgemeinmedizinisch-wissenschaftlich anerkannt sind, nicht (mehr) zur Verfügung stehen oder aus irgendwelchen Gründen im Einzelfall ungeeignet sind. In einem solchen Fall ist es geboten, daß der behandelnde Arzt bei seinen nach pflichtgemäßem Ermessen zu treffenden Therapieentscheidungen auch solche Behandlungsmaßnahmen in Erwägung zieht, deren *Wirksamkeit* zwar (noch) *nicht gesichert* ist, aber nach dem Stand der medizinischen Wissenschaft *für möglich gehalten* werden muß. Eine sog. Außenseitermethode ist demnach nicht nur rückblickend von ihrer Wirksamkeit her zu beurteilen, sondern ihre Anwendung kann sich bereits bei Behandlungsbeginn rechtfertigen, jedenfalls insoweit, als ein zeitlich begrenzter Therapieversuch in Frage kommt [10, 11].

Von einer Nennung einzelner (ggf. in Betracht zu ziehender) Außenseitermethoden wird an dieser Stelle bewußt abgesehen.

Möglicherweise kommt der Methodenwahl im Einzelfall nicht das entscheidende Gewicht zu. Ausschlaggebend dürfte das persönliche Verhältnis sein, das Therapeut und Patient zueinander finden. Jedenfalls wird man auch sehr *konkrete Therapieformen* in die Überlegungen einbeziehen müssen, wie z.B. ein *praxisnahes Verhaltenstraining* unter Einbeziehung realer Situationen zur Überwindung einer Maschinenangst. Auch derartige Maßnahmen sind durch die Gesetzliche Unfallversicherung problemlos finanzierbar. Bei der praktischen Gestaltung werden die Mitarbeiter und Mitarbeiterinnen der Gesetzlichen Unfallversicherung, soweit erforderlich, Hilfe leisten können.

Im Rahmen des Gebots „Rehabilitation vor Rente" ist auch beispielsweise an die Finanzierung von *Erholungsaufenthalten* für Versicherte (im Ausnahmefall auch ohne ärztliche Betreuung) zu denken. Ebenso muß die Möglichkeit einer Kostenerstattung für *Besuchsfahrten* der Angehörigen während der stationären Heilbehandlung großzügig geprüft werden. Dasselbe gilt für die Genehmigung von *Familienheimfahrten* für die Versicherten selbst.

Die mit der Berufshilfe befaßten Mitarbeiter des Versicherungsträgers sind besonders gefordert. Die vom Gesetz vorgesehenen Möglichkeiten zur *Wiedereingliederung in das Arbeitsleben* sind frühzeitig und einfallsreich zu nutzen. Vorzuziehen wird die Wiederaufnahme der Arbeit *am alten Arbeitsplatz* sein. Hilfen für Arbeitgeber und Verletzte sind rechtzeitig anzubieten. Umschulungen sollten hingegen nicht im Vordergrund der Überlegungen stehen. In jedem Fall wird die – möglichst zügige – Beschaffung eines geeigneten Arbeitsplatzes ein gutes Mittel gegen die psychische Fixierung von Unfallfolgen sein. Begreiflicherweise sind die praktischen Schwierigkeiten leider oft beträchtlich (die derzeitige Arbeitsmarktsituation stellt nur eines der vielfältigen Probleme dar).

Beschleunigung des Feststellungsverfahrens – Gesamtvergütungen – Formulierung der Unfallfolgen

In der Gesetzlichen Unfallversicherung gilt ohnehin das *Gebot zu beschleunigter Feststellung der Leistung*. Die beschleunigte Feststellung ist in den Fällen besonders zu intensivieren, in denen eine psychische Fehlverarbeitung von Verletzungen droht bzw. schon erkennbar geworden ist. Zusammenhangsbegutachtungen sind so schnell wie möglich, d.h. in nicht zu großem zeitlichem Abstand zum Unfallereignis, zu veranlassen und durchzuführen. Ärzte für Neurologie und Psychiatrie sind vermehrt (z.B. als Zusatzgutachter) zu beteiligen. Ihre Hinzuziehung muß auch von den begutachtenden Chirurgen oder sonstigen Fachärzten stets bedacht und den Versicherungsträgern empfohlen werden. Angezeigt ist eine Zusammenhangsbegutachtung stets dann, wenn objektiver Befund und subjektives Beschwerdebild nicht miteinander korrelieren. Die neurologisch-psychiatrische Begutachtung kann auch im Rahmen eines medizinischen Rehabilitationsverfahrens vorgenommen werden.

Die zügige Feststellung und Auszahlung beispielsweise einer Rentenleistung kann einerseits verhindern, daß überzogene Leistungserwartungen entstehen bzw. noch weiter hochgeschraubt werden, andererseits vermag sie hier und da den Versicherten zu helfen, sich mit den Verletzungsfolgen abzufinden. In diesem Zusammenhang verdient die Möglichkeit, Rentenleistungen im voraus in Form einer sog. *Gesamtvergütung* (§ 603 RVO) zu zahlen, besondere Hervorhebung. Diese Abfindung auch für zukünftige Rentenleistungen („Gesamtvergütung in Höhe des voraussichtlichen Rentenaufwands") erspart den Versicherten den Kampf um den (später vielleicht notwendigen) Rentenentzug und erleichtert (bereits dadurch, daß begrifflich das Wort „Rente" vermieden wird) ein Sich-Hineinfinden in die veränderte Situation. Daß ein Anspruch auf spätere Rentenleistungen auf formlosen Antrag hin überprüft und ggf. erfüllt wird, daß also mit der Abfindung weitere Leistungen nicht etwa ein für allemal ausgeschlossen sind, dürfte mittlerweile weithin bekannt sein.

Bei der *Formulierung der anzuerkennenden Unfallfolgen im Rentenbescheid* ist Vorsicht geboten, um nicht unbeabsichtigt eine suggestive Beschwerdeverstärkung zu bewirken. Empfehlungen können an dieser Stelle nicht gegeben werden, fachärztliche Erfahrung und Sensibilität sind im Einzelfall gefragt. Formulierungen wie „Angstneurose" oder „abnorme psychische Reaktionen" sind unglücklich. Besser sind „Seelische Verhaltensstörung" oder „Neigung zu ängstlichen Reaktionen". Diese Formulierungen mögen zwar weniger präzise sein, sie wirken aber nicht verletzend und nicht suggestiv. Stets ist jedoch vorab zu bedenken, ob eine Nennung seelischer Unfallfolgen im Bescheid nicht besser *gänzlich unterbleiben* kann.

Unabhängig von der Feststellung der Rentenleistung bleiben selbstverständlich Verantwortung und Leistungsverpflichtung des Unfallversicherungsträgers für weitere Behandlungen (wie z. B. im Fall einer Wiedererkrankung) oder auch für später evtl. doch erforderliche Umschulungen bestehen.

Zusammenfassung

Sachgerechte, die psychische Struktur einbeziehende Behandlung zur Heilung der psychovegetativen Störungen muß vor Feststellung der Rente erfolgt und nach Möglichkeit abgeschlossen sein („Rehabilitation vor Rente").

Auch Außenseitermethoden dürfen unter bestimmten (nicht zu engen) Voraussetzungen finanziert werden.

Vorrangig wichtig ist die Wiedereingliederung in das Arbeitsleben, wobei die Wiederaufnahme der Arbeit am alten Arbeitsplatz im Vordergrund der Überlegungen stehen sollte. Der Versicherungsträger muß hierzu rechtzeitig Hilfen anbieten.

Zusammenhangsbegutachtungen sind so zügig wie möglich vorzunehmen. Chirurgen und Orthopäden, die als Gutachter tätig werden, sind aufgerufen, Ärzte für Neurologie und Psychiatrie vermehrt und rechtzeitig hinzuzuziehen, wenn objektiver Befund und subjektives Beschwerdebild nicht miteinander korrelieren. Die neurologisch-psychiatrische Begutachtung kann auch im Rahmen eines Rehabilitationsverfahrens erfolgen.

Simulation und Aggravation erfüllen nicht den Krankheitsbegriff der Gesetzlichen Unfallversicherung. Nur die relativ bewußtseinsferne neurotische Produktion kommt für eine Entschädigung überhaupt in Betracht.

Die Kausalitätsbeurteilung folgt den allgemeinen Regeln. Nur die als rechtlich wesentlich zu wertende Ursache ist Ursache im Rechtssinn, andere Ursachen werden als nicht existent ausgeschieden. Rechtlich wesentlich ist ein Trauma als Ursache dann, wenn es unersetzlich, d. h. nicht mit anderen alltäglich vorkommenden Ereignissen austauschbar ist. Dies ist der Fall, wenn das Ereignis den Versicherten derart in tiefen Schichten der Persönlichkeit getroffen hat, daß das Reaktionsgeschehen eine unentrinnbare Eigendynamik gewonnen hat.

Das Feststellungsverfahren zur Rentengewährung ist besonders zu beschleunigen. Von der Möglichkeit, Rentenleistungen in Abfindungsform (Gesamtvergütung, § 603 RVO) zu zahlen, muß Gebrauch gemacht werden.

Seelische Unfallfolgen müssen im Bescheid (wenn sie überhaupt Aufnahme finden müssen!) so formuliert werden, daß sie nicht verletzend oder beschwerdeverstärkend wirken.

Literatur und Anmerkungen

1. BSGE 10, 209
2. BSGE 21, 189
3. BSGE 1, 150
4. LSG NRW, Urt. v. 22. 02. 1994 (L 17 U 19/93)
5. Bayer. LSG, Urt. v. 07. 12. 1983 (L 3 U 154/82)
6. Hess. LSG, Urt. v. 04. 07. 1979 (L 3 U 936/78)
7. BSG, Urt. v. 05. 08. 1987 = Breithaupt, Sammlung von Entscheidungen 77 (1988), S. 108–113
8. BSG, Urt. v. 27. 08. 1963 = MeSo B 310/24
9. BSG, Urt. v. 31. 10. 1968 = Breithaupt 58 (1969), S. 568–570
10. BSG, Urt. v. 23. 08. 1988 = NJW 1989, S. 794 ff.
11. BSGE 52, 134
12. Delank HW (1989) Das „Schleudertrauma" der Halswirbelsäule – eine Standortsuche. BG-Umed 70, S. 143–156
13. Erlenkämper A (1994) Befindensstörungen nach Hirnschädigungen – Diskussionsbemerkungen aus sozialrechtlicher Sicht. MedSach 90, 84–87
14. Ludolph E (1989) Das sog. Schleudertrauma der Halswirbelsäule: In: Hierholzer G et al. (Hrsg) Gutachtenkolloquium 4. Springer, Berlin Heidelberg New York Tokyo
15. Meyer-Ladewig J (1993) Sozialgerichtsgesetz mit Erläuterungen, 5. neubearb. Aufl., Beck, München, Anm. 19 zu § 103 SGG
16. Möllhoff G MedSach 1985, S. 139 ff.
17. Schönberger A, Mehrtens G, Valentin H (1993) Arbeitsunfall und Berufskrankheit, 5. neubearb. Aufl., Schmidt, Berlin, S. 213–228
18. Schwerdtfeger U (1993) Wesentliche Teilursächlichkeit – dargestellt anhand konkreter Beispiele aus der Praxis des Verwaltungsjuristen. In: Hierholzer G et al. (Hrsg) Gutachtenkolloquium 8. Springer, Berlin Heidelberg New York Tokyo
19. Spohr H (1993) Ausgewählte Rechtsfragen unter Berücksichtigung der Gesetzlichen Unfallversicherung. Nervenheilkunde 35: 253–255

20. Winter-Klemm B (1983) Die psychische Situation des Querschnittgelähmten – mögliche psychotherapeutische Intervention im Rahmen der pflegerischen Betreuung. In: Stock D et al. (Hrsg) Die Rehabilitation traumatisch Querschnittgelähmter, 2. überarb. u. erw. Aufl., Bibliomed, Melsungen, S 133–139
21. Winter-Klemm B (1983) Querschnittlähmung als Familienschicksal. In: Stock D et al. (Hrsg) Die Rehabilitation traumatisch Querschnittgelähmter, 2. überarb. u. erw. Aufl., Bibliomed, Melsungen, S 141–145

Erlebnisreaktionen des Verletzten zwischen Unfall und stationärer Behandlung – Möglichkeiten psychischer erster Hilfe*

St. Remke

Problemstellung und Anliegen

Die Erfolge der Notfall- und Intensivmedizin in den letzten Jahren sind beträchtlich. Die Todesrate von Unfallpatienten konnte erheblich verringert werden. Doch mit der Beherrschung materiell-technischer Probleme wuchs auch die Zahl der Kritiker, die vor einer „Apparatemedizin ohne Menschlichkeit", vor technologischer Behandlung und Krankenversorgung, vor der Degradierung des Patienten zum Objekt warnen. Ein Unfall ist ein Beispiel für eine Notsituation, bei der betroffene Menschen neben einer ersten medizinischen Hilfe auch einer psychischen ersten Hilfe bedürfen. Denn jede Unfallverletzung stellt neben der physischen Läsion auch eine massive psychische Belastung und Bedrohung dar. Als Hilfeleistender kann jeder in seinem Leben mit einer Unfallsituation konfrontiert werden. Bei bestimmten Berufsgruppen, wie Notärzten, Rettungssanitätern, Feuerwehrleuten u. a., geschieht dies fast täglich. Aber trotz aller Erfahrungen stehen selbst Fachkräfte in einer derartigen Notfallsituation den psychischen Aufgaben oftmals hilflos gegenüber. Das ist kein böser Wille und keine absichtsvolle Vernachlässigung des Versorgungsauftrages. Es mangelt generell an entsprechendem Wissen und Können darüber.

In dieser Arbeit werden Erkenntnisse der Streß-, Unfall- und Katastrophenforschung über das Erleben sowie die psychische Regulation von (Notfall-) Unfallpatienten unmittelbar nach dem Unfall weiterentwickelt. Dabei werden neben den Belastungen und Beanspruchungen des Patienten v. a. die menschlichen Grundbedürfnisse thematisiert, deren eingeschränkte oder bedrohte Befriedigung den psychophysischen Zustand des Patienten wesentlich beeinflußt. In einer empirischen Untersuchung werden die dominierenden Wünsche der Unfallpatienten während der Ersten Hilfe an das medizinische Rettungsteam erhoben. Darauf aufbauend wird ein Seminarprogramm „Psychische Erste Hilfe" für Rettungssanitäter zur Befriedigung dieser Wünsche und Bedürfnisse entwickelt und erprobt.

---

* Zusammenfassung der wissenschaftlichen Ergebnisse zur Dissertation an der Fakultät für Biowissenschaften, Pharmazie und Psychologie der Universität Leipzig.

Theoretische Grundlagen

Jeder Unfall stellt eine erhebliche Bedrohung für den Betroffenen dar, da er einer Vielzahl von Belastungen unterschiedlicher Art ausgesetzt ist. Der Verunfallte wird aus seinem Lebensvollzug herausgerissen. Er befindet sich unvermittelt in einer belastenden und konsequenzenreichen Situation, für die er bisher keine Bewältigungserfahrung hat. Die aktive Einflußnahme auf die eigene Situation ist durch die vorhandene Verletzung stark beschränkt.

Neben den objektiven haben auch subjektive Faktoren für den Verletzten eine belastende Wirkung. Oft wird durch den Unfallpatienten die Schwere der Verletzung als sehr bedrohlich eingeschätzt, da ihm die notwendigen Maßstäbe fehlen. So werden Wunden (z.B. eine Platzwunde am Kopf) subjektiv als schwerwiegender und gleichzeitig auch schmerzhafter eingestuft, als sie wirklich sind. Ebenso können vergleichbare Verletzungen bei Unfallpatienten völlig unterschiedliche emotionale Reaktionen hervorrufen, da jeder Mensch für einen bestimmten Körperteil eine individuelle Wichtung der Bedeutsamkeit vornimmt (z.B. die Hand eines Pianisten, das Bein eines Fußballers oder Models).

Ein Unfall ist für den Betroffenen eine Belastung, die aufgrund der spezifischen Beziehung zwischen Anforderungen, Bedingungen und individuellen Voraussetzungen eine massive psychische Beanspruchung erzeugt. Die Homöostase des Individuums, als ein Ausdruck für ein Gleichgewicht sowohl der Regulationsfunktionen im Organismus als auch der Wechselwirkung zwischen Lebewesen und Umwelt, ist auf empfindliche Weise gestört. Dieses führt zu einem Zustand von Streß und damit einer psychophysischen Anpassungsaktivität mit dem Ziel der Anpassung an die durch den Unfall bedingten Veränderungen.

Unfallstreß äußert sich als ein psychisches und physisches Phänomen auf allen Hierarchieebenen menschlicher Regulationstätigkeit. Streß hat gegenüber anderen Reaktionsformen des Menschen auf Belastungen spezifische Charakteristika in seiner Erscheinung aufzuweisen. In dieser Arbeit werden die Erscheinungsformen von Streß für Unfallpatienten im somatischen Bereich, im Bereich des Erlebens, der Handlungsfähigkeit und des Verhaltens differenziert beschrieben.

Bei einem Unfallpatienten werden menschliche Grundbedürfnisse bedroht. Die Stärke der damit verbundenen Beanspruchung hängt jedoch vom Maß der Einschränkung der Bedürfnisse ab, die durch individuelle Erfahrungen und Wertvorstellungen, gesellschaftliche Normen sowie situative Faktoren bestimmt werden. Neben den biologischen Bedürfnissen werden vom Unfallpatienten die Einschränkung des Kontroll- und des Informationsbedürfnisses, des Bedürfnisses nach sozialer Integration und des Bedürfnisses nach Sicherung des Selbstwertes und der persönlichen Integrität als besonders belastend empfunden.

Fragestellungen

Das Ziel der umfassenden Ersten Hilfe für Unfallpatienten durch das medizinische Rettungsteam soll neben einer medizinischen auch in einer psychischen Hilfe liegen. Die übergreifenden Schwerpunkte bilden Wünsche und Bedürfnisse des Unfallpatienten unmittelbar nach dem Unfall sowie Einflußmöglichkeiten des Rettungsteams auf die psychische Regulation. Folgende Fragestellungen stehen im Vordergrund der empirischen Untersuchung:

- Welche konkreten Wünsche der Unfallpatienten dominieren unmittelbar nach dem Unfall bzw. während der Ersten Hilfe?
- Existieren Unterschiede bei Wünschen in Abhängigkeit vom Alter, Geschlecht und/oder der Schmerzempfindung der Patienten nach dem Unfall?
- Was sind die Hauptkomponenten einer psychischen ersten Hilfe für Unfallpatienten?
- Welche Inhalte sollen den Rettungskräften innerhalb eines Seminars „Psychische Erste Hilfe" vermittelt werden?
- Erweist sich der Vorschlag eines ausgearbeiteten Seminarprogramms „Psychische Erste Hilfe" empirisch als geeignet?

Methodik

Stichprobencharakteristik

Zur Auswertung des Unfallerlebnisses wurden 63 Patienten von 3 Leipziger unfallchirurgischen Stationen von März bis Dezember 1992 befragt. Alle Patienten hatten 3–5 Tage vor der Befragung einen Unfall erlitten und befanden sich zur Zeit der Befragung in stationärer Behandlung.

Das Alter der 23 weiblichen und 40 männlichen Patienten variierte von 15–81 Jahren ($x = 41{,}6$; $s = 18{,}4$). Die Mehrheit der Patienten (53,5%) waren Opfer eines Verkehrsunfalls, 14,5% der Patienten waren in einen häuslichen Unfall, 10% in einen Betriebsunfall und 22,5% in eine andere Art von Unfall verwickelt.

Fragebogen

Als theoretische Grundlage für den entwickelten Fragebogen „Wünsche von Unfallpatienten unmittelbar nach dem Unfall an das medizinische Rettungsteam" diente die Bedürfnisklassifikation „Grundbedürfnisse von Unfallpatienten" von Remke u. Schröder (1991). Diese Bedürfnisklassifikation wurde durch eine Pilotstudie: Beobachtungen am Unfallort durch Mitarbeit in einem Erste-Hilfe-Team und einem halbstandardisierten Interview bei Unfallpatienten, operationalisiert. Aus den in dieser Untersuchung gewonnenen Erkenntnissen über das Erleben des Patienten unmittelbar nach dem Unfall wurden in einer Expertenrunde entsprechende Wünsche von Unfallpatienten zusammengestellt, die diese zur Gewährung einer optimalen situationsspezifischen psychischen Regulation hatten. In dem daraus entwickelten Fragebogen wurden relevant Wünsche als Items formuliert und die Patienten aufgefordert, durch ihre eigenen Erfahrungen, die Bedeutung der Wünsche auf einer 4stufigen Ratingskale („unwichtig“ bis „sehr wichtig“) zu bewerten.

Auswertungsmethodik

Zur Untersuchung von Zusammenhängen bei den bedeutsamen Wünschen von Unfallpatienten während der Ersten Hilfe wurden Korrelationen nach der Spearman-Rank-Order-Correlation auf Itemebene berechnet. Dazu wurde die Stichprobe mittels verschiedener Kriterien (Alter, Schmerzerleben u.a.) in Substichproben unterteilt.

Die Berechnung einer Faktoranalyse nach dem Hauptkomponentenmodell diente der Ermittlung übergreifender Bedürfniskategorien von Unfallpatienten. Die erhaltenen Faktoren wurden nach dem Varimax-Kriterium zur Einfachstruktur rotiert.

Ergebnisse der empirischen Untersuchung

Die Ergebnisse der Gesamtstichprobe von Unfallpatienten zeigten, daß Unfallpatienten schon in der Phase der Kontaktaufnahme ein auf die Individualität und Spezifik der Verletzung gezieltes psychologisches Eingehen der Rettungskräfte als sehr bedeutsam einschätzten. Die Patienten wünschten sich besonders, daß sie die Rettungskräfte nach eigenen Schmerzen und/oder Beschwerden befragen und beruhigend wirken. Im Verlauf der Ersten Hilfe war es für die Patienten wichtig, daß die Rettungskräfte sicher, ruhig und besonnen handeln, schmerzauslösende Maßnahmen ankündigen und auf Wünsche und Befürchtungen der Patienten eingehen. Als sehr wichtig wurde außerdem die ständige Nähe mindestens einer Rettungskraft bis zur Übergabe im Krankenhaus genannt.

Weibliche Unfallpatienten wünschten sich eine stärkere Zuwendung als männliche. Sie sind an einem Unfallgeschehen emotional stärker beteiligt und möchten daher Verständnis und Trost für ihre Situation erhalten. Sie waren mehr an Informationen über mögliche medizinische Maßnahmen und Folgen der Verletzung interessiert. Ebenso maßen sie dem Schutz vor den Blicken Schaulustiger größere Bedeutung bei.

Männliche Unfallpatienten betrachteten den Unfall und die damit verbundenen Umstände anscheinend „rationaler“. Entsprechend männlicher Rollenvorschriften wollten sie sich keine „Blöße“ geben und keine eigenen Emotionen zeigen. Es dominierte eine repressive Verarbeitungsstrategie, so daß die Mehrheit der Patienten alle Maßnahmen, die zu einer Ablenkung beitrugen, hoch bewertete und daran interessiert war, daß die Rettungskräfte z.B. ein Gespräch mit ihnen anregten bzw. aufrechterhielten.

Ältere Unfallpatienten (>50 Jahre) empfanden den Unfall meist stärker als Bedrohung ihrer Existenz als jüngere (<30 Jahre). Für sie war es wichtig, daß eigene Wunden schnell abgedeckt wurden, ihnen Schutz vor Blicken der Schaulustigen gewährt wurde und die Rettungskräfte keine Vermutungen bzw. Bemerkungen über ihren (schlechten) Gesundheitszustand äußerten. Sie wollten von den Rettungskräften mit dem Nachnamen bzw. mit „Sie“ angesprochen werden, wünschten sich von ihnen soziale Unterstützung und besonders die Vermittlung des Gefühls, daß sie verstanden, mit menschlicher Wärme behandelt und umsorgt werden.

Jüngere Unfallpatienten betrachteten die Arbeit des Rettungsteams am kritischsten. Sie hatten nicht wie ältere fast „blindes Vertrauen“ in dessen Tätigkeit, sondern faßten dies erst nach einem entsprechend kompetenten Verhalten. Sie lehnten v.a. Vorwürfe oder Belehrungen ab und wünschten nach Möglichkeit, als Agierende in die Erste Hilfe mit einbezogen zu werden. Für jüngere weibliche Unfallpatienten war auch der Schutz vor Blicken Umstehender sehr wichtig.

Patienten, die nach dem Unfall starke Schmerzen spürten, wünschten sich eine besonders intensive psychische Einflußnahme. Sie wollten eine Linderung ihrer Schmerzen nicht nur durch medizinische, sondern auch durch psychologische Maßnahmen erfahren. Für sie war das Gefühl, daß alles nur Mögliche für sie getan wird, sehr wichtig. Sie wollten spüren, daß sie im Mittelpunkt der Aktivität des Rettungsteams stehen. Neben der ständigen Nähe einer Rettungskraft, die emotionale Unterstützung gibt und Mut zuspricht, wünschten sie sich auch sehr stark ein harmonisches Klima mit und zwischen den Rettungskräften. Die starke Wichtung der zwischenmenschlichen Unterstützung wurde durch den großen Wunsch nach Information und Kontakt mit eingetroffenen Angehörigen deutlich.

Unfallpatienten mit geringen oder keinen Schmerzen erwarten von den Rettungskräften, obwohl sie scheinbar geringer belastet sind, daß sie eine ebenso intensive Zuwendung und Aufmerksamkeit erhalten, wie schwerer Verletzte. Bei ihnen standen formale Merkmale, wie das Nicht-Zeigen eines dramatisierenden Gesichtsausdrucks und das Ansprechen mit dem Nachnamen und/oder mit „Sie“, im Vordergrund.

Für die Gesamtstichprobe wurden faktoranalytisch mit Hilfe der Varimax-Rotation in 8 Iterationen 5 Faktoren der psychischen Ersten Hilfe bei Unfallpatienten extrahiert, die 44,77% der totalen Gesamtvarianz aufklären:

- Schutz der persönlichen Integrität (24,05% des aufgeklärten Varianzbetrages),
- Informationsgabe (22,45% des aufgeklärten Varianzbetrages),
- verbale Einflußnahme (19.77% des aufgeklärten Varianzbetrages),
- emotionale Anteilnahme (18,33% des aufgeklärten Varianzbetrages),
- patientzentriertes Verhalten (15,40% des aufgeklärten Varianzbetrages).

Diese Faktoren stellen folglich Basisfaktoren der psychischen ersten Hilfe dar, deren Realisierung durch die Rettungskräfte bei Notfallpatienten in Integration mit der medizinischen Hilfe immer gewährleistet sein sollte.

Seminarprogramm „Psychische Erste Hilfe“

Während der Ersten Hilfe spielen sich Interaktionsprozesse zwischen Unfallpatient und Rettungsteam ab, die auf die weitere subjektive Situationseinschätzung, aber auch für die Verarbeitung des Unfalls durch den Patienten großen Einfluß haben. Doch die Praxis der Aus- und Weiterbildung im Rettungsdienst zeigt, daß nur in seltenen Fällen auch psychologische Themen besprochen bzw. angeboten werden.

Deshalb wurde für Rettungskräfte ein Seminarprogramm entwickelt. Inhaltlich steht der Unfallpatient mit seinen spezifischen Ansprüchen speziell an das medizinische Rettungsteam im Vordergrund. Dementsprechend wurden folgende übergreifende Teilziele abgeleitet:

- Sensibilisierung der Rettungskräfte für psychologische Aspekte des Versorgungsauftrages
- Befähigung zur verbesserten Wahrnehmung und zum Hineinversetzen in die aktuelle psychische Regulationssituation des Patienten
- Kenntnisvermittlung über Bedürfnisse und den sich daraus entwickelnden Wünschen von Unfallpatienten an die Rettungskräfte
- Kenntnis- und Fähigkeitsentwicklung zur praktischen Realisierung der psychischen Ersten Hilfe

Zur Realisierung dieser Ziele wurden 4 methodische Schritte konzipiert.

1. Zu Beginn des Programmes geht es um eine Einstimmung, Sensibilisierung und Motivierung der Teilnehmer auf das Seminar und die darin enthaltenen Inhalte.
2. Danach sollen Erkenntnisse über die psychische Regulation von Unfallpatienten und eine gezielte Einflußnahme darauf erarbeitet und vermittelt werden.
3. Als unmittelbare Vorbereitung für die Anwendung der erworbenen Erkenntnisse sollen Handlungsmöglichkeiten für die psychische Erste Hilfe erarbeitet werden.
4. Der letzte Schritt umfaßt das Üben der bisher theoretisch beschriebenen und besprochenen Handlungsmöglichkeiten für simulierte fiktive bzw. schon durch die Rettungskräfte erlebte Unfallsituationen mit entsprechenden Unfallpatienten. Die dabei verwendeten Methoden sind hauptsächlich Gruppendiskussion, Gruppenarbeit, Rollenspiele sowie Videoselbst- und Fremdkonfrontation.

Das Seminarprogramm ist für 2 Tage von jeweils 6 h für Seminargruppen von 10–12 Rettungskräften konzipiert. Die Umsetzung der methodischen Schritte erfolgt in 6 Modulen, die inhaltlich verknüpft und aufeinander abgestimmt sind:

1. Einführung in die Thematik der Psychischen Ersten Hilfe
2. Erleben des Unfallpatienten
3. Wahrnehmung emotionaler Zustände
4. Bedürfnisse von Unfallpatienten
5. Handlungsorientierung „Psychische Erste Hilfe“
6. Rollenspiele zu simulierten Einsätzen bei Unfällen

Für die Verknüpfung der psychischen mit der medizinischen Ersten Hilfe bei Rettungseinsätzen dient besonders die „Handlungsorientierung Psychische Erste Hilfe“ als wesentliches didaktisches Hilfsmittel. Der Ablauf der Ersten Hilfe wird darin in Zeitphasen unterteilt. Für jede Zeitphase werden Oberkategorien für die in einer Phase relevanten Wünsche aufgestellt. Diese Oberkategorien stellen eine phasentypische Grobstruktur der Psychischen Ersten Hilfe dar und enthalten eine Reihe von Handlungsmöglichkeiten für die Rettungskräfte. Diese Handlungsmöglichkeiten müssen in ihrer konkreten Realisierung (im Rollenspiel) immer den situativen Bedingungen sowie der physischen und psychischen Konstellation des Unfallpatienten angepaßt werden.

Das Seminarprogramm wurde in mehrere Weiterbildungsveranstaltungen von medizinischen Rettungskräften sowie in der Ausbildung von Feuerwehrleuten angewendet. In den Seminaren bzw. durch die schriftliche Seminarbeurteilung bestätigte sich bei den Rettungskräften der große Mangel an Kenntnissen und Fähigkeiten der psychologischen Einflußnahme auf den Patienten v.a. durch Ausbildungsdefizite. Neben wenigen, die anfangs eher skeptisch den Inhalten gegenüberstanden, war die Mehrheit gut motiviert und wünschte sich generell einen stärkeren Einbezug psychologischer Inhalte in die Aus- und Weiterbildung. Probleme bei der Umsetzung der erlernten psychischen Hilfsmaßnahmen sahen die Rettungskräfte durch den Rückfall in alte Handlungsmuster und den Zeitmangel bei Rettungseinsätzen.

Ausblick

Diese Arbeit stellt einen Beitrag zur Einflußnahme auf psychische Erlebensinhalte von Unfallpatienten unmittelbar nach dem Unfall durch die medizinischen Rettungskräfte sowie für die stärkere Einbeziehung der Psychologie in die Notfallmedizin dar.

Vor allem soll das entwickelte Seminarprogramm „Psychische Erste Hilfe“ eine Hilfe für die berufsspezifische Anwendung psychologischer Erkenntnisse sein. In weiterführenden Untersuchungen sollten an einer größeren Stichprobe die Faktoren der psychischen Ersten Hilfe repliziert und die Relevanz der Patientenwünsche auch für andere Patientengruppen (z.B. Herzinfarktpatienten) validiert werden. Das Seminarprogramm wird weiteren Unfallhilfsorganisationen angeboten und sollte in die Aus- bzw. Weiterbildung von Rettungskräften als ein fester Bestandteil integriert werden.

Literatur

1. Bauer G (1987) Wandel und Wesen der Arzt-Patient-Beziehung. Österreichischer Ärztetag 6: 42
2. Bulwas S (1990) Erlebnisreaktion des Verletzten zwischen Unfall und Erstversorgung. Vortrag auf dem Symposium zu Ehren des 100jährigen Bestehens des Diakonissenkrankenhauses Leipzig 1990

3. Gasch B, Lasogga F (1991) Psychische Erste Hilfe. Unveröff. Manuskript, Universitität Dortmund
4. Hannich H-J (1987) Medizinische Psychologie in der Intensivbehandlung. Springer, Berlin Heidelberg New York Tokyo
5. Lövik K (1984) Eingeklemmte Person! So sieht das der Patient! Rettungsdienst: 33–34
6. Raphael B (1986) When disaster strikes. Basic Books, New York
7. Rogner O (1986) Die Bedeutung kognitiver Faktoren auf den Genesungsverlauf. Diss. A, Universität Kiel
8. Schröder H, Remke S (1991) Erlebnisreaktionen des Verletzten zwischen Unfall und Erstversorgung. Vortrag auf dem gleichnamigen Symposium anläßlich des 100jährigen Bestehens des Diakonissenkrankenhauses Leipzig 1991
9. Schröder H, Scheuch K (1992) Mensch unter Belastung. Deutscher Verlag der Wissenschaften, Berlin

Diskussion*

Zusammengestellt und redigiert von G. HIERHOLZER und H. SCHEELE

Grundlagen der Begutachtung

Vorerkrankungsverzeichnis

Wenn in Gutachten Anknüpfungstatsachen zugrundegelegt werden, die allein den subjektiven Schilderungen der Patienten folgen, können bedeutsame Differenzen zu den tatsächlichen Umständen entstehen. Von den diskutierenden Neurologen wird hervorgehoben, daß durch die entstehenden falschen Verknüpfungen häufige Fehler psychiatrischer Begutachtungen bedingt sind. Es ist wesentlich, ob ein Verletzter zum Unfallzeitpunkt schon einmal an einer psychischen Störung erkrankt war oder nicht. Die Beweiserhebung sollte so sachlich und objektiv wie möglich erfolgen. Die Bereitstellung eines lückenlosen Vorerkrankungsverzeichnisses zum Begutachtungstermin ist unabdingbar. Falls dieses nicht vorliegt, sollte es nachgefordert werden.

Bei der Begutachtung psychischer Störungen müssen objektive Anknüpfungstatsachen zugrunde gelegt werden. Das Vorerkrankungsverzeichnis ist zur Begutachtung unabdingbar, enthält jedoch häufig nur Erkrankungen, die zu Zeiten der Arbeitsunfähigkeit geführt haben.

Erfassung der prätraumatischen Persönlichkeit

Im Rahmen einer posttraumatischen Begutachtung ist die Ermittlung der prätraumatischen Persönlichkeitsstruktur des Verletzten von Bedeutung. Am Ende der Schädigungsanalyse sollten Kriterien und Argumente stehen, die, so führt Spohr aus, für einen Vollbeweis genügen. Er stellt die Frage nach den hierfür zur Verfügung stehenden Instrumentarien der Psychologie. Nach seiner Auffassung sollte es möglich sein, im Rahmen eines mehrtägigen stationären

* Zu den Beiträgen von S. 151–206.

Aufenthaltes, nach eingehenden Analysen und intensiver Beschäftigung mit dem Versicherten, ein objektiviertes Bild von dessen Persönlichkeit und der beruflichen bzw. familiären Entwicklung zu erhalten. Die Beiziehung einer Fremdanamnese wäre hilfreich. Um die Befunde zu überprüfen, könnte ein weiterer Untersucher parallel begutachten.

Kaiser zitiert Untersuchungen zu den sog. „Beschleunigungsverletzungen der Halswirbelsäule". Häufiger bei eher ängstlichen Naturen, die nach einem Unfall, obwohl keine Verletzungen vorliegen, sicherheitshalber das Krankenhaus aufsuchen, kommt es über ein mehrdimensionales Geschehen zu Beschwerden. Von Hagen führt an, daß es zwar eine Reihe von psychodiagnostischen Verfahren gäbe, diese jedoch allein für einen Vollbeweis nicht ausreichten. Längsschnittuntersuchungen an Risikopopulationen wären erforderlich, um weitere Aussagen über die Korrelation von prätraumatischer Persönlichkeit und den posttraumatischen Bewältigungsfertigkeiten zu erhalten.

Nach den Erfahrungen von Kaiser ist ein Vorerkrankungsverzeichnis zwar oft hilfreich, es dokumentiert jedoch nur die Fälle, in denen eine psychiatrische Störung auch zu Zeiten der Arbeitsunfähigkeit geführt hat. An einem Beispiel erläutert er die günstige Möglichkeit einer Fremdanamnese durch Befragen der Ehepartner oder Exploration der betrieblichen Kollegen durch die Berufshelfer. Aus ärztlicher Sicht wird solch ein ergänzendes Vorgehen begrüßt, weil es im Sinne des Versicherten zu einer Lösung der ihn beeinflussenden Probleme führen kann. Eine rückblickende Bestimmung der Persönlichkeitsstruktur wird jedoch als schwierig erachtet. Voreilige Schlüsse sollten durch größtmögliche Sorgfalt vermieden werden.

Hinweise zur Genese psychoreaktiver Störungen

Hörster weist auf Erfahrungen aus der jüngeren wissenschaftlichen Forschung hin. In Untersuchungen zur Erstellung von Trainingsprogrammen zum Muskelaufbau nach Knieverletzungen fiel auf, daß die Patienten neben den festgestellten unterschiedlichen muskulären Störungen auch unter Koordinationsproblemen ihrer Extremitäten litten. Die Störungen waren den Patienten nicht bewußt. Vor dem Unfall alltägliche Übungen konnten nicht mehr ausgeführt werden. Es wird vermutet, daß solche Schäden affektiv vegetativ bedingt sind und individuell unterschiedlich verarbeitet werden. Selbst eine definierte lokale Operation kann so ohne Unfalltrauma schon ein mehrdimensionales Geschehen auslösen, dessen Genese wissenschaftlich nicht abschließend geklärt ist.

Die prätraumatische Persönlichkeit eines Verletzten ist durch Analyse der Fremd- und Eigenanamnese so weit wie möglich zu erfassen. Für den Vollbeweis sind objektive Befunde gefordert.

Heilverfahren

Benachrichtigung der Berufsgenossenschaft

In der Regel ist einer psychischen Fehlverarbeitung ein Trauma vorausgegangen. Das Heilverfahren wird von einem Unfallchirurgen gesteuert. Als Vertreter der Verwaltung weist Meier darauf hin, daß meistens der zuständige Sachbearbeiter eine posttraumatische psychische Verarbeitungsstörung als solche nicht erkennen kann. Bei schweren Verletzungen kann er eine entsprechende Entwicklung ggf. aus Mitgefühl noch nachvollziehen. Bei leichten Verletzungen besteht jedoch die Gefahr, den Betroffenen als Simulanten zu disqualifizieren und ihm zustehende Leistungen vorzuenthalten.

Erlinghagen bemerkt, daß die ärztlichen Verlaufsberichte häufig nur sehr versteckte Hinweise enthalten, die überhaupt den Rückschluß auf eine psychische Verarbeitungsstörung zulassen. Oft wird zu spät über sekundär auftretende psychische Probleme berichtet, so daß ein Schaden dann nur noch schwer zu therapieren ist. Ohne richtungsgebende Hinweise ist die Berufsgenossenschaft nicht in der Lage, Gegenmaßnahmen zu ergreifen. Besser wäre ein frühzeitiger Hinweis auf eine Auffälligkeit, die sich dann im Nachhinein als Nebensächlichkeit herausstellt, als ein großer Schaden, der durch langes Zuwarten aus Unsicherheit entstehen kann.

Die diskutierenden Neurologen weisen darauf hin, daß eine Korrelation zwischen der Schwere eines Unfalltraumas und der resultierenden psychischen Alteration nicht gegeben ist. Probleme sind nicht unbedingt bei Schwerverletzten zu erwarten, sondern eher bei leicht verletzten Patienten mit Zerrungen der Nackenmuskulatur oder Körperprellungen. Bei diesen dauert dann das Heilverfahren oft sekundär bedingt über mehrere Monate an.

> Es besteht keine Korrelation zwischen der Schwere eines Traumas und der psychischen Alteration. Sobald auch nur geringe psychische Verarbeitungsstörungen auffallen, sollte die Berufsgenossenschaft hiervon unterrichtet werden, bevor sich ein Schaden verselbständigt.

Behandlung von posttraumatischen psychischen Störungen

Häufig, so wird von den Vertretern der Neurologie nach den Erfahrungen entsprechender Studien angeführt, wird keine neurologisch/psychiatrische bzw. psychosomatische Untersuchung angeregt, obwohl der behandelnde Unfallchirurg bereits sehr früh eine Vorahnung von der psychischen Fehlentwicklung hatte. Eine derart zu spät erkannte Störung sei dann oft nur noch schwer zu therapieren. Ein Unfalltrauma bedeutet fast regelmäßig eine starke psychische Belastung, die nicht jeder Betroffene gut verarbeitet. Aus Sicht der Neurologie/Psychiatrie ist eine frühzeitige Intervention zweckmäßig, bevor eine Schädigung chronisch wird. Als Vertreterin der Psychologen gibt von Hagen zu bedenken, daß andererseits bei einem zu frühen Eingreifen die Gefahr einer Stigmatisierung besteht.

Die Vertreter der Neurologie empfehlen jedoch, zunächst in einem Sichtungsverfahren zu klären, ob eine behandlungsbedürftige psychoreaktive Störung vorliegt. Nach den Ausführungen der Vertreter der Verwaltung muß die Frage der Kausalität nicht vor dem Therapiebeginn geklärt werden. Nach der allgemein publizierten Rechtsauffassung tritt eine Behandlungspflicht dann ein, wenn ein Schaden erkennbar wird. Der Versicherte muß keine zeitliche Verzögerung einer Therapie durch die Prüfung der Kausalität hinnehmen. Die Frage, ob eine Störung auch bei Hinwegdenken des Unfallereignisses eingetreten wäre oder eine wesentliche Teilursache darstellt, kann auch nach Abschluß des Behandlungsverfahrens geklärt werden. Die Neurologen raten jedoch zu einem entsprechenden Hinweis an die Berufsgenossenschaft, so daß diese einen Rückerstattungsanspruch geltend machen kann.

Sobald der Verdacht einer posttraumatischen psychoreaktiven Störung besteht, muß eine entsprechende Diagnostik und die erforderliche Therapie ohne Zeitverlust zu Lasten der Berufsgenossenschaft eingeleitet werden. Die Frage der Kausalität und Kostenrückerstattung kann zunächst unberücksichtigt bleiben.

Auswahl des geeigneten Therapieverfahrens

Es werden viele verschiedene Therapieverfahren in der Psychiatrie, Psychosomatik oder Psychologie angewendet. In dem o. a. Sichtungsverfahren, so legen die psychiatrischen und neurologischen Referenten dar, sollte anschließend geklärt werden, um welche Art von Störung es sich handelt, und wie diese am besten zu therapieren ist. Die Auswahl und Bestimmung des geeigneten Verfahrens ist hierbei wesentlich. Beispielhaft wird zu einer Maschinenangst angeführt, daß diese nicht durch eine psychoanalytische, sondern durch eine Verhaltenstherapie angegangen werden sollte. Mit dem Patienten wird die ängstigende Situation trainiert, und so die Angst bzw. die resultierenden Beschwerden abgebaut.

Steht eine narzißtische Problematik mit schweren depressiven Verarbeitungsstörungen im Vordergrund, ist eher eine analytische Therapie erforderlich. Geduldig und engagiert sollte dann möglichst intensiv versucht werden, die Störung zu behandeln, solange die Möglichkeit zu einer Besserung noch gegeben ist. Vor einer Berentung sollte das Ergebnis der Behandlung abgewartet werden, da ein sekundärer Krankheitsgewinn durch die Rentenzahlung dem Verletzten die Möglichkeit einer Besserung verbaut.

Auch bei psychischen posttraumatischen Störungen sollten vor Einleitung eines Berentungsverfahrens die therapeutischen Möglichkeiten ausgeschöpft und das Heilverfahren abgeschlossen sein, da sonst eine Besserung erschwert wird.

Begutachtung

Auswahl der Gutachter

Roesgen weist darauf hin, daß es für den das Heilverfahren steuernden Unfallchirurgen von wesentlicher Bedeutung ist, einen im berufsgenossenschaftlichen Heilverfahren erfahrenen Neurologen bzw. Psychologen, Psychiater oder Psychosomatiker bei einer entsprechenden Fragestellung heranziehen zu können. Er warnt vor einer unreflektierten Begutachtung ohne genauere Kenntnis der berufsgenossenschaftlichen Beurteilungsgrundlagen. Aus Sicht der anwesenden Neurologen kann diesbezüglich eine bessere Abstimmung durch die enge Kooperation der Ärzte untereinander und mit den Sachbearbeitern erreicht werden. In Zukunft sollten im Rahmen der fachlichen Ausbildung junger Ärzte diese Fragen mehr Berücksichtigung finden.

Objektivierung von psychischen Unfallfolgen

Römer stellt die Frage der Möglichkeiten einer Objektivierung von Unfallfolgen im Bereich der Neurologie und Psychiatrie. Die Frage, ob eine psychische Erkrankung einen Krankheitswert besitzt oder willensgesteuert ist, wird zur Zeit häufig nicht ausreichend durch objektivierte Argumente belegt. Auch die Vertreter der Neurologie stimmen ihm hierzu bei. Formulierungen wie „glaubhafte Beschwerden“ sollten nicht mehr verwendet werden. Es muß klar dargelegt werden, ob Klagen durch objektive Befunde oder nach der allgemeinen medizinischen Erfahrung von den Unfallfolgen abgeleitet werden.

Auch die psychischen Unfallfolgen müssen objektiviert dargelegt werden. „Glaubhafte Beschwerden“ genügen den Beweisanforderungen nicht.

Schmerzen als Indikator für psychische Fehlverarbeitung

Spohr stellt die Frage, ob aus psychologischer Sicht Erkenntnisse darüber vorliegen, Schmerzen als Indikator einer Unfallfehlverarbeitung heranziehen zu können. Von Hagen führt an, daß zwar viele Untersuchungen zum Thema Schmerzen in Abhängigkeit zur Persönlichkeitsstruktur erstellt wurden, diese sich jedoch wegen der umfangreichen Einzelkriterien wie Anamnese, beruflicher und sozialer Situation und der Persönlichkeitsstruktur nicht unbedingt für eine Verwendung als Indikator eignen. Eindeutige Zuordnungen sind nicht zu treffen. Aus Sicht der psychosomatisch orientierten Gutachter ist zur Klärung der Schmerzproblematik eine interdisziplinäre Zusammenarbeit, z.B. im Rahmen von Schmerzambulanzen, hilfreich. Wenn sich die verschiedenen Disziplinen ausreichend mit dem Betroffenen auseinandersetzen, sind nach ihrer Auffassung relativ klare Einschätzungen möglich, ob der subjektiv erlebte Schmerz eine organisch begründete Ursache hat.

Hierholzer warnt vor einer Begutachtung durch Gremien, wie etwa einer interdisziplinären Schmerzambulanz, die die dem primär behandelnden, unfallchirurgischen sachverständigen Arzt vorliegende Ausgangssituation nicht berücksichtigt. An einem Beispiel führt er aus, daß das Phänomen „Schmerz" nicht isoliert betrachtet werden darf. Die Verknüpfung des Schmerzes mit dem morphologisch zugrundeliegenden Schaden darf im Sinne der Kausalität nicht verloren gehen. Therapieansätze, die dies nicht berücksichtigen, haben wenig Aussicht, den Patienten dauerhaft zur Beschwerdefreiheit zu führen. Die Einbeziehung eines Unfallchirurgen im Rahmen einer interdisziplinären Schmerzambulanz wird durch die Vertreter der Psychosomatik begrüßt.

Zur Klärung einer Schmerzproblematik kann die Einschaltung einer interdisziplinären Schmerzambulanz unter fachlicher Berücksichtigung der Unfallchirurgie hilfreich sein. Der kausale Bezug zum Unfalltrauma muß gewahrt bleiben.

Schröter führt beispielhaft eine Problematik bei Beschleunigungsverletzungen der Halswirbelsäule an. Er warnt vor einem ungerechtfertigten, verfrühten therapeutischen Handeln. Wie neuere wissenschaftliche Untersuchungen belegen, werden bei Begutachtungen nach solchen Verletzungen verschiedene Unfallfolgen festgestellt, obwohl objektiv primär keine Schäden vorlagen. Im Rahmen der Anamnese unterläßt es der erstbehandelnde Arzt häufig, die Schwere des tatsächlich erlittenen Traumas anhand der Beschreibung des Unfallherganges und der Fahrzeugschäden zu relativieren. Erst das Anlegen einer Schanz-Krawatte führt zu schmerzhaften Veränderungen, die im EMG sichtbar werden. Modifiziert durch den sekundären Krankheitsgewinn, wie etwa ein absehbares Schmerzensgeld oder einen Rechtsstreit, werden die dann verstärkten Beschwerden auf die vermeintlich erlittene Unfallverletzung projiziert. Ein umsichtiges und zurückhaltendes therapeutisches Vorgehen kann hier eine iatrogen ausgelöste Verschlimmerung verhüten.

Bei Beschleunigungsverletzungen der Halswirbelsäule entstehen Beschwerden oft durch ungerechtfertigtes, nicht am Trauma assoziiertes Handeln. Ein zurückhaltendes und umsichtiges therapeutisches Vorgehen kann eine sekundär ausgelöste iatrogene Verschlimmerung verhüten.

Anmerkung zur Leistung der Privaten Unfallversicherung

Reichenbach weist abschließend auf die Bemessungsgrundlagen der Privaten Unfallversicherung hin. In der AUB 61 wird die Leistungspflicht bezüglich psychischer Störungen durch § 10 (5) eingeschränkt. „Für die Folgen psychischer und nervöser Störungen, die im Anschluß an einen Unfall eintreten, wird eine Entschädigung nur dann gewährt, wenn und soweit diese Störungen auf eine durch den Unfall verursachte organische Erkrankung des Nervensystems oder eine durch den Unfall neu entstandene Epilepsie zurückzuführen sind." Etwa 50% der heutigen Versicherungsverträge beruhen auf der AUB 88. In diesen sind neue Bestimmungen über die psychische Reaktion klar definiert. § 2 (4) legt eindeutig fest: „Nicht unter den Versicherungsschutz fallen: Krankhafte Störungen infolge psychischer Reaktionen, gleichgültig, wodurch diese verursacht sind."

Für die AUB 61 tritt eine Leistungspflicht bezüglich psychischer Störungen nur dann ein, wenn diese auf eine unfallbedingte organische Erkrankung des Nervensystems oder Epilepsie zurückgeführt werden können. Nach den AUB 88 besteht keine Leistungspflicht bei psychischen Störungen, gleichgültig wodurch diese hervorgerufen werden.

Teil V

Begutachtung des Verlustes bzw. Teilverlustes von Fingern

Begutachtung des Fingerverlustes bzw. -teilverlustes aus unfallchirurgischer Sicht

W. Izbicki

Einleitung

In der Unfallstatistik der Berufsgenossenschaften nehmen die Handverletzungen mit etwa 40% den 1. Rang ein. Bei den erstmals entschädigten BG-Fällen sind sie mit ca. 15% auf Rang 4 zu finden. Diese Rangumschichtung drückt einerseits einen höheren Prozentsatz leichterer Verletzungn aus, andererseits das Greifen handchirurgischer Fortschritte und von Schutzmaßnahmen am Arbeitsplatz. Wunde, Zerreißung und Gliedverlust stehen an 1. Stelle der Verletzungsarten und wiederum an 4. Stelle bei den erstmaligen Entschädigungen dieser Verletzungen [2].

Gutachtliche Funktionserfassung und Dokumentation

Die Beurteilung von Unfallschäden an der Hand basiert, medizinisch gesehen, auf einem anatomischen Defektzustand, d.h. dem Teil- oder Totalverlust eines oder mehrerer Finger. Der anatomische Defekt impliziert also einen Funktionsausfall, der für die Bewertung von Teilfunktionen herangezogen wird. Dabei wird unter Funktion der Hand und ihrer Glieder ein zweckbestimmtes, sinnvolles und zielgerichtetes Wirken verstanden. Neben der anatomischen muß insbesondere die funktionelle Betrachtungsweise geübt werden, denn Begutachtung ist nichts anderes als Funktionserfassung und -dokumentation zunächst nach medizinischen, dann aber auch nach juristischen, sozialen und wirtschaftlichen Gesichtspunkten.

Grundlagen

Der Gutachter muß über hinreichende Kenntnisse in der funktionellen Anatomie der Hand verfügen. Er muß auch wissen, welche durchschnittliche Leistungsfähigkeit jede unversehrte Hand aufweist und welche unterschiedlichen Anforderungen im Alltags- und Arbeitsleben an die Hände gestellt werden. Ferner soll er alle Untersuchungsmethoden beherrschen, um die verschiedenen Funktionen an der Hand prüfen und bewerten zu können. Die Kenntnis der

Behandlungsergebnisse handchirurgischer Maßnahmen ermöglicht ihm Vorschläge für Verbesserungsmöglichkeiten der Funktion. Der Gutachter sollte immer versuchen, ein ungestörtes Vertrauensverhältnis zu dem Versicherten aufzubauen. Gerade bei der Prüfung der Handfunktionen ist eine ungezwungene Kooperationsbereitschaft seitens des Versicherten untersuchungsfördernd im Hinblick auf den Zeitaufwand und die sichere Beurteilung.

Abfassung des Gutachtens

Formell ist im Gutachten eine klare und verständliche Ausdrucksweise zu wählen. In erster Linie werden die Gutachten von medizinischen Laien gelesen (Sachbearbeitern in Verwaltungen, Anwälten und Richtern). Gerade an der Hand sind die deutschen Bezeichnungen und Benennungen eindeutig und genau. Daumen, Zeige-, Mittel-, Ring- und Kleinfinger sind für jeden ebensogut verständlich und eindeutig wie Grund-, Mittel- und Endglied bzw. Grundgelenk, Mittelgelenk und Endgelenk. Fingerbeeren und Fingerkuppen als Orte der Fingertastzonen sind unmißverständlich. Gerade bei der viele Einzelelemente umfassenden Hand muß die Befundschilderung klar gliedern und abgrenzen. Der Leser kann dann mühelos Wesentliches von Unwesentlichem, Normales vom Krankhaften und Unfallbedingtes von Unfallunabhängigem unterscheiden. Die Beschreibung der Fingerbeweglichkeit darf sich nicht in verwirrenden Aufzählungen und seitenfüllenden Zahlenreihen verlieren. Sie soll ein präzises Bild über den Bewegungsablauf und Bewegungsausschlag vermitteln und im Textaufbau der Wichtigkeit entsprechend gewichten bzw. abstufen. Der Gutachtenbefund soll einen möglichst plastischen Überblick über die Gebrauchsfähigkeit der Hände geben.

Darstellung der klinischen Untersuchung und Dokumentation

Der handchirurgisch erfahrene und funktionell denkende Gutachter erschöpft sich nicht allein in der Dokumentation der Behinderungen. Vielmehr eruiert er immer ihre Ursache durch sorgfältige Prüfung und Differenzierung der vorhandenen und ausgefallenen Funktionen.

Inspektion, Palpation

Selbstverständlich erfordert die Begutachtung von Unfallverletzungsfolgen an der Hand immer die Untersuchung des ganzen Armes und der Gegenseite zum Vergleich. Die Qualität und Quantität der Armmuskulatur lassen wichtige Rückschlüsse auf den Gebrauchseinsatz der Hand zu. Die Ausprägung der Handbinnenmuskulatur ergänzt im weiteren Verlauf das funktionelle Bild. Man beginnt in der Regel mit der Beschreibung der auffälligsten Veränderungen und fährt dann in systematischer Reihenfolge abstufend fort. Bei mehreren oder ausgedehnten Narben und Fingerteilverlusten sind Einzeichnungen auf Handskizzenformularen informativer als langatmige Beschreibungen. Die zeichnerische Visualisation ermöglicht eine bessere Vorstellung beim Leser. Funktionsrelevante Narben, die die Greiffähigkeit beeinflussen, müssen dagegen in ihren Auswirkungen genau beschrieben werden. Ort, Ausdehnung, Verlauf und Beschaffenheit (derb, verbacken, verschieblich, mißempfindlich, flächenhaft oder strangartig) erklären ihre Hinderlichkeit.

Bei der Untersuchung von Fingeramputationsstümpfen mittels Inspektion und Palpation sind folgende Gesichtspunkte wichtig [4]:

1. Die Länge des Stumpfes; dabei ist die Angabe der anatomischen Amputationsstelle zweckmäßiger als eine Messung der Länge des erhaltenen Gliedteiles. Das Vorstehen eines Stumpfes beim Faustschluß muß erfaßt werden.
2. Die Beschaffenheit der Weichteildeckung des Stumpfes. Dabei sind eine genügende Hautmantelweite, dessen gute Verschieblichkeit gegen die Unterlage und ungestörte Durchblutung wichtig.
3. Die Form des Knochenstumpfes ist als Widerlager bedeutsam. Ein gut abgerundeter Knochenstumpf ist besser als ein gezackter oder spitzer.
4. Die Lage und Beschaffenheit der Amputations- und Verletzungsnarben, ihre Konsistenz, Unterpolsterung und Verschieblichkeit, ferner ihre Empfindlichkeit.
5. Empfindliche Narben müssen von schmerzhaften Stumpfneuromen abgegrenzt werden.
6. Störende Nagelreste bei Endgliedteilverlusten.

Bewegungsprüfung der Finger

Die Beweglichkeit gekürzter Fingerstümpfe wird durch den Stumpfkuppen-Hohlhandfurchen-Abstand in Zentimetern ausgedrückt. Aufgrund dieser Erhebungen kann der Gutachter Vorschläge für eine sinnvolle Stumpfkorrektur machen.

Die Beweglichkeit der Fingergelenke wird auf zweierlei Art dokumentiert [3]:

1. durch Messung des Fingerkuppen-Hohlhand-Abstandes und des Fingerkuppen-Handrückenebenen-Abstandes in Zentimetern für jeden Finger einzeln,
2. durch Messung der Fingergelenkbeweglichkeit in Winkelgraden nach der Neutral-0-Methode für alle 14 Fingergelenke.

Die Abstandsmessungen zwischen den Nagelrändern und der Hohlhandfurche bzw. der Handrückenebene in Zentimetern eignen sich besser für den Gutachtentext, weil sie anschaulicher die Faß- oder Greifkapazität der geöffneten oder inkomplett geschlossenen Hand vermitteln. Bei dieser Darstellungsweise muß allerdings zusätzlich vermerkt werden, ob alle Fingergelenke gleichmäßig oder ob bestimmte Gelenke dominierend bewegungsbehindert sind. Der Faustschluß ist nur dann wirklich frei, wenn alle Endglieder vollständig in die Hohlhand eingeschlagen werden können.

Die wesentlich aufwendigere vergleichende Messung paariger Fingergelenke in Winkelgraden eignet sich besonders für eine tabellarische Protokollierung der Bewegungsausmaße. Als Massierung von Zahlen wirkt sie auf den Laien zunächst sehr verwirrend. Die Genauigkeit für die Auswertung ist allerdings erheblich besser. Bei Unfallfolgen nach komplexen Handverletzungen mit Bewegungsbehinderungen an mehreren Fingergelenken gebührt dieser Meßmethode der absolute Vorzug, weil aufgrund von exakten Zahlenangaben ein etwaiger Änderungsnachweis besser zu führen ist als aufgrund textlicher Darstellung. Während die Angabe einer geringen oder mittelgradigen Bewegungsbehinderung schon in der Deskription eine Wertung bedeutet, sind Zahlenangaben völlig wertneutral, so daß sich jeder sein Urteil über das Ausmaß einer Behinderung selbst bilden kann.

Zur Beweglichkeit der Finger gehören außer dem Strecken und Beugen noch das Spreizen und Aneinanderlegen. Im Gutachten gelten die Finger nur dann als frei beweglich, wenn sie vollkommen gebeugt, gestreckt, gespreizt und aneinander gelegt werden können. Die Eindeutigkeit solcher Festlegungen hat praktische Bedeutung, weil eine dementsprechende Formulierung aufwendige Messungen erübrigt. Befundfeststellungen mit Ausschlußcharakter sind im Gutachtenwesen wegen ihrer juristischen Relevanz schon immer bedeutsam gewesen. Ausdrückliche Verneinungen von hinderlich funktionsrelevanten Untersuchungsbefunden dokumentieren die Vollständigkeit der erfolgten Prüfung und schließen damit Zweifel an der Sorgfalt und Aussagekraft gutachtlicher Befunderhebung sicher aus.

Prüfung der Daumenbeweglichkeit

Entsprechend der hohen funktionellen Bedeutung des Daumens für die Gebrauchsfähigkeit der Hand muß seine Befundung besonders sorgfältig erfolgen. Neben Abspreizen, Anlegen und Einschlagen in die Hohlhand ist seine Fähigkeit zur Gegenüberstellung von zentraler Bedeutung. Bei der Prüfung dieser Funktion wird angegeben, mit welchen der dreigliedrigen Finger und mit welcher Kraft eine Zangenbildung möglich ist. Erst die Kombination aus Abspreizen und Gegenüberstellen ermöglicht das Erfassen größerer Gegenstände. Die Kombinationsbewegung aus Gegenüberstellen und Einschlagen in die Hohlhand ermöglicht das Festhalten bei Feinarbeiten.

Bedeutung der Leistungsfähigkeit der Hand

Nach Pieper [5] beruht die vielseitige Leistungsfähigkeit der Hand auf einem komplexen Datenverarbeitungsvorgang, der zahlreiche Einzelprogramme sinnvoll steuert. Anatomisches Korrelat sind die 5 Finger einer jeden Hand, die sich als funktionelle Basiseinheiten darstellen. Erst ihr fein abgestimmtes Zusammenspiel ergibt das Gesamtbild einer Organfunktion der Hand.

Pieper zerlegt die Fingerfunktionen in 6 Einzelleistungskomplexe:
1. die Tastempfindung,
2. die Gestaltgebung,
3. die Druckäußerung,
4. das Greifvermögen,
5. die Geschicklichkeit,
6. die Ausdrucksfähigkeit.

Die Funktion als Tastorgan betrifft das räumliche Erkennungsvermögen und die Schutzreflexe. Sie ist eng an die Fingerbeere und die Greifflächen der Hand geknüpft. Hierher gehören die Sensibilität, das Schmerzempfinden und der Temperatursinn.
- Die Gestaltgebungsfunktion bezeichnet die Fähigkeit der Hand, eine bestimmte räumliche Erscheinungsform anzunehmen; in ihrer Formwandelbarkeit dient die Hand als ein natürliches, vielfältig einsetzbares Universalwerkzeug. Ein intakter räumlicher Lagesinn und die neuromuskulär gesteuerte Formstabilisierung sind unabdingbare Voraussetzungen dieses Einsatzes.
- Die Funktion als Druckorgan steuert die Kraftdosierung, die Schnelligkeit des Bewegungsablaufes und Bewegungswechsels. Vom Kneten und Massieren bis zum Bedienen von Tastaturen, Schiebern und Hebeln reichen die Aufgaben der verschiedenartigen Sinnes- und Sensibilitätsrezeptoren.
- Ihren wichtigsten Funktionseinsatz erfährt die Hand als Greiforgan. Zu nennen sind: Spitzgriff, Feingriff, Schlüsselgriff und Grob- oder Umfassungsgriff, die üblicherweise als natürliche Grifformen geprüft werden. Daneben gibt es eine Vielfalt individueller Ersatzgriffe. Diese von der natürlichen Vorgabe abweichenden Greif- und Festhaltemuster treten immer dann in den Vordergrund, wenn Funktionsausfälle kompensiert werden müssen.
- Als Geschicklichkeit wird die höchst komplexe Koordinationssteuerung bezeichnet, die die ständigen bedarfsorientierten Funktionsveränderungen regelt, um sie den Erfordernissen der Arbeitsvorgänge anzupassen. Diese funktionell höchst störanfällige Anpassungsreagibilität ist bei Verletzungsfolgen meist als erste gestört.

Als Ausdrucksorgane sind die Hände lebendige Kontaktvermittler. Mit ihnen bitten, befehlen, drohen, grüßen und schwören wir. Die Zeichensprache wird nicht nur unter Taubstummen als Verständigungsmittel genutzt. Die Ausdrucksfähigkeit der Hände gibt die Struktur der eigenen Persönlichkeit wieder und vermittelt damit den sozialen Umgang der Menschen miteinander.

Aber erst die volle funktionelle Wechselwirkung all dieser Einzelleistungen macht die Hand zu dem, was sie ist: ein intelligentes Universalorgan für die sinnvolle Behauptung im Alltags- und Arbeitsleben.

Bewertung des Daumens

Eine gewisse Sonderrolle wird offenbar den Folgeschäden nach einer Daumenverletzung zugedacht. Warum 1981 die „Anhaltspunkte für die gutachtliche Beurteilung von Handverletzungen in der Gesetzlichen Unfallversicherung" dem Daumen eben dieser sog. Hilfshand einen höheren Stellenwert zuordnen als dem ganzen Organ, bleibt unklar. Es ist nicht schlüssig nachzuvollziehen, warum ein Funktionsteil höherwertiger sein soll als das Gesamtorgan, dessen Bestandteil es ist. Ebenso wenig plausibel ist, warum der Verlust nur des ganzen Daumens höher bewertet wird, während diese Höherstufung für seinen Teilverlust nicht gilt. Immerhin sind die meisten taktilen Organfunktionen in der Daumenbeere und damit seinem Endglied lokalisiert. Seine überragende funktionelle Bedeutung gewinnt der Daumen nicht erst dann, wenn er vollständig fehlt. Hat er diese Sonderstellung als Ganzes, dann muß dies auch für seine Teile gelten. Die Wertanhebung für ausschließlich den *ganzen* Daumen bedeutet eine rein willkürliche Festlegung, bar jeder funktionellen oder logischen Grundlage. Diese Festlegung vermittelt den abwegigen Eindruck, alle Funktionen der sog. Hilfshand seien in einem überaus hohen Maße allein im Daumen konzentriert. Damit erfolgt eine unangemessen überproportionale Wertanhebung, wie z.B. beim Verlust des zweiten Auges.

Alle diese Gesichtspunkte sind wesentlich für die Bewertung der MdE; in diesem Zusammenhang wird auch zu prüfen sein, ob die bisherige Unterscheidung in Haupt- und Hilfshand weiterhin Gültigkeit haben kann. Hierauf wird im Beitrag von Reill, S. 223, eingegangen werden.

Literatur

1. Cornelsen C (1993) Entwicklung der Erwerbstätigkeit nach Berufen, Ergebnisse des Mikrozensus. In: Wirtschaft und Statistik 1/1993, Statistisches Bundesamt. Metzler-Poeschel, Stuttgart, S 48–54
2. Hoffmann B (1987) Unfallanalyse 1985. Hauptverband der gewerblichen Berufsgenossenschaften e.V., Sankt Augustin
3. Izbicki W, Neumann N, Spohr H (1992) Unfallbegutachtung. de Gruyter, Berlin New York
4. Mayr S (1954) Praxis der Begutachtung. Maudrich, Wien Bonn
5. Pieper W (1983) Begutachtung. In: Nigst H, Buck-Gramcko D, Millesi H (Hrsg) Handchirurgie, Bd II. Thieme, Stuttgart New York

Begutachtung des Fingerverlustes bzw. -teilverlustes aus handchirurgischer Sicht

P. Reill

Einleitung

Rentenbegutachtung ist Funktionsbeurteilung.

In die Bemessung der Funktion dürfen nicht nur die Teilverluste und Funktionseinbußen eingehen, sondern sie müssen in ihrer Wertigkeit für die Arbeitswelt auch entsprechend beurteilt werden. Für die Einschätzung dieser Funktionsbeurteilungen haben sich, zunächst empirisch entstanden, in langer Zeit gewisse Grundregeln gebildet, die im Schrifttum zusammengefaßt wurden und die abstrakte Schätzungen darstellen. Diese Erfahrungswerte sollen eine Gleichbehandlung der Verletzten ermöglichen.

Vorbemerkungen zur Begutachtung

Die handchirurgische Funktionsbeurteilung darf sich nicht an abstrakten Verlusten orientieren, sondern sie muß die Ausgestaltung der Arbeitsplätze mitberücksichtigen. Der Gutachter muß eine genaue Kenntnis der verschiedenen Berufsbilder und deren Anforderungen an die Handfunktion haben.

Die von den berufsgenossenschaftlichen Verwaltungen herausgegebenen Meßblätter genügen den Anforderungen, die für eine objektive Einschätzung zu fordern sind. Bei Angaben von Schmerzen, die normalerweise in die Begutachtung nicht direkt einfließen, muß der Gutachter aus seiner Sicht die Glaubwürdigkeit dieser Angaben einstufen. So sind z.B. wortreiche Klagen über eine extreme Empfindlichkeit des Daumenstumpfes und damit die Unbrauchbarkeit im Arbeitseinsatz nur dann glaubwürdig, wenn der Stumpf auch tatsächlich keinerlei Verarbeitungsspuren aufweist. Aus diesem Grunde ist eine exakte Schilderung der Oberflächenstruktur der verletzten Extremität, der Verarbeitungsspuren und der Trophik zu fordern. Die in den Meßblättern vorgegebenen Einzelmeßwerte bilden eine ausreichende Basis für die genaue Befundbeschreibung. Vorwiegend sollten einzelne Funktionsgriffe, wie z.B. Spitzgriff, Breitgriff, Grobgriff usw., beschrieben werden, um damit dem Rentenausschuß, der sich abstrakt mit dem Funktionsverlust auseinandersetzen muß, exakte Informationen zu liefern. Meßwerte einzelner Fingergelenke sind in Ausnahmefällen zusätzlich anzugeben.

Messungen der groben Kraft mit entsprechenden Apparaturen (Dynamometer, Spitzgriffmeßgerät) unterliegen so sehr dem Willen des Unfallverletzten, daß sie nur bedingt zur Beurteilung herangezogen werden können. Trotz methodischer Unsicherheit ist der Untersuchung des Sensibilitätsverlustes, mit der Prüfung der Zweipunktediskriminierung nach Weber, ein hoher Stellenwert zuzuordnen.

Wertigkeit der Funktionsminderung der oberen os. unteren Extremität

Aus historischen Gründen wird bis in die jüngste Zeit hinein die Bewertung des Funktionsverlustes der unteren Extremität für beide Seiten gleich und insgesamt für die untere Extremität höher angesetzt als für die obere. Durch die Entwicklung der modernen Arbeitswelt wird diese Betrachtungsweise ad absurdum geführt. Den Folgeschäden an der oberen Extremität muß ein höherer Stellenwert eingeräumt werden als denen der unteren. Der „historische" Unterschied wird in der täglichen Gutachtenpraxis, in dieser scharfen Form, von Verwaltungsfachleuten und Ärzten nicht mehr mitgetragen. Aus handchirurgischer Sicht sind zwei Dinge nach wie vor ungeklärt und bedürfen der Diskussion:

- Gleichberechtigung von rechts und links, d.h. gleiche Beurteilung der Minderung der Erwerbsfähigkeit bei „Haupthand" gegenüber „Hilfshand".
- Gleiche Wertigkeit des „Spitzgriffes" und des „Grobgriffes", d.h. keine unterschiedliche Wertung der Verletzungen nach der Ellen- bzw. der Speichenseite der Hand.

Zur Bewertung der Einschätzung: rechts = links, oder Haupthand = Hilfshand

Die unterschiedliche Beurteilung der Minderung der Erwerbsfähigkeit bei Schädigung der Haupthand gegenüber der Hilfshand wurde von einigen unfallchirurgischen und von allen handchirurgischen Gutachtern immer in Frage gestellt. Nicht nur in der sog. modernen Arbeitswelt sind beide Hände gleichwertige Partner in der Bewältigung der gestellten Aufgaben. Diese Festlegung war schon in den Grundzügen nicht richtig [1]. Eine Reihe versierter Gutachter, insbesondere aus handchirurgischen Kreisen, hat gegen diese Aufteilung immer opponiert (Buck-Gramko, Haas, Rahmel, Scharitzer, Zrubetzki)[1]).

In der österreichischen Unfallchirurgie, auch heute noch weltweit anerkannt, wurde aus der Schule von Lorenz Böhler die 1. Zusammenfassung der Bewertung von Unfallschäden der oberen Extremität von Mayr [1] veröffentlicht. Bereits 1970 haben Krösel u. Zrubetzki [2] für die österreichische Unfallver-

---

1) Der Autor, der selbst eine Handwerkslehre durchlaufen und den erlernten Beruf auch mehrere Jahre ausgeübt hat, konnte diese unterschiedliche Einschätzung ohnehin nie teilen.

sicherung die Gleichbewertung gefordert und durchgesetzt. In Deutschland wurde trotz starker Gegenströmungen 1980 in den „Anhaltspunkten für die gutachtliche Beurteilung von Handverletzungen in der Gesetzlichen Unfallversicherung" an der unterschiedlichen Bewertung von „Haupt"- und „Hilfshand" weiterhin festgehalten. In diesen Anhaltspunkten wurde jedoch die Gleichbehandlung beider Daumen anerkannt.

Eine von den Sozialgerichten immer wieder vertretene Auffassung ist, daß die Ungleichbehandlung gerechtfertigt sei, weil sie „jahrzehntelange unfallchirurgische Erfahrungen beinhalten und als Leitlinien für die ständige Anwendung empfohlen werden" [3].

Dies kann in dieser Form nicht mehr aufrecht erhalten werden. Die vorgebrachten Argumentationen können bei kritischer Betrachtung der realen Arbeitswelt nicht übernommen werden. Es muß darauf verwiesen werden, daß die Gesetzliche Unfallversicherung der einzige Kostenträger ist, der auf dieser Ungleichheit noch beharrt. Auch in der früheren DDR wurde die Gleichbewertung praktiziert, wie auch in der Schweiz und den meisten anderen europäischen Ländern. Die bisherige Praxis, bis zur Dauerrente einen Unterschied je nach Händigkeit zu machen, kann und sollte weiterhin beibehalten werden. Es trifft zu, daß während der ersten beiden Jahre bei allen Verletzten die Funktionsbehinderung an der Haupthand schwierig zu kompensieren ist.

Zusammenfassend handelt es sich bei der Gleichstellung von rechts und links oder Haupt- und Hilfshand, um eine Verbesserung für die Versicherten. Eine Verteuerung ist damit implizit. Sie wird sich jedoch im erträglichen Rahmen halten und kann im Sinne der gerechten Bewertung getragen werden, ohne leichtfertig einer Erhöhung das Wort zu reden. Bezogen auf das Gesamtvolumen der gewährten Entschädigungsleistungen ist die Zahl der von der Neubewertung betroffenen Unfallverletzten sicherlich nicht hoch.

Unterschiedliche Bewertung der Schädigung des Spitz- (Speichenseite) und Grobgriffes (Ellenseite)

Die besondere Betrachtung dieser funktionellen Bewertungseinheit wurde bislang vernachlässigt. Die gängige Literatur über Unfallbeurteilung hat sich sehr an der bereits abgehandelten Links-rechts-Problematik orientiert. Es ist deshalb wichtig darauf hinzuweisen, daß auch bestimmte Schädigungsfolgen von „Greiffunktionen" besonders bewertet werden müssen. Es handelt sich dabei um Schädigungen, die mehr die Speichenseite der Hand, also den Spitzgriff (Daumen, Zeige- und Mittelfinger) oder die Ellenseite (Ringfinger, Kleinfinger) betreffen. In der gängigen Begutachtungspraxis war man davon ausgegangen, daß der Daumen bedeutsamer sei, ebenso der Spitzgriff. Dies ist jedoch nur zum Teil richtig. Für viele Funktionen ist der Breitgriff oder Festhaltegriff, der von der Ellenseite (Ring- und Kleinfinger) durchgeführt wird, ebenso wesentlich für den Arbeitsablauf. Dies gilt unabhängig von der linken oder rechten Seite. So wird z.B. beim Festhalten von schweren Gegenständen, die gleichwohl exakt feindosiert gesteuert werden müssen, sehr häufig für die grobe Kraft die Ellen-

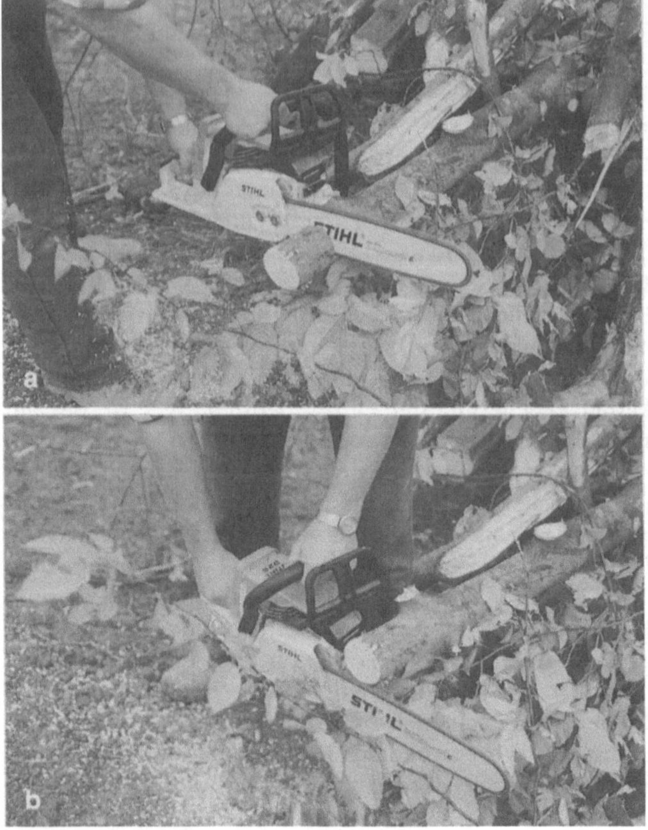

Abb. 1.a, b Am Beispiel einer Motorsäge wird demonstriert, daß der Einsatz der Maschine wechselnd dominierend mit der rechten oder linken Hand vorgenommen wird

seite (Ring- und Kleinfinger) verwendet und für die Feindosierung die Speichenseite (Daumen und Zeigefinger).

Besonders deutlich wird dies beim Einsatz mit Schlagwerkzeugen oder Schlaginstrumenten. Hier wird das feine Dirigieren mit Zeigefinger und Daumen durchgeführt, beim Einsatz von Kraft verlagert sich dies auf die Ellenseite mit der stärkeren Haltefunktion zwischen Ring- und Kleinfinger. Diese wechselseitige Bevorzugung einer bestimmten Funktionseinheit ändert sich beim Arbeitseinsatz in gleicher Weise mit der sog. Bei- und Hilfshand.

In dem in Abb. 1 gezeigten Beispiel mit einer Motorsäge wird demonstriert, daß der Einsatz der Maschine wechselnd dominierend mit der linken oder rechten Hand vorgenommen wurde. Dem Arbeiter fiel nicht auf, daß er einmal mehr die linke, einmal mehr die rechte Seite zur Führung der Säge benutzte. In gleicher Weise wird beim Einsatz einer solchen Maschine auch die Verlagerung in Spitz- und Breitgriff alternierend eingesetzt. Dieses Beispiel ist typisch für eine große Anzahl von gängigen Arbeitsabläufen und die Verwendung von modernen Maschinen in der heutigen Arbeitswelt.

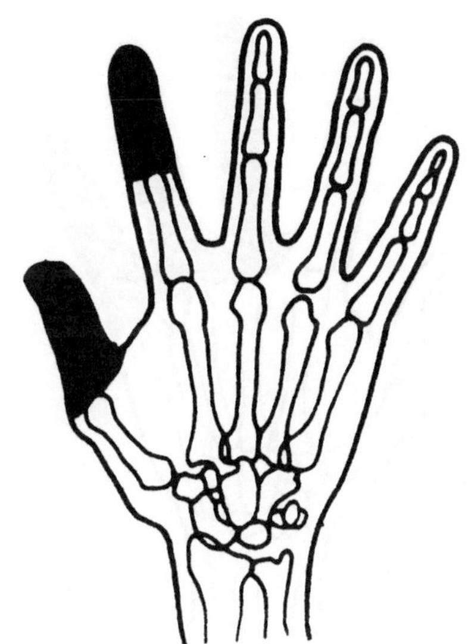

Abb. 2. Die dargestellte Schädigung wird völlig richtig mit „Rechts gleich Links" mit jeweils 30% bewertet. (Aus: Izbicki et al. [4])

In einem der am häufigsten verwendeten Bücher, zur Einschätzung der Minderung der Erwerbsfähigkeit von Izbicki et al. [4] wird lapidar festgestellt: „Die Beeinträchtigung des Spitzgriffes ist höher zu bewerten als die des Grobgriffes." Wie oben ausgeführt, ist dieser Aussage zu widersprechen. Aus der Neubewertung der Rechts-/Linkshändigkeit und der Einschätzung des Grob- und Spitzgriffes müssen einige wesentliche Änderungen in den immer umstrittenen und doch so wichtigen Tabellen zur Einschätzung der Minderung der Erwerbsfähigkeit (MdE) der oberen Extremität vorgenommen werden.

Kritische Einschätzung der MdE

Die Einschätzung der MdE der oberen Extremität wird derzeit überwiegend anhand von 3 Tabellenwerken bzw. Büchern vorgenommen. Es handelt sich dabei um das 1992 zuletzt neu aufgelegte Buch von Izbicki et al. [4] *Unfallbegutachtung, Der Unfallmann*, von Mollowitz [5], sowie Bereiter-Hahn et al. [6] *Handbuch zur Gesetzlichen Unfallversicherung*. Nur bei Izbicki et al. [4] wird die Unterscheidung von Grob- und Spitzgriff in die Begutachtung einbezogen, sie wird jedoch nicht konsequent in den Tabellen des Buches verwirklicht.

Auch unter der Voraussetzung, daß diese Tabellen nur Anhaltspunkte für die Einschätzung der Funktionalität darstellen können, müssen in den gängigen Nachschlagewerken die neueren Erkenntnisse eingearbeitet werden, um Fehlbeurteilungen zu vermeiden. Einige Beispiele sollen dies verdeutlichen.

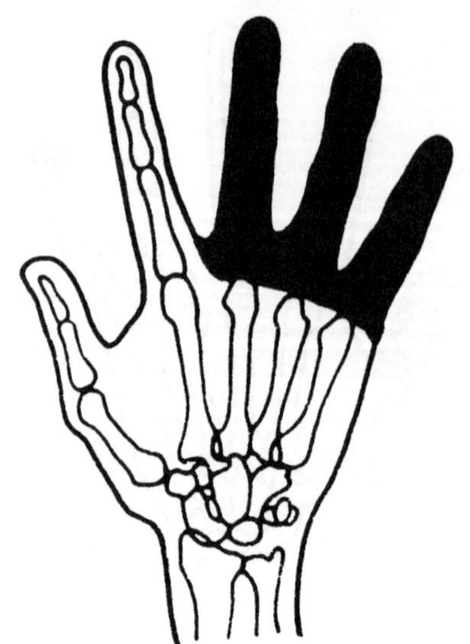

Abb. 3. Hier wird die Einschätzung rechts mit 30%, links mit 25% angegeben. Dies erscheint nicht logisch, da die linke Hand für die grobe Haltefunktion häufig verwendet wird und in diesem Fall der Grobgriff völlig verloren gegangen ist. (Aus: Izbicki et al. [4])

Bedeutung des Gliedmaßenverlustes und der Einstufung für die MdE

In Izbicki et al. [4] wird der Verlust des Daumens und des Zeigefingers bis zum Mittelgelenk (Spitzgriff) mit rechts gleich links jeweils mit 30% bewertet (Abb. 2).

Die Bewertung des Grobgriffes (Abb. 3) mit Verlust der Finger III–V wird rechts mit 30%, links mit 25% eingeschätzt. Verfolgt man immer noch die Vorstellung einer „Hilfs- oder Beihand", so wird gerade an diesem Beispiel

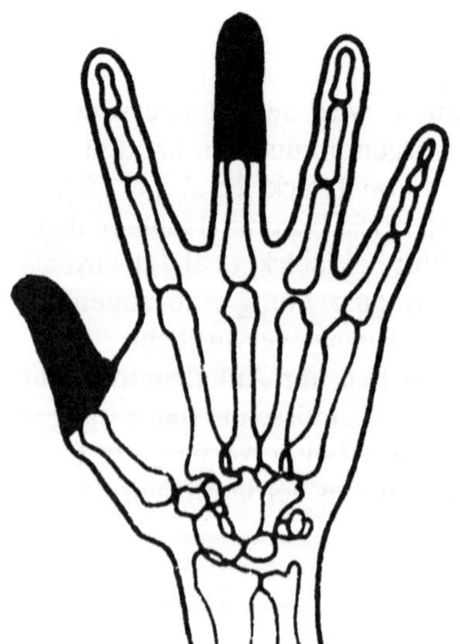

Abb. 4. Die Einschätzung mit 25% für rechts, 20% für links für diese Schädigung ist zumindest für die linke Hand fragwürdig, da der Spitzgriff fehlt und auch der Breitgriff eine deutliche Schwächung erfahren hat. (Aus: Izbicki et al. [4])

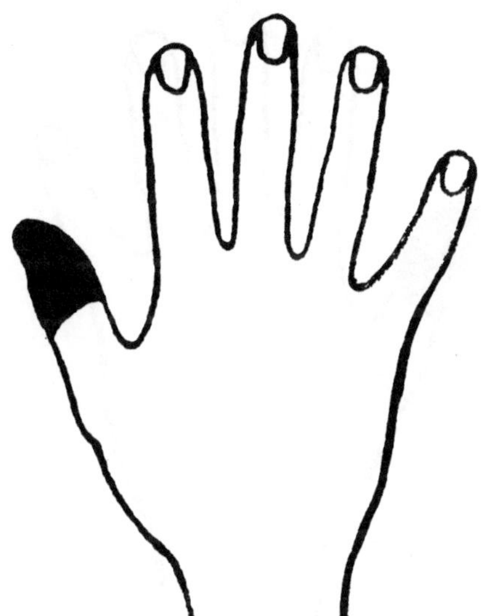

Abb. 5. Die Einschätzung von 0% ist in diesem Fall zu niedrig; es sind 10% anzunehmen, da eine deutliche Behinderung des Spitzgriffes vorliegt. Die Versteifung im Endgelenk sollte dagegen nicht mit 10%, sondern mit 0% eingeschätzt werden. (Aus: Mollowitz [5])

deutlich, daß diese Einschätzung funktionell falsch ist. Es ist hier durch die Schädigung der vollständige Breitgriff verloren gegangen. Gerade an der linken Hand wird diese Greifform minderbewertet, obwohl die Beihand immer für die grobe Haltefunktion reklamiert, in der Tat ja auch gefordert wird.

Erlaubt sein müssen Zweifel an der Richtigkeit der Einschätzung (Abb. 4) eines Verlustes des rechten Daumens im Grundgelenk und des III. Fingers im Mittelgelenk. Die Einschätzung für die linke Hand mit 20% ist aus dem Grunde fragwürdig, da der Spitzgriff fehlt und auch der Breitgriff eine Schwächung erfahren hat.

Unterschiedlich ist auch noch die Einschätzung des Verlustes des Daumenendgliedes. Bei Izbicki et al. [4] wird dieser mit 10% ohne Seitendifferenz entschädigt, eine vollkommen richtige Einschätzung. Leider findet sich in den anderen noch sehr verbreiteten Standardwerken dafür noch eine Einschätzung von 0% ohne Seitendifferenz. Die Behinderung des Spitzgriffes durch Verlust des Endgliedes kann bei fehlender Funktionseinheit, sensibler Daumenkuppe und Daumennagel, sehr wohl eine beträchtliche Behinderung darstellen, auch wenn noch ein gewisser Spitzgriff ausgeführt werden kann (Abb. 5). Andererseits ist die Einschätzung der Versteifung des Daumenendgliedes mit 10%, wie sie in den gängigen Büchern noch vorgenommen wird, nach Meinung des Autors zu hoch gegriffen. Die Einsteifung des Daumenendgelenkes in funktionsgünstiger Stellung ist beim Spitzgriff kaum behindernd, da eine Kompensation durch Grund- und Sattelgelenk erfolgen kann und die Kraft nicht, die Präzision unwesentlich, behindert ist.

Besonders genau festgelegt werden muß die Einschätzung des sog. Daumenteilverlustes. Hier wird nach Izbicki et al. [4] das Daumenendglied und das halbe Grundglied ([4], Tabelle 1 A, S. 133) wohl infolge eines Schreibfehlers mit rechts 15% und links 25% eingeschätzt. Jedoch auch nach Korrektur dieses Verschrei-

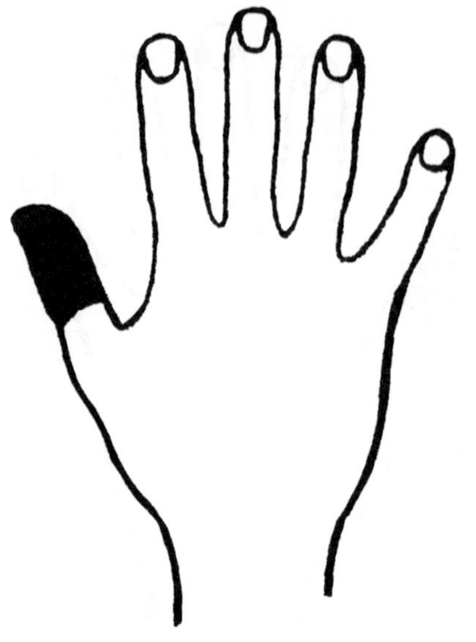

Abb. 6. a Der Verlust von 1/2 bis 3/4 Daumenglied wird mit 15% eingeschätzt, wobei vermerkt wird, daß bisher die Einschätzung links mit 10% vorgenommen wurde. **b–d** Das klinische Beispiel zeigt die tatsächlich vorliegende funktionelle Beeinträchtigung, obwohl noch 1/3 des Grundgliedes vorhanden ist. (Aus: Mollowitz [5])

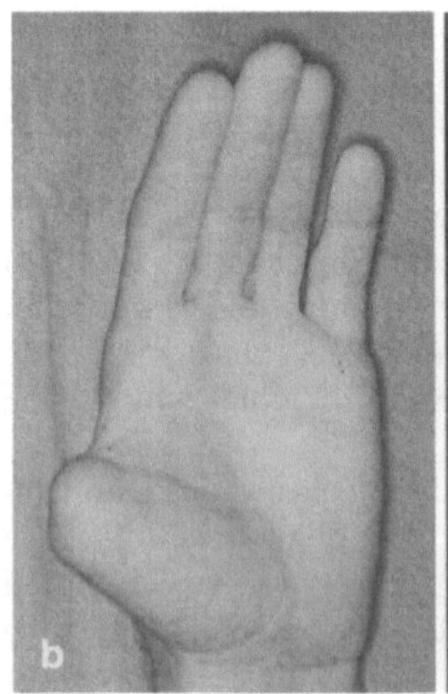

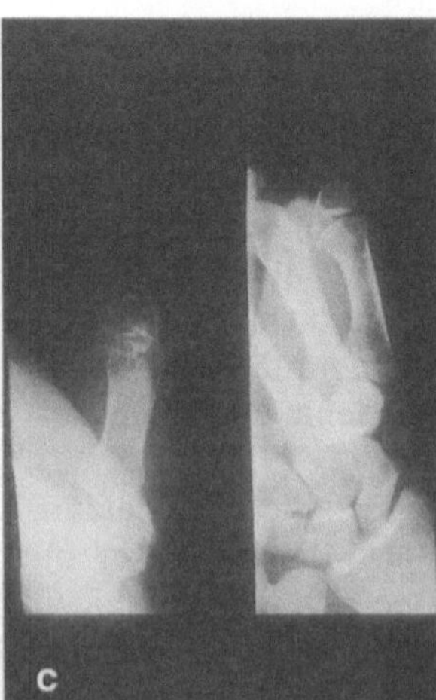

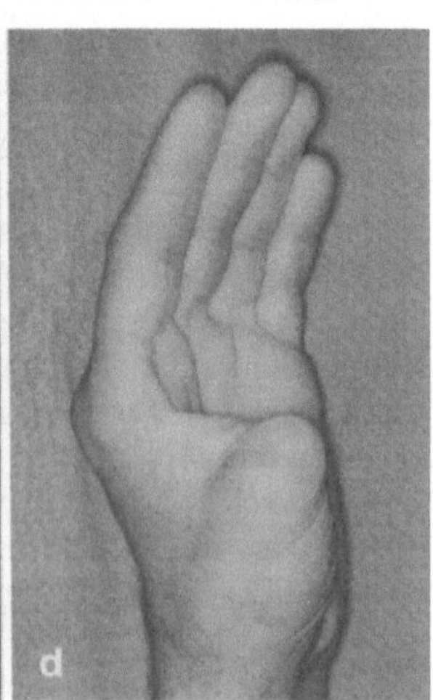

bens müßten unter Berücksichtigung der Prämissen rechts gleich links mit jeweils 15% eingeschätzt werden. Die Schwierigkeiten einer gerechten „Beurteilung“ werden auch deutlich sichtbar in Mollowitz [5], in dem der Verlust von 1/2–2/3 Daumenlänge mit 15%, und zwar für rechts gleich links, mit der Bemerkung festgelegt wird, daß links bisher 10% gewährt worden seien. Hierbei kommt es ungewöhnlich stark auf die noch zur Verfügung stehende funktionelle Daumenstumpflänge an (Abb. 6a).

Pyknische, d.h. breite kurzfingerige Hände, werden mit der Hälfte bzw. nur 1/3 des Daumengrundgliedes keinen echten Spitzgriff mehr durchführen können. Bei diesen Patienten kann die Bewertung mit 10% in Endgelenknähe eine deutliche Benachteiligung darstellen. Es ist anzustreben, daß sich in Zukunft

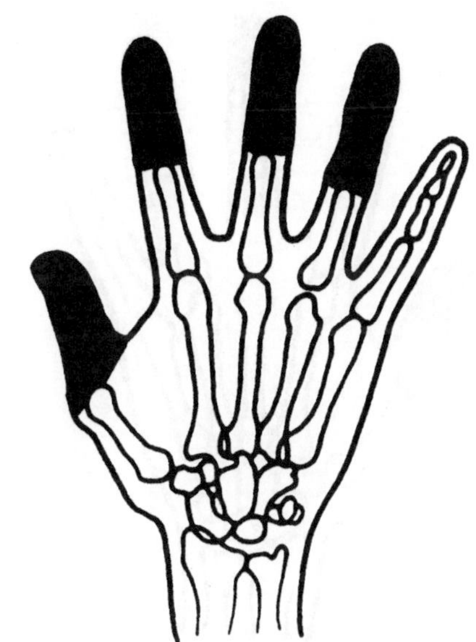

Abb. 7. Auch hier wird noch die ungleiche Einschätzung mit rechts 35%, links 30% angegeben. Betrachtet man diese Schädigung jedoch unter funktionellen Gesichtspunkten, so ist die Einschätzung nach Meinung des Autors mit 40% vorzunehmen. (Aus: Izbicki et al. [4])

unter Berücksichtigung der Gleichberechtigung von rechts und links und der Grob- und Spitzgriffadaptation die subjektive Mehrbehinderung bei entsprechender Begründung nach oben, oder auch nach unten, korrigiert werden kann (Abb. 6b–d).

Bedeutung der Amputationstechnik

An dieser Stelle sei ein Einschub zu den Amputationsschemazeichnungen erlaubt, die die gutachtliche Bewertung erleichtern und normieren sollen. Es ist jeweils die Amputationsstelle eingezeichnet mit der Stumpfbildung genau in der Höhe des Gelenkes. Dies entspricht meist nicht den anatomischen und auch nicht den klinischen Tatsachen. Die Amputation erfolgt meist einige Millimeter proximal unter Verkürzung des Stumpfes nach Entknorpelung und nach Verschmälerung des jeweiligen körpernahen Gelenkanteiles. Nur so kann anatomisch ein gut aussehender, funktionell gut belastbarer Stumpf gewonnen werden. Wie in Abb. 7 gezeigt, ist noch, um Länge zu gewinnen, die Basis des nächst körperfernen Gliedes belassen worden. Bei guter Weichteildeckung kann so ein optimaler Stumpf erhalten werden. Meist muß jedoch gekürzt werden und die reale zur Verfügung stehende Stumpflänge ist dann deutlich kürzer. Dies muß dem Sachbearbeiter bei der Einstufung anhand von Fingerverlusttabellen immer gegenwärtig sein.

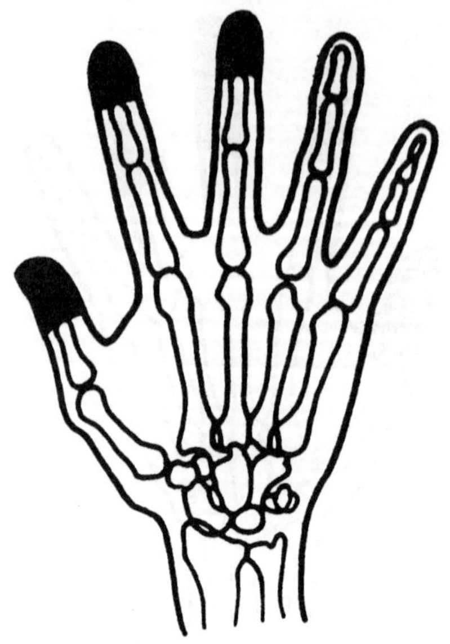

Abb. 8. Die Einschätzung dieser funktionellen Schädigung entspricht 20%, wie sie z. B. von Schönberger-Mehrtens getroffen wird. (Aus: Izbicki et al. [4])

Probleme in der bisherigen MdE-Einschätzung

Nur noch zur Vervollständigung seien noch einige andere Unstimmigkeiten der genannten entscheidenden Werke angegeben, so z. B. Verlust ganzer Daumen und 1. Mittelhandknochen mit rechts 25%, links 20% oder Verlust aller Finger einer Hand rechts mit 50%, links mit 45% oder beim vollständigen Ausfall des Grobgriffes mit Verlust von Mittel-, Ring- und Kleinfinger rechts mit 30%, links mit 25% (s. Abb. 3) ([4], Tabellen S. 131).

Bei den Mehrfingerverletzungen unter Beteiligung des Daumens sind einzelne Bewertungen in den verwendeten Tabellen [4] nicht korrekt. So z. B. die Einschätzung mit 35% für rechts und 30% für links bei Verlust des Daumens im Grundgelenk sowie des II., III. und IV. Fingers im Mittelgelenk (Abb. 7). Die funktionelle Schädigung bei dieser Verletzung ist so hoch, daß sie rechts wie links sogar mit 40% bewertet werden muß. Weiterhin ist ungerechtfertigt die Einschätzung mit rechts gleich links und jeweils mit 10% beim Endgliedverlust I-III (Abb. 8). Auch wenn scheinbar nur von theoretischem Wert, so liegt diese Einschätzung beidseits mit 15% auch noch an der unteren Normgrenze. Sehr viel realistischer ist für diesen Folgezustand die Einschätzung mit 20%, wie sie z. B. von Schönberger-Mehrtens angegeben wird.

Zwei typische Beispiele für die Schwierigkeiten der Einschätzung bei Mehrfingerverletzungen seien noch zur Diskussion gestellt, nämlich die Amputation des Daumens und der Verlust des Zeige- und Mittelfingers im Mittelgelenk mit 35% (bzw. veraltet 30% für links), und der Verlust des Daumens und Zeige- und Mittelfingers im Grundgelenk mit 45% (40% für links). Der Funktionsverlust ist bei beiden Schädigungen nahezu identisch und ein Sprung von 10% erscheint nicht gerechtfertigt (Abb. 9).

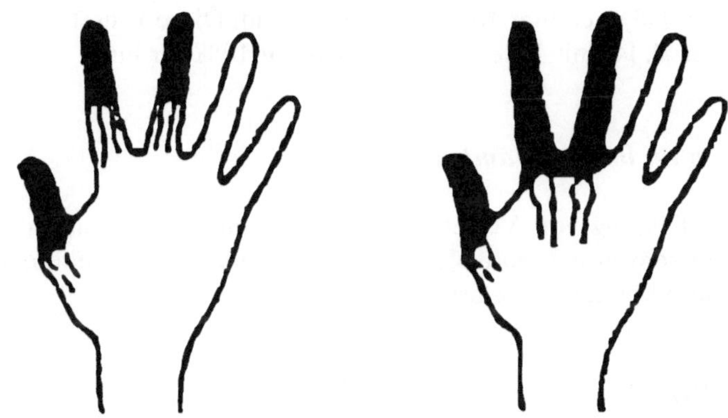

Abb. 9. Der Funktionsverlust ist in beiden Fällen gleich. (Aus: Bereiter-Hahn et al. [6])

Einer besonderen Betrachtung bedarf noch der Verlust des Zeigefingers bzw. des Kleinfingers, jeweils mit Mittelhandknochen, also die sog. Adelmann-Situation, die Handverschmächtigung (Abb. 10).

Nach Izbicki et al. [4] wird der Verlust des Zeigefingers mit Mittelhandknochen rechts mit 20%, links mit 10% eingeschätzt. Diese Einschätzung kann nicht überzeugen, zudem wird erneut die seitendifferente Bewertung aufgegriffen. Bei Verlust des Zeigefingers springt automatisch der Mittelfinger für den Zeigefinger ein. Der Spitzgriff ist noch möglich, der Breitgriff ebenfalls. Eine Einschätzung von 10% zur Dauerrente erscheint plausibler. Gleiches müßte auch für den Kleinfinger gelten. Der Spitzgriff ist erhalten, der Breitgriff etwas

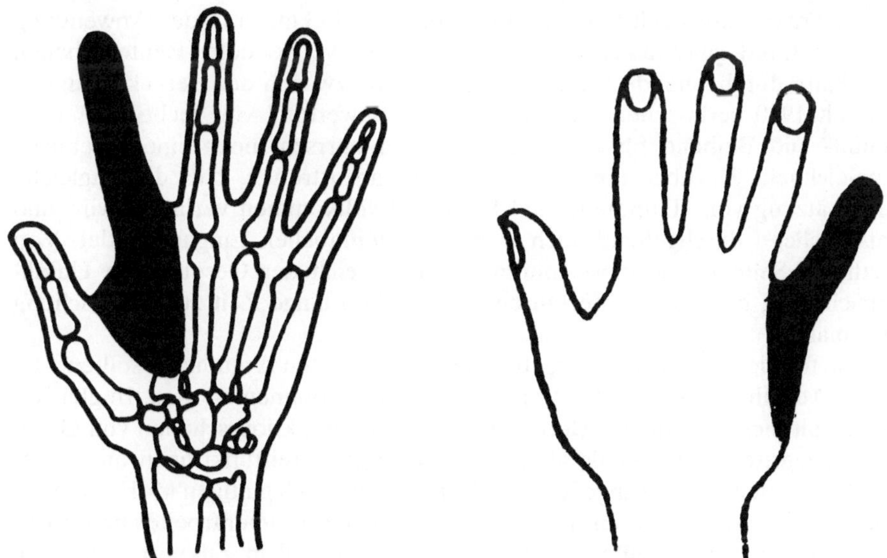

Abb. 10a, b. Der Verlust jeweils des Zeigefingers (**a**) oder des Kleinfingers (**b**) mit Mittelhandknochen erscheint mit 10% angemessen bewertet. (Aus: Bereiter-Hahn et al. [6])

vermindert, so daß auch hier 10% angebracht sind. Diese Einschätzung erfolgt nach Izbicki et al. [4] mit 15% für rechts und mit 10% für links.

Verletzungen an beiden Händen

Bei der Einschätzung von Verletzungen an beiden Händen sind die Abweichungen nicht sehr gravierend. Verschiedene Rententabellen überdecken sich weitgehend und können so belassen werden.

Nervenschäden

Bei Nervenschäden sollte sich in der Begutachtungspraxis durchsetzen, daß die Durchtrennung beider Fingernerven vom I. bis V. Finger in Grundgelenkhöhe dem Verlust dieser Finger gleichzusetzen ist. Immer wieder wird darauf hingewiesen, daß unter optischer Kontrolle der Gebrauchswert des Fingers weitgehend erhalten sei. Dies trifft jedoch in der klinischen Praxis nur äußerst selten zu. Nach Erfahrung vieler Gutachten werden Finger, die asensibel sind, nicht eingesetzt, sie werden geschont und stellen häufig schmerzhafte verletzungsgefährdete Hindernisse dar.

Zusammenfassung

Die zur Funktionseinschätzung bislang verwendeten MdE-Tabellen wurden in langer Praxis entwickelt und sind im Großen und Ganzen in der Anwendung brauchbar. Jedoch ist in keiner der 3 hauptsächlich verwendeten Rententabellen eine klare durchgehende Linie eingehalten, und zwar in der Berücksichtigung der seit 1980 verlassenen unterschiedlichen Bewertung von rechts/links bzw. Haupt- und Beihand für den Daumen. Hier herrscht noch eine erhebliche Ungleichheit. Darüber hinaus ist dringend anzustreben, daß die ungleiche Einschätzung von Haupthand und Hilfshand vollkommen verlassen wird und entsprechend durchgehend auch in den Rententabellen Eingang findet. Von ärztlicher Seite wurde diese, nur noch im Bereich der Gesetzlichen Unfallversicherung bestehende Verfahrensweise, schon lange Zeit zur Angleichung angemahnt.

Die für diese Änderung vorgetragenen begründeten Argumente sollten jetzt in die Ausführungspraxis der Verwaltungen übernommen werden. In gleicher Weise gilt dies auch für die Berücksichtigung der Funktionsschäden von Grob- und Spitzgriff, die ebenfalls als gleichberechtigte Greiffunktionen anerkannt werden müssen. Es ist dringend zu fordern, daß die noch gültigen MdE-Tabellen von Verwaltungsfachleuten und Klinikern gemeinsam überarbeitet und korrigiert werden. Dabei sollte berücksichtigt werden, daß in Zukunft auch noch darüber entschieden werden muß, ob der Begriff der MdE neben der im Schwerbehindertengesetz festgelegten Bezeichnung des Grades der Behinderung (GdB) bestehen bleiben soll, oder ob man aus Gründen der Vereinfachung sich auf einen Terminus einigen sollte.

Die Einschätzung des Grades des Körperschadens (GdK) für die obere Extremität im Entscheidungsrecht der ehemaligen DDR ist sehr logisch aufgebaut und berücksichtigt bereits viele noch in Diskussion befindliche Tatbestände. Diese Vorgaben sollten genutzt werden.

Weiterhin muß im Bewußtsein bleiben, daß die genannten Tabellen nur den Schaden und die funktionelle Einschränkung beschreiben und bewerten. Nach den Vorstellungen der WHO von 1976 ist damit jedoch nicht die gesamte Behinderung erfaßt. In der Erklärung der WHO ist neben dem Schaden (Impairment) und der funktionellen Einschränkung (Disability) auch noch die eigentliche Gesamtbehinderung, die soziale und kosmetische Beeinträchtigung (Handikap) einbezogen.

Es bleibt zu wünschen, daß der Umdenk- und Neuorientierungsprozeß der Einschätzung der Schäden der oberen Extremität vollends und zügig in Zusammenarbeit aller Beteiligten zu Ende gebracht werden kann.

Literatur und Anmerkungen

1. Mayr S (1954) Praxis der Begutachtung. In: Böhler L (Hrsg) Wiener Beiträge zur Unfallheilkunde. Maudrich, Wien Bonn
2. Krösl W, Zrubecky G (1970) Arbeitsunfall und Begutachtung. Enke, Stuttgart, S 33f
3. BSG vom 29. 6. 1979, Breithaupt 1980, 475f.
4. Izbicki W, Neumann N, Spohr H (1992) Unfallbegutachtung, 9. Aufl. de Gruyter, Berlin
5. Mollowitz G (Hrsg) (1993) Der Unfallmann, 11. Aufl. Springer, Berlin Heidelberg New York, S 338
6. Bereiter-Hahn W, Schieke H, Mehrtens G (1994) Gesetzliche Unfallversicherung, Handkommentar, J 021. Schmidt, Berlin Bielefeld
7. Schönberger A, Mehrtens G, Valentin H (1993) Arbeitsunfall und Berufskrankheit – rechtliche und medizinische Grundlagen für Gutachter, Sozialverwaltung und Gerichte. Schmidt, Berlin

Begutachtung des Fingerverlustes bzw. -teilverlustes aus der Sicht der berufsgenossenschaftlichen Verwaltung

H. Spohr

Einleitung

Es gehört zu den allgemeinen Lebenserfahrungen, daß bestimmte Themen in mehr oder minder längeren Zeitabständen immer wieder neu diskutiert werden. Dazu gehört auch die Begutachtung des Fingerverlustes bzw. -teilverlustes. Aktueller Anlaß sind die in einigen Fachbüchern zur Begutachtung veröffentlichten Änderungen der bisherigen Einschätzung der MdE. Sie werfen u. a. die Frage nach ihrer Richtigkeit auf und führen zwangsläufig zu der Überlegung, ob und wie zukünftig das in einer solchen Situation regelmäßig beschworene Postulat einer einheitlichen Verwaltungspraxis erfüllt werden kann. Eine stichwortartige Bestandsaufnahme sowie der vorsichtige Versuch, auf diese Fragen eine Antwort zu geben, ist die Aufgabe dieses Beitrages.

Grundsätze der Bewertung der MdE

Der Grad der durch den Versicherungsfall verursachten Minderung der Erwerbsfähigkeit (MdE) ist nach dem Ausmaß der festgestellten Funktionsminderung *sowie* dem Umfang der verbleibenden Arbeitsmöglichkeiten auf dem gesamten Gebiet des Erwerbslebens (allgemeiner Arbeitsmarkt) zu beurteilen [2]. Dieser Grundsatz der abstrakten Schadensbemessung besagt, daß die in Form einer Rente zu leistende Entschädigung nicht – wie nach zivilrechtlichen Schadenersatzansprüchen – den tatsächlichen Minderverdienst ausgleichen soll, sondern eben nach dem Unterschied, der auf dem gesamten Gebiet des Erwerbslebens bestehenden Erwerbsmöglichkeiten der versicherten Person vor und nach dem Unfall zu bemessen ist [1, 4, 5, 13]. Dabei bleiben zwar außerhalb der Person liegende Umstände unberücksichtigt, wie z. B. zeitweilig schlechte Arbeitsmarktlage, besonders günstiger Arbeitsvertrag vor dem Arbeitsunfall usw. Dagegen sind besondere Kenntnisse und Fähigkeiten des Verletzten bei der Ermittlung der MdE zu berücksichtigen. Darunter fallen auch Charaktereigenschaften wie Arbeitswille, Fleiß, Zuverlässigkeit usw. [3]. War es z. B. dank der Willensstärke des Verletzten möglich, vor dem Arbeitsunfall eine Reihe schwerer Arbeiten zu verrichten, die *nach* Abschluß der Behandlung trotz der

Willensstärke nicht mehr ausgeführt werden können, so ist diese Entwicklung bei der Festsetzung der MdE zu berücksichtigen.

Der Begriff *Funktionsminderung* beinhaltet also zwei Gesichtspunkte. Einmal ist die durch die Verletzung verursachte Minderung der Gebrauchsfähigkeit der Finger und Hände von Bedeutung: andererseits ist zu beurteilen, ob und ggf. in welchem Maße die „Funktion", die Arbeitsmöglichkeiten auf dem gesamten Gebiet des Erwerbslebens zu nutzen, eingeschränkt ist. Hände und Finger sind im Arbeitsleben grundsätzlich nicht durch Kleidungsstücke verdeckt. Der Folgeschaden ist damit auch bei jedem Bewerbungsgespräch sichtbar. Dieses Handikap ist zweifellos eine Einschränkung der Fähigkeit, seine Arbeitskraft anzubieten und daher bei der Bewertung der MdE zu berücksichtigen. Der in manchen Gutachten zu findende Hinweis, es handele sich hier um zu vernachlässigende kosmetische Gesichtspunkte, ist falsch.

Im Mittelpunkt der Bewertung der MdE steht jedoch die Frage nach der Wettbewerbsfähigkeit der Personen mit schwereren Handverletzungen und nach den heutigen Arbeitsbedingungen: Sind diese noch zu vergleichen mit jenen vor ca. 40 Jahren? Ist die bis heute übliche höhere Bewertung der Funktionsminderung der unteren Extremität noch schlüssig zu begründen?

Die Arbeitsbedingungen haben sich grundlegend geändert. Bei einer Gewichtung der oberen und unteren Extremität hinsichtlich der Bedeutung des Einsatzes auf dem Arbeitsmarkt muß den Händen und Armen zweifellos der Vorzug gegeben werden. Diese Veränderungen können nicht ohne Auswirkungen auf die Bewertung der MdE bleiben. Somit müßte auch der Folgeschaden an der oberen Extremität höher bewertet werden als an den Beinen. Hier wird nach weiterer besonnener Prüfung ein Umdenken und eine Änderung der Entscheidungspraxis nicht ausgeschlossen werden können.

Problematik des Rechts-links-Unterschiedes

Die Thematik der veränderten Arbeitsbedingungen führt zwangsläufig zu der Frage, ob die bei der Bewertung der MdE von Folgeschäden an der oberen Extremität bisher gemachten Seitenunterschiede auch heute noch berechtigt sind.

Die 1980 im Zusammenhang mit der ab diesem Zeitpunkt festgelegten Gleichbehandlung beider Daumen vom Hauptverband herausgegebenen „Anhaltspunkte für die gutachtliche Beurteilung von Handverletzungen in der Gesetzlichen Unfallversicherung" stellen hierzu fest: „Eine unterschiedliche Beurteilung der MdE bei einer Schädigung der Haupthand gegenüber der Hilfshand wird auch ab Feststellung der Dauerrente weiterhin für gerechtfertigt gehalten ..."

Gleichwohl waren gegenteilige Auffassungen, wie z.B. die von Krösl u. Zrubecky [15], schon über ein Jahrzehnt bekannt.

Rechtliche Grundlagen

Die in den „Anhaltspunkten“ ausgesprochene Empfehlung konnte und kann sich auf die höchstrichterliche Rechtsprechung stützen. Das BSG hatte 1979 [6], also unmittelbar vor Veröffentlichung der „Anhaltspunkte“, die unterschiedliche Bewertung der Haupt- und Hilfshand bestätigt. Wichtige Argumente der Urteilsbegründung sind:

- Jahrzehntelange unfallchirurgische Erfahrungen, die im einschlägigen Schrifttum ihren Niederschlag gefunden haben, sind als allgemeine Erfahrungswerte zu beachten.
- Die Erfahrungswerte besagen nach dem neuesten Stand, daß überwiegend zwischen Gebrauchshand und Hilfshand unterschieden wird (vgl. [14, 18]). Lediglich Krösl u. Zrubecky [15] unterscheiden nicht mehr zwischen rechts und links.
- Auch ein Wandel der Rechtsprechung ist *noch* nicht zu erkennen. Neue medizinische Erkenntnisse (Gebrauchshand = Hilfshand), die gewonnene Erfahrungen und Einsichten beachten, rechtfertigen erst dann als Leitlinien ein Abweichen von einer tatsächlichen ständigen Übung, wenn sie allgemein anerkannt werden.

Die in den Folgejahren ergangenen Urteile [7, 8, 10, 11] bis hin zu der – soweit ersichtlich – letzten Entscheidung des BSG am 26. 11. 1987 [9] kommen zu keinem anderen Ergebnis. Bei diesem Sachverhalt stellen sich folgende Fragen:

- Schließen unfallmedizinische Erfahrungen die Kenntnis der vielfältigen Arbeitsbedingungen auf dem gesamten Gebiet des Erwerbslebens ein?
- Kann eine Urteilsbegründung überzeugen, die die mehrheitliche Meinung auf lediglich 2 einschlägige Werke stützt?
- Ist die Zahl oder die Qualität gegenteiliger Meinungen für ein Abweichen von einer ständigen Übung maßgebend?
- Kann aus der Tatsache, daß das BSG zuletzt am 26. 11. 1987 zu der hier erörterten Frage ein Urteil gesprochen hat, geschlossen werden, daß auch heute oder in Zukunft die Unterscheidung in Haupt- und Hilfshand bestätigt würde?

Einflüsse auf die Begutachtungsgrundlagen

Die ärztliche Aus- und Weiterbildung verfolgt andere Ziele als die Vermittlung der Kenntnisse der Arbeitsbedingungen auf dem gesamten Gebiet des Erwerbslebens. Der Gutachter kann sich daher in der Regel nur auf die im Laufe der Jahre gewonnenen Erfahrungen stützten; im Zweifel wird er sich um zusätzliche Informationen bemühen müssen. Die Redlichkeit gebietet, die Anforderungen hier nicht zu hoch zu stecken. Arbeitsmarktwissenschaftliche Analysen stehen schließlich weder dem Arzt, noch der Verwaltung bzw. den Gerichten zur Verfügung. Es ist nicht frei von Bedenken, von einer mehrheitlichen Meinung zu sprechen, wenn nur auf 3 einschlägige Werke Bezug genommen wird, von denen 2 in ihrer Auffassung übereinstimmen, die jedoch eine Begründung der Argumente vermissen lassen. Die Beurteilung einer abweichenden Meinung kann nur nach der *Qualität* der Argumente erfolgen. Sind sie schlüssig begründet, müssen sie für ein Abweichen von der ständigen Übung für ausreichend erachtet werden.

Das BSG hat in der zitierten Entscheidung [6] festgestellt, ein Wandel der Rechtsprechung sei *noch* nicht zu erkennen. Eine den Kontext beachtende Auslegung erlaubt, auch den möglichen Wandel der Meinungen in der Fachliteratur in die Prüfung mit einzubeziehen. Insoweit liegt die berechtigte Annahme nahe, daß das BSG bei einer erneuten Entscheidung die zwischenzeitlich veröffentlichten abweichenden Meinungen berücksichtigt.

Argumente für die Aufgabe des Rechts-links-Unterschiedes

Mit diesen Ausführungen ist der Status quo der Begutachtung des Fingerverlustes im wesentlichen beschrieben. Die Beachtung erleichtert die Antwort auf die Frage, ob die jüngsten Veröffentlichungen bezüglich einer Gleichbewertung der Hände und damit für ein Abweichen von der bisherigen jahrzehntelangen Übung ausreichende Argumente liefern. Seit Mitte des Jahres 1992 wird in 3 Standardwerken [12, 18, 19] der Rechts-links-Unterschied aufgegeben. Dies dürfte kein Zufall sein, da es sich um denselben Autor handelt. Als Begründung werden insbesondere folgende Argumente genannt:

- Rechts- und linksseitige Verletzungen sind nunmehr gleich zu bewerten. Von den beim Menschen paarig angelegten Organen sind es nur die Hände, bei denen nach herkömmlicher Betrachtung zwischen Haupthand und Hilfshand – verbunden mit einer unterschiedlichen Einschätzung der MdE – unterschieden wurde, obwohl auch bei anderen (Augen, Ohren, Beine) keine Gleichwertigkeit vorliegt. Der Unterschied in der Bewertung liegt in der Annahme, daß die Gebrauchshand für viele Tätigkeiten des Arbeitslebens die geschicktere und kraftvollere sei, während die Hilfshand nur eine Haltefunktion leiste.
- Die Erbanlagen zur Rechts- oder Linkshändigkeit sind gleichmäßig verteilt. Erst in der Schule sowie im späteren Berufsleben wird die rechte Hand zur bevorzugten – also zur Haupthand – umgelernt.
- Der Wandel in der Arbeitswelt mit der Forderung an mehr Geschicklichkeit und Feinmotorik beider Hände in einem sinnvollen Zusammenspiel läßt diese Unterteilung und damit auch die Unterschiede in der Höhe der MdE immer unrealistischer erscheinen.

Das Bewerten der Hilfshand in Höhe der MdE der Gebrauchshand (60%) folgt aus der Erwägung, daß heute im allgemeinen Arbeitsleben der Versicherte auf das Benutzen beider Hände stärker angewiesen ist als früher. Wer behauptet, daß das moderne Arbeitsleben nur noch aus dem Drücken von Knöpfen bestehe, der dürfte die Dinge sehr realitätsfremd beurteilen. Das Argument der Bevorzugung der Schreibhand zählt nicht. Die zahlreichen Handamputierten aus dem letzten Krieg haben mit der verbliebenen „Nichtschreibhand" mehr oder weniger gut Schreiben gelernt, je nach Alter, Geschicklichkeit, Intelligenz und Motivation.

In der Bundesrepublik Deutschland macht nur die Gesetzliche Unfallversicherung Seitenunterschiede, die es beim Versorgungswesen und der Privaten Unfallversicherung nicht gibt. In der ehemaligen DDR, in Österreich und in der Schweiz werden die Unfallfolgen der oberen Extremität nicht mehr seitenunterschiedlich beurteilt. Im Hinblick auf die immer mehr werdenden Gemeinsamkeiten in Deutschland und Europa sollte sich endlich ein einheitliches Grundverständnis in dieser Frage durchsetzen. Viele Gutachter halten den linken Arm hinsichtlich der MdE bisher für unterbewertet. Man sollte bei den Unfallfolgen an den oberen Extremitäten links und rechts gleich bewerten, was insgesamt zu einer leichten Verbesserung für die Versicherten führen würde. Für diese notwendige Reform ist jetzt der richtige Zeitpunkt.

Diese Argumente werden von Krösl u. Zrubecky [16] nachhaltig unterstützt. Nach ihrer Ansicht stehen nicht mehr die ausdauernde Stand- und Gangleistung, nicht mehr die grobe muskuläre Kraft, sondern Intelligenz und Geschicklichkeit im Mittelpunkt des täglichen Arbeitsprozesses. Statt des Einsatzes von Muskelkräften hat der Mensch komplizierte Maschinen zu steuern; Schwerarbeit wird durch den Einsatz angewandter Technik überflüssig, langdauernde Gangleistungen werden durch das Auto ersetzt. Der allgemeine Arbeitsmarkt hat sich grundlegend verändert; das betrifft vorwiegend die obere Extremität.

Einige der Argumente für eine Änderung der bisherigen Praxis können nicht überzeugen, wenn z.B. ein Komponist mit den Worten zitiert wird: „Es gibt zwar Klavierstücke für eine Hand. Im allgemeinen kann ein Instrumentalmusiker, der eine Hand verloren hat, allenfalls noch Triangel spielen“ [18]. Dies ist kein Beispiel für die Einschränkung, seine Arbeitskraft auf dem allgemeinen Arbeitsmarkt anzubieten. Ferner fehlt es an einer Begründung der Ablehnung der Gleichwertigkeit der paarigen Organe: Augen, Ohren, Beine.

Insgesamt wird man nicht umhin können, die Stichhaltigkeit der Begründung für eine Gleichbehandlung der Folgeschäden an der oberen Extremität zu bejahen. Mit Interesse wird hier die Entwicklung der Rechtsprechung zu verfolgen sein.

Soweit in der zitierten Fachliteratur und den Urteilen eine abweichende Auffassung von Spohr erwähnt wird [14], ist dies unzutreffend, da bei der Erarbeitung der 9. Auflage keine Möglichkeit bestand, entsprechende Änderungen vorzunehmen.

Anmerkung zu MdE – Tabellen

In der einschlägigen Fachliteratur für die Begutachtung des Fingerverlustes [12, 14, 18, 19] sind regelmäßig auch Tabellen mit den für die Dauerrente maßgebenden Prozentsätzen der MdE abgedruckt. Ein Vergleich führt zu der Feststellung, daß sie nur geringfügig voneinander abweichen. Die Ursache dürfte darin liegen, daß die Tabellen einen gemeinsamen Ursprung haben.

1954 faßte Simon Mayr die auch durch die beiden Weltkriege gesammelten Erfahrungen in einem umfangreichen Kompendium zusammen [17]. Die später erschienenen Werke haben sich ganz offensichtlich hierauf gestützt.

Die erwähnten, nicht sehr zahlreichen Abweichungen der Tabellen untereinander sind materiell von nicht geringer Bedeutung. In den Fällen, in denen der Daumen nur teilweise amputiert ist bzw. neben anderen Fingern auch der Daumen verletzt wurde, wird die seit 1980 vorgenommene Gleichbehandlung der Daumen nicht konsequent umgesetzt. Es ist herrschende Meinung, daß dem Daumen eine zentrale Bedeutung für die Handfunktion zukommt. Folgerichtig muß dann aber auch der Teilverlust bzw. die teilweise Gebrauchsunfähigkeit eines Daumens links wie rechts gleichbewertet werden. Ferner kann dann auch die Bewertung der MdE nach einer Fingerverletzung unter Einbeziehung des Daumens den MdE-Grad einer isolierten Daumenverletzung nicht unterschreiten. Die Beeinträchtigung des Spitzgriffes ist höher zu bewerten als die des Grobgriffes; dem hat auch die Bewertung der Beteiligung einer Daumenverletzung Rechnung zu tragen. Die MdE-Tabellen bedürfen daher auch unbeschadet einer Einigung über eine Aufgabe der Rechts-links-Unterscheidung der Überarbeitung.

Anforderungen an den Gutachter

Für handchirurgische Gutachten gelten alle Grundsätze, die von den übrigen Gutachten her bekannt sind; d.h. es sind insbesondere folgende Punkte zu beachten:

- Kein langatmiger Aktenauszug, nur Anknüpfungstatsachen. Der Auftraggeber kennt den Akteninhalt. Es gibt keinen Grund (mit Ausnahme der Schreibgebühr) für eine erneute Wiederholung.
- Klagen bzw. Beschwerden der zu untersuchenden Person sollten nach Möglichkeit wörtlich übernommen werden.
- Beachtung der Kausalitätslehre der Gesetzlichen Unfallversicherung.
- Pflicht zur persönlichen Erstattung des Gutachtens.
- Fristgerechte Erledigung des Gutachtenauftrages.

Zum Kern eines jeden ärztlichen Gutachtens gehört die Befunderhebung. Zweifellos ist hier die Dokumentation des Substanzverlustes wichtig. Darüber hinaus muß das Ausmaß der Funktionseinschränkung der Finger bzw. der Hand festgehalten werden. Maßangaben sollten nur dort erfolgen, wo sie reproduzierbar und damit objektivierbar sind. Die Dokumentation von Werten, die überwiegend von der Mitarbeit der zu untersuchenden Person abhängen, ist einer sachgerechten Entscheidung nicht dienlich. Die Beachtung dieser Grundsätze erleichtert es der Verwaltung, die Leistungen zügig und vollständig zu erbringen. Die Auswahl des richtigen, also kompetenten Gutachters hilft, dieses Ziel zu erreichen.

Gutachtenauftrag

Seit die Behandlung der Finger- und Handverletzungen zu einer Domäne der Handchirurgen geworden ist, wächst bei diesen auch die Erwartung, daß ihnen ausschließlich die Gutachtenaufträge erteilt werden. Aus der Sicht der Verwaltung bestehen hiergegen keine grundsätzlichen Bedenken. Dies ist aber nicht als Negativaussage gegenüber den anderen erfahrenen Gutachtern zu verstehen. Schließlich gelten für die Beurteilung der Kompetenz der Behandlung und der Gutachtenerstellung unterschiedliche Kriterien. In manchen Regionen stehen auch keine Handchirurgen zur Verfügung, so daß die Verwaltung keine Auswahl hat. Manchmal kann es auch angebracht sein, den Handchirurgen, der oft kein D-Arzt ist und die Beachtung der berufsgenossenschaftlichen Regeln als Joch empfindet, nicht in Anspruch zu nehmen.

Zusammenfassung

Die Bewertung des Folgeschadens nach einer Fingerverletzung richtet sich nach der Minderung der Gebrauchsfähigkeit der Finger sowie den eingeschränkten Möglichkeiten, die Arbeitskraft auf dem allgemeinen Arbeitsmarkt anzubieten; hierbei sind auch kosmetische Gesichtspunkte einzubeziehen.

Im Einklang mit der Rechtsprechung wurde bisher zwischen Haupt- und Hilfshand unterschieden. Die jüngsten Veröffentlichungen zu dieser Thematik liefern stichhaltige Argumente, von der bekannten Übung abzuweichen. Es sind keine Gründe zu erkennen, die es sinnvoll erscheinen ließen, dies zu ignorieren und sich in eine geistige Wagenburg zurückzuziehen. Die Aufhebung des Rechts-links-Unterschiedes kann und sollte jetzt gestützt auf die jüngste Fachliteratur [12, 18, 19] vollzogen werden. Eine Anpassung an die veränderten Arbeitsbedingungen wäre ebenso erreicht wie die Schaffung der Voraussetzungen für eine einheitliche Verwaltungspraxis. Die im übrigen unbestrittene Notwendigkeit der Überarbeitung der Handtabellen steht dem nicht entgegen.

Dieses Kolloquium bietet die Möglichkeit zu einer vertieften Meinungsbildung, die ggf. nach einer abschließenden Beratung in den Fachgremien der Gesetzlichen Unfallversicherung in die Verwaltungspraxis umgesetzt werden kann. Es lägen dann neue Leitlinien im Sinne des zitierten BSG-Urteils [6] vor, denen die Rechtsprechung im Zweifel auch folgen würde.

Literatur und Anmerkungen

1. BVerfG vom 07. 11. 1972 in NJW 1973, 502
2. BSGE, 1, 174
3. BSGE, 4, 147
4. BSGE, 21, 7
5. BSGE, 31, 185
6. BSG vom 29. 06. 1979, Breithaupt 1980, 475f.
7. BSG vom 08. 12. 1983, HVBG-INFO 3/1984, 37f.

8. BSG vom 23. 04. 1987, HVBG-INFO 15/1987, 1210f.
9. BSG vom 26. 11. 1987, Breithaupt 1988, 278f.
10. LSG Nordrhein Westfalen vom 04. 12. 1985, Breithaupt 1986, 855f.
11. LSG Rheinland-Pfalz vom 16. 10. 1985, Breithaupt 1986, 488f.
12. Bereiter-Hahn W, Schieke H, Mehrtens G (1994) Gesetzliche Unfallversicherung, Handkommentar, J 021. Schmidt, Berlin Bielefeld
13. Brackmann K (1989) Handbuch der Sozialversicherung, 11. Aufl., 576yII. Asgard, Sankt Augustin
14. Izbicki W, Neumann N, Spohr H (1992) Unfallbegutachtung, 9. Aufl. de Gruyter, Berlin
15. Krösl W, Zrubecky G (1970) Arbeitsunfall und Begutachtung. Enke, Stuttgart, S 33f.
16. Krösl W, Zrubecky G (1992) Die Unfallrente, 4. Aufl. Enke, Stuttgart, S 10f., 42f.
17. Mayr S (1954) Praxis der Begutachtung. In: Böhler L (Hrsg) Wiener Beiträge zur Unfallheilkunde. Maudrich, Wien Bonn
18. Mollowitz G (Hrsg) (1993) Der Unfallmann, 11. Aufl. Springer, Berlin Heidelberg New York Tokyo, S 337, 338ff.
19. Schönberger A, Mehrtens G, Valentin H (1993) Arbeitsunfall und Berufskrankheit, 5. Aufl. Schmidt, Berlin Bielefeld, S 513, 539ff.

Diskussion*

Zusammengefaßt und redigiert von H. Scheele und G. Hierholzer

Wandel des allgemeinen Arbeitsmarktes und der Einschätzung von Verletzungsfolgen an den Händen

Bislang wurden Einschränkungen der Funktion nach Verletzungen an den Händen auf Basis der 1981 in den „Anhaltspunkten für die gutachtliche Beurteilung von Handverletzungen in der Gesetzlichen Unfallversicherung" veröffentlichten Kriterien eingeschätzt. Rechte und linke Hand wurden in Haupt- und Beihand differenziert und bezüglich ihrer Bedeutung unterschiedlich bewertet. In jüngerer Zeit sind jedoch hierzu von verschiedenen Seiten kritische Auffassungen publiziert worden.

Die Anforderungen des modernen Arbeitsmarktes wandeln sich zunehmend. Arbeiten, die den differenzierten Einsatz der Hände und Finger erfordern, verdrängen schwere körperliche Tätigkeiten. So nimmt auch die Bedeutung von Verletzungsfolgen an der oberen Extremität, bezogen auf den allgemeinen Arbeitsmarkt, zu Lasten derer der unteren Extremität zu. In den Beiträgen zu diesem Thema wird diese Sachlage hervorgehoben. Bonnermann leitet die Diskussion mit einem Hinweis auf resultierende Probleme ein. Er unterstützt die Auffassung, daß weitere wissenschaftliche Untersuchungen nötig seien, um die Veränderungen auf dem Arbeitsmarkt im Einzelnen zu erfassen. Er mahnt jedoch, daß eine Forschung, die zu einem Wandel der Sichtweise führt, auch in anderen Bereichen der Unfallversicherung Folgen haben könnte, die heute nur schwer abzuschätzen seien.

Aus dem Auditorium kommt die Anregung, bei der Analyse der modernen Arbeitswelt neben Unfall- bzw. Handchirurgen und Juristen auch Arbeitsmediziner einzubeziehen. Die Vertreter der Berufsgenossenschaftlichen Verwaltung stimmen dem zu.

* Zu den Beiträgen von S. 215–244.

Der moderne Arbeitsmarkt erfordert differenzierte Fertigkeiten der Hände und Finger. Entgegen früheren Auffassungen gewinnen Verletzungsfolgen an Händen und Daumen bezüglich der Einschränkung der Erwerbsfähigkeit gegenüber denen der unteren Extremität zunehmend an Gewicht.

Auch Reill betont, daß in der modernen Arbeitswelt die taktilen Fähigkeiten, wie etwa die Feinfühligkeit der Finger im Gegensatz zur groben Kraft, eine wesentlich größere Rolle spielen als früher. Schröter führt an, daß der Verlust von Daumen und Zeigefinger z.Z. noch mit 30% ebenso eingeschätzt wird wie der versteifte Zustand nach einer Fersenbeinfraktur oder die posttraumatische Infertilität.

Die arbeitstechnisch wesentlich schwerer wiegende Einschränkung an der Hand wird nach seiner Darstellung so in Relation zu den anderen Schäden unterbewertet. Er regt an, die Einschätzung der MdE in entsprechenden Gremien auch bezüglich der Relation von oberer und unterer Extremität neu zu definieren. Die Änderung der bisherigen Einschätzungspraxis könnte jedoch nach einer Äußerung aus dem Auditorium bei den Versicherten, die zu einem früheren Zeitpunkt begutachtet wurden, zu einem Gefühl der Ungleichbehandlung führen.

Kaiser betont in diesem Zusammenhang, daß nach der allgemeinen Rechtsauffassung hierbei der § 48 Abs. 1 SGB X Anwendung findet. Nach diesem ist ein Verwaltungsakt, bzw. in diesem Zusammenhang ein Rentenbescheid, dann aufzuheben, wenn in den tatsächlichen oder rechtlichen Verhältnissen, die bei Erlaß des Aktes mit einer Dauerwirkung vorgelegen haben, eine wesentliche Änderung eintritt. Eine wesentliche Änderung kann durch eine aktuelle Rechtsprechung, ein neues Gesetz oder auch durch die Änderung der allgemeinen Auffassung über die MdE-Einschätzung begründet sein.

Zum Verfahrensablauf fügt Spohr an, daß bisher in vergleichbaren Fällen Änderungen nur nach ihrem Eintreten berücksichtigt würden. Zudem könne eine entsprechende Entschädigung nur auf besonderen Antrag ab dem Antragsmonat gewährt werden. Eine systematische neue Einschätzung aller alten Fälle komme aus organisatorischen Gründen nicht in Betracht.

Die höhere Bewertung von Verletzungsfolgen an den Händen und die Tatsache, daß der Händigkeit keine Bedeutung mehr zukommt, werden zu einer neuen Definition von MdE-Tabellen führen. Für Altfälle ist hierbei § 48 Abs. 1 SGB X anzuwenden.

Die Gleichwertigkeit der beiden Hände und die Einflüsse auf die MdE

Den wesentlichen Schwerpunkt im Rahmen der Diskussion bildet die Frage nach dem Unterschied zwischen rechter und linker Hand. Belegt durch wissenschaftliche Forschungen stellen Linkshänder nach den Ausführungen von

Meier-Klement etwa 10% der Bevölkerung dar. Nach seinen betrieblichen Untersuchungen sind Linkshänder, für die in der Regel weder besondere Arbeitsplätze noch Arbeitsmaterialien zur Verfügung gestellt werden müssen, im Erwerbsleben nicht benachteiligt.

Die Händigkeit wird weder in Berufsberatung, Berufsfindung und Rehabilitation noch in ergonomischen und arbeitsmedizinischen Überlegungen berücksichtigt. Er kommt zu dem Schluß, daß der Händigkeit auf dem heutigen Arbeitsmarkt keine Bedeutung zukommt. Wenn spezielle Arbeitsmittel für Rechtshänder angeboten werden, sind diese häufig auch für den Einsatz an der linken Hand zu erhalten. Da der Anteil der Rechtshänder jedoch überwiegt, kann es vorkommen, daß die entsprechend zugerichteten Arbeitsmittel zeitweilig nicht zur Verfügung stehen.

Aus dem Auditorium wird angeführt, daß eine „Gleichwertigkeit" der Hände nicht erst durch den Wandel zu einer handbetonten Arbeitswelt bedingt wurde, sondern auch schon 1981 vorlag. Die früher getroffene Differenzierung zwischen Haupt- und Beihand wird ausdrücklich als falsch beurteilt.

Viele Tätigkeiten, so führt Brandt aus, werden wechselnd links wie rechts ausgeführt, obwohl ein Rechtshänder seine rechte und ein Linkshänder seine linke Hand für wertvoller hält. Hauptargument ist das Handschreiben, welches als einzige Tätigkeit in der Regel lebenslang nur mit einer Hand ausgeführt wird.

Der Verlust der rechten Hand stellt für den Rechtshänder, der auch rechts schreibt, eine Erschwernis dar, da das Schreiben neu gelernt werden muß. Die anderen Probleme sind jedoch, unabhängig von Haupt- und Hilfshand, identisch. Häufig müssen die Versicherten unabhängig von der verletzten Seite umgeschult werden. Derjenige, der die Schreibhand verloren hat, muß zusätzlich noch das Schreiben neu erlernen.

Die Händigkeit findet auf dem allgemeinen Arbeitsmarkt keine Berücksichtigung. Eine prinzipiell seitendifferente Beurteilung der MdE nach Haupt- und Hilfshand ist nicht mehr zu begründen. Die Bedeutung des Daumens hat in der modernen Arbeitswelt in Bezug auf die MdE zugenommen.

Brandt bemerkt, daß früher, ggf. nach einer Eingewöhnungszeit, ein Schaden der rechten Hand auf den der minder bewerteten linken Hand heruntergewertet wurde. In der Praxis wird heute so nicht mehr verfahren. Dagegen sollte nun dazu übergegangen werden, die linke Hand mit der rechten gleichzusetzen. Izbicki ergänzt, daß z.Z. noch nicht der Wert der rechten Hand angehoben werden solle, obwohl die Bedeutung der Hände zugenommen habe, sondern nur die linke auf das höhere Niveau der rechten gehoben werden müsse. Reill pflichtet dem bei und bemerkt, daß in der letzten Zeit zunehmend auch die Sozialgerichte diese Auffassungen teilen würden.

In Anlehnung an seinen Beitrag betont er die gesteigerte Bedeutung des Daumens in der modernen Arbeitswelt und tritt für eine konsequentere Einschätzung der MdE bei entsprechenden Schäden ein. Gegenargumente zu der in früheren Jahren sehr umstrittenen Auffassung, daß kein Unterschied bezüglich des Funktionswertes der beiden Hände besteht, wurden nicht geäußert. Auch auf die betonte Frage von Schröter, ob sich jemand aus dem Auditorium der oben ausgeführten Auffassung bezüglich der Händigkeit widersetzen würde, kam kein Widerspruch.

Die zunehmend vertretene Auffassung, daß zwischen rechter und linker Hand nicht mehr unterschieden werden sollte, wird durch die Teilnehmer der Diskussion einvernehmlich begrüßt.

In Ergänzung zu den Ausführungen von Bergmann nimmt Reichenbach zum Thema der Begutachtung von Fingerverletzungen bei erhöhter Gliedertaxe in der Privaten Unfallversicherung Stellung. Der Sachverständige hat die Unfallfolgen primär an den anatomisch funktionellen Verletzungsfolgen bezüglich der Beeinträchtigungen der Gebrauchsfähigkeit (AUB 61) bzw. der Funktionsfähigkeit (AUB 88) anhand der Funktionsbeeinträchtigung für den einzelnen Finger zu bemessen.

Der Gutachter muß die prozentuale Bewertung des Fingers nach der Gliedertaxe zunächst unberücksichtigt lassen. Wie Reichenbach betont, darf es bei der Beurteilung auch keine Rolle spielen, ob für den einzelnen Finger nach der besonderen Gliedertaxe bestimmte Versicherungssummen vereinbart wurden. Die Fingerwerte fließen erst bei der Ermittlung der tatsächlichen Entschädigungsleistung ein.

Eine Einschätzung der Gebrauchsfähigkeit bzw. der Funktionsfähigkeit eines Fingers für die Privaten Unfallversicherungen darf jeweils nur an der objektivierten Funktionsbeeinträchtigung des einzelnen Fingers orientiert werden. Der jeweilige Fingerwert nach der Gliedertaxe bzw. Sonderabsprachen müssen zunächst unberücksichtigt bleiben.

Schlußfolgerung

Die Tendenz der einheitlich vertretenen Auffassung, daß rechte und linke Hand gleichbedeutend seien, sollte nach Hierholzer akzeptiert werden. Er regt die Anberaumung eines Expertengremiums unter Einbeziehung verschiedener Fachleute ggf. im Rahmen des wissenschaftlichen Berufsgenossenschaftlichen Beirates an, um offene Detailfragen auszuarbeiten.

Aus dem Auditorium wird empfohlen, auch Arbeitsmediziner in entsprechenden Gremien zu beteiligen. Brandt schlägt, da ein allgemeiner Konsens zwischen ärztlicher und verwaltungstechnischer Seite besteht, die Gründung eines Arbeitskreises vor, der die derzeitig noch bestehenden alten MdE-Tabellen entsprechend überarbeiten sollte. Spohr mahnt jedoch vor verfrühten

Entscheidungen ohne Berücksichtigung entsprechender wissenschaftlicher Erkenntnisse, die z.Z. noch nicht ausreichend gesichert vorlägen.

Der erzielte Konsens über die geänderte Bewertung von Verletzungen an den Händen solle als richtunggebendes Votum an den Hauptverband der Berufsgenossenschaften weitergegeben werden.

Teil VI

Qualitätssicherung und Kontrolle im berufsgenossenschaftlichen Heilverfahren

Die Steuerung des berufsgenossenschaftlichen Heilverfahrens nach Verletzungen – Probleme und Verbesserungsmöglichkeiten

M. Hansis, N. Erlinghagen, C. Gissel, H. Hermichen, G. Maintz, H. Spohr, J. Wessely und V. Weskott

Einleitung

Die Steuerung des berufsgenossenschaftlichen Heilverfahrens ist eine gemeinschaftliche Aufgabe des koordinierenden und behandelnden D-Arztes und der Verwaltung des zuständigen Unfallversicherungsträgers. Sie kann nur gelingen, wenn Informationen über die medizinischen Vorgänge und Gegebenheiten einerseits und administrative Maßnahmen andererseits eng ineinander greifen. Hakt es in der Steuerung des Heilverfahrens, so wird sich dies v.a. in Zeitverlusten (und sekundär auch in Qualitätsverlusten und finanziellen Nachteilen) niederschlagen. In der Folge sollen einige notorische Schwachstellen in der Steuerung des Heilverfahrens aufgezeigt und Lösungsmöglichkeiten erarbeitet werden.

Schwachstellen in der Steuerung des Heilverfahrens

Problematisch in der Steuerung jedes Heilverfahrens sind die Übergänge zwischen verschiedenen Phasen wie z.B.:

Der Beginn des berufsgenossenschaftlichen Heilverfahrens wird dem Unfallversicherungs-(UV-)Träger durch den *Durchgangsarztbericht* (DAB) angezeigt. Dieser ist oft über Tage und Wochen die einzige Informationsquelle für den UV-Träger. Aus diesem hat der UV-Träger die Schwere der Verletzung, den voraussichtlichen Zeitbedarf der Behandlung, möglicherweise später notwendige berufliche und medizinische Rehabilitationsmaßnahmen usw. abzuschätzen. Initial unklare Befunde und Diagnosen, zunächst übersehene oder in der Schwere unterschätzte Verletzungen oder auch eine zunächst bestehende Unklarheit hinsichtlich des Vorliegens eines Arbeitsunfalles können (auch bei bestem Willen des D-Arztes) zur verzögerten oder zunächst unvollständigen Abgabe des DAB führen. So ist es erklärlich, wenn gerade bei schweren und komplexen Verletzungen der DAB deren Ausmaß nur unvollständig beschreibt, oder wenn bei polytraumatisierten Opfern von Verkehrsunfällen ein Wegeunfall zunächst nicht angenommen und deswegen ein DAB initial nicht erstattet wird. Es kann mithin nicht verwundern, wenn die erste Information des UV-Trägers gerade in den Fällen anfänglich lückenhaft bleibt, in denen eine besonders frühzeitige und sorgfältige administrative Begleitung des Heilverfahrens notwendig wäre.

Ist eine Verletzung einmal in ihrem Ausmaß korrekt erfaßt, beschrieben und dokumentiert, so ist die wechselseitige Information über den weiteren Behandlungsgang im Grunde nicht problematisch, unter der Voraussetzung, daß auch über eintretende Schwierigkeiten und Komplikationen unbefangen berichtet wird. Erneute Informationslücken können sich einstellen, wenn eine langwierige behaftete Behandlung sich dem Ende zuneigt, und wenn es darum geht, den Abschluß der Akutbehandlung und den Übergang in eine Nachbehandlung oder auch die Arbeitsfähigkeit prospektiv zu terminieren. So ist beispielsweise immer zu beobachten, wie in der letzten Phase der Behandlung einer posttraumatischen Infektion oder der letzten Phase der Behandlung einer posttraumatischen Dystrophie die noch erforderlichen Behandlungs- und Arbeitsunfähigkeitszeiträume erheblich unterschätzt werden, wie durch den D-Arzt dem UV-Träger unrealistisch optimistische Voraussagen gemacht werden („Ende der Behandlung in etwa 2 Wochen") und wie diese sehr kurz terminierte Wiedereingliederung dann Monat um Monat erneut hinausgeschoben werden muß. Inwieweit diese Fehlprognosen durch eine distanziertere Betrachtung des Krankheitsverlaufes seitens des D-Arztes vermieden werden könnten, ist nicht in jedem Einzelfall klar abzuschätzen.

Werden im Anschluß an die Akutbehandlung weitergehende Maßnahmen, wie z.B. eine *EAP* (erweiterte ambulante Physiotherapie) oder eine *BGSW* (berufsgenossenschaftliche stationäre Weiterbehandlung), notwendig, so müßten diese zeitlich und inhaltlich direkt an die Akutbehandlung anschließen. Auch dies erfordert eine sorgfältige Vorausplanung, einen rechtzeitigen Kontakt zwischen D-Arzt und UV-Träger bzw. D-Arzt und Weiterbehandler, um die Stafette ohne wesentliche Zeitverzögerung übergeben zu können. Auch hier steht im Vordergrund das rechtzeitige „Darandenken", gleichzeitig eine realistische, ungeschönte Einschätzung der tatsächlichen medizinischen Situation.

Entsprechendes gilt für die Einleitung von *Berufshilfemaßnahmen* oder einer *Belastungserprobung*. Es kann vorkommen, daß der D-Arzt zwar sehr zeitig prinzipiell auf die entsprechende Notwendigkeit hinweist, daß jedoch andererseits der UV-Träger zu spät oder zu wenig konkrete Informationen dahingehend bekommt, wann und in welchem Ausmaß denn nun tatsächlich hier seitens der Administration Aktivitäten vonnöten sind.

Bei *Schwierigkeiten* gebietet es schon der allgemeine ärztliche Anstand, im Zweifel einen anderen Kollegen im Sinne einer sog. zweiten Meinung beizuziehen, entweder um sich ein Korrektiv der eigenen durchgeführten und geplanten Maßnahme zu erbitten oder um den Patienten in andere Hände weiterzugeben. Diese in jedem Behandlungsgang prinzipiell vorzusehende Maßnahme ist im Rahmen des berufsgenossenschaftlichen Heilverfahrens insofern zusätzlich institutionalisiert, als dort die Vorstellung des Verletzten andernorts oder die Weitergabe der Behandlung durch die Verwaltung des UV-Trägers eingeleitet werden kann. Nicht in jedem Fall wird diese Initiative der Administration vom D-Arzt als Einleitung einer kollegialen Hilfe, eines kollegialen Konsils, empfunden. Vielmehr kann der D-Arzt den kollegialen Rat (mit mehr oder weniger

Berechtigung) als Kritik oder Einmischung auffassen; er kann befürchten, daß die eigentlich als Konsiliarvorstellung geplante Aktion im Verlust des Patienten mündet. Gerade Behandler, die einerseits großes persönliches Wissen und große persönliche Erfahrungen mitbringen, andererseits jedoch Einrichtungen vorstehen, die von der äußeren Form her weniger reputiert sind, können bei derartigen, durch den UV-Träger initiierten Konsiliarvorstellungen leicht den Eindruck einer „Unterbewertung ihrer Arbeit und Kompetenz“ bekommen.

Lösungsansätze

Alle diese Probleme entspringen zunächst nicht fehlerhaftem Tun, mangelndem Sachverstand oder mangelndem gutem Willen; sie lassen sich sämtlich auf ein defizitäres Grundprinzip zurückführen, d.h. eine *mangelnde Kommunikation.*

Wenn Komplexverletzungen zunächst in ihrer Dimension nicht vollständig erkannt und dokumentiert sind, wenige Tage nach dem Unfall gestellte Diagnosen jedoch andererseits nicht einem unmittelbaren Ergänzungs-DAB gemeldet werden, so ist dies ausschließlich ein Informationsdefizit. Dasselbe gilt, wenn über die Notwendigkeit einer Belastungserprobung, einer BGSW oder einer EAP zwar im Prinzip gesprochen, der „Startschuß“ jedoch nicht rechtzeitig oder ausreichend klar gegeben wurde. Dasselbe gilt letztlich dann, wenn die konsiliarische Vorstellung „anderen Ortes“ hinsichtlich Initiierung und Berichterstattung nicht von Kollege zu Kollege, sondern in jeder Hinsicht über die „administrative Schiene“ läuft.

Verbesserung der Kommunikation hilft also kleine, jedoch bedeutende Informationslücken zu schließen, sachliche Mißverständnisse auszuräumen und im Persönlichen liegende Mißverständnisse nicht erst entstehen zu lassen. Verbesserung der Kommunikation ist jedoch nicht durch datentechnische Änderungen möglich.

Wer sich durch die Aufforderung, einen Patienten anderen Orts vorzustellen, gekränkt fühlt, wird diese Haltung gleichermaßen einnehmen, wenn er durch Brief, durch Fax, oder durch Modem hierzu aufgefordert wird. Verbesserung der Kommunikation bedeutet jedoch häufige Kontakte, schlanke Kontakte und direkte Kontakte.

Ein kurzer Anruf beim Sachbearbeiter, häufige, ganz knapp abgefaßte Zwischenberichte, ein direkter Anruf beim Berufshelfer – dies sind einfache und erste Maßnahmen, Informationsdefizite und Mißverständnisse zu vermeiden. Ungünstig ist es, wenn der D-Arzt den Namen des zuständigen Sachbearbeiters nicht kennt bzw. nicht weiß, wo und wann er den Berufshelfer erreichen kann. Umgekehrt ist es schwierig, wenn der zuständige D-Arzt aufgrund seiner Routinetätigkeit (z.B. im Operationssaal) nur schwer erreichbar ist; der zuständige Sachbearbeiter wird dann entweder häufige frustrane Versuche der Kontaktaufnahme unternehmen oder von nachgeordneten Mitarbeitern u.U. unvollständige Informationen erhalten. Dem kann der D-Arzt vorbeugen, indem er sein Sekretariat gut organisiert und dort hinterläßt, wann und wo er auf alle Fälle telefonisch zu erreichen ist.

Über die angegebenen allgemeinen Maßnahmen hinaus bieten sich zur Verbesserung und Erleichterung der Kommunikation zwischen Administration und D-Arzt 3 weitere Möglichkeiten an:

Abgabe von Behandlungsplänen

Bei schwerwiegenden bzw. komplexen Verletzungen gibt der D-Arzt unmittelbar nach Behandlungsbeginn (zusammen mit dem D-Bericht oder kurze Zeit danach) einen Behandlungsplan ab, in dem er in realistischer Einschätzung der Situation und des zu erwartenden Verlaufs aufführt, in welchen Zeitintervallen er welche Behandlungsmaßnahmen beim Verletzten einzuleiten gedenkt. Ist dieser Behandlungsplan in sich schlüssig, so gehen in den folgenden Wochen der Sachbearbeiter des UV-Trägers und der D-Arzt von einer gemeinsamen Vorstellung aus; unnötige bzw. vorzeitige Rückfragen werden vermieden. Die klar gezeichnete Perspektive erlaubt es, weiterführende Rehabilitationsmaßnahmen besonders rechtzeitig zu planen. Komplikationen, die mit hoher Wahrscheinlichkeit zu erwarten sind, treten weniger überraschend ein usw. Gerade die frühzeitige Verständigung auf einen Behandlungsplan setzt jedoch voraus, daß über relevante Abweichungen berichtet wird.

Feste „Sprechstunden" des beratenden Arztes

Die jeweiligen Unfallversicherungsträger vereinbaren mit den beratenden Ärzten ein oder zwei feste Zeiten in der Woche, zu denen diese regelmäßig telefonisch erreichbar sind. Aufforderungen zur Berichterstattung an D-Ärzte können dann mit der Bitte verbunden sein, sich alternativ zur angegebenen Zeit mit dem beratenden Arzt unmittelbar in Verbindung zu setzen. Es ist durchaus vorstellbar, daß ein solcher direkter Kontakt in vielen Fällen weit leichter und problemloser akzeptiert und der persönliche Rat des beratenden Arztes gerne in Anspruch genommen wird.

Einrichtung fester „Konsiliarrunden"

Mehrere Unfallversicherungsträger einer bestimmten Region richten zu festen Zeiten (z. B. an einem Nachmittag im Monat) regelmäßig stattfindende Konsiliarrunden bei einem der beratenden Ärzte oder in einer der dortigen Praxen oder Kliniken ein. Statt einer pflichtgemäßen Vorstellung in einer anderen Klinik bietet sich dann den entsprechenden D-Ärzten die Möglichkeit, schwierige Krankheitsfälle in dieser Konsiliarrunde im kollegialen Gespräch vorzustellen, den Rat anderer Kollegen einzuholen und anschließend über das gemeinsame Beratungsergebnis dem zuständigen Unfallversicherungsträger zu berichten.

Beide Techniken führen bei unklaren oder schwierigen, problematischen oder komplikationsträchtigen oder anderweitig langwierigen Krankheitsverläufen weg vom Bild der Überwachung, des „Entzugs der Behandlung“ und verstärken statt dessen den Charakter der gemeinsamen Fürsorge von D-Arzt und Administration für den Unfallverletzten, wobei die Funktion und Position des beratenden Arztes als Mittler ganz intensiv hervorzuheben und vermehrt auch nach außen hin zu institutionalisieren ist.

Zusammenfassung

Eine gute effiziente Steuerung des berufsgenossenschaftlichen Heilverfahrens setzt eine funktionierende Kommunikation zwischen BG-Verwaltung und D-Arzt voraus. Diese Verständigung muß simpel, schlank und häufig sein, nur dann kann sie den Charakter der Überwachung verlieren und zunehmend den Charakter einer emotionsfreien sachbezogenen Kooperation verstärken. Dem beratenden Arzt kommt hier als sachverständigem Mittler eine Schlüsselfunktion zu. Er sollte hierzu vermehrt auch nach außen hin als direkt ansprechbare Person in Erscheinung treten und sich den D-Ärzten „im Lande“ entweder im Sinne fester Ansprechzeiten oder im Sinne regelmäßiger Konsiliarrunden präsentieren.

Steuerung des berufsgenossenschaftlichen Heilverfahrens bei Berufskrankheiten*

F. MEHRHOFF und S. BRANDENBURG

Früherkennung

Das Heilverfahren bei Berufskrankheiten beginnt nicht, wie beim Arbeitsunfall, mit einem plötzlichen Ereignis. Der allmähliche Verlauf einer Erkrankung erfordert ein *Frühwarnsystem*. Maßnahmen zur Rehabilitation sind deswegen zugleich Maßnahmen der Prävention. Zur zentralen Vorschrift gehört § 3 BeKV. An diesen Vorgaben haben sich die UV-Träger und die am Heilverfahren Beteiligten, insbesondere die Leistungserbringer, zu orientieren. Die guten Erfahrungen aus dem Hautarztverfahren (s. Leitnummer 59 des Abkommens Ärzte/Unfallversicherungsträger) sind auf andere BK zu übertragen.

Beschleunigung des Heilverlaufs

Neben der Früherkennung der Berufskrankheit geht es um die *Beschleunigung des Heilverlaufs*. Dabei geht die ambulante Behandlung der stationären vor. Je früher der Versicherte wieder zurück an seinen Arbeitsplatz oder in seinen Beruf kann, desto sicherer wird sein Arbeitsplatz und desto weniger entstehen dem Arbeitgeber Kosten (Lohnfortzahlung/Fehlzeiten). Ziel sollte es sein, mit geringem Aufwand schnelle arbeitsplatz- und personenbezogene Maßnahmen zu ergreifen. Erst dann gilt es, aufwendig umzuschulen oder Rente zu zahlen. Die Auslegung des § 3 BeKV hat sich an diesem Ziel zu orientieren.

BK-Arztverfahren

Das Heilverfahren bei Berufskrankheiten ist besonders qualifizierten Ärzten zu überlassen. Vorbild wird das *BK-Arztverfahren* sein u. a. insoweit, als Teile der Kompetenzen der Verwaltung auf externe Ärzte übertragen werden. Ein solches BK-Arztverfahren hat ein einheitliches Konzept mit Besonderheiten der einzelnen Berufskrankheiten zugrunde zu legen. Eine Unterscheidung

* *Rechtsgrundlage:* § 556 Abs. 1 i.V.m. § 551 Abs. 1 Satz 1.

zwischen allgemeiner und besonderer Heilbehandlung erscheint sinnvoll. Die Stufenfolge hängt u. a. von der besonderen Schwere des Krankheitsbildes ab.

Zusammenarbeit zwischen Ärzten und Berufsgenossenschaftsverwaltung

Das BK-Arztverfahren bietet die Gelegenheit, die *Zusammenarbeit zwischen Ärzten und BG-Verwaltung* zu intensivieren. Besonders wichtig erscheinen Abstimmungen zur arbeitsplatzbezogenen Verlaufskontrolle nach Rehabilitationsmaßnahmen und zur Belastungserprobung. Teamarbeit und interdisziplinäres Wissen in besonderen Fällen zwischen Medizinern, Technischem Aufsichtsdienst und Sachbearbeitern bzw. Berufshelfern gehören zu den Organisationszielen.

Berichtswesen

Die Steuerung des Heilverfahrens setzt ein funktionierendes *Berichtswesen* zwischen Verwaltung und Leistungserbringer voraus, das EDV-gestützt sein sollte. Hierbei sind die Besonderheiten des Unterlassungszwangs im Bereich der BK Haut und Wirbelsäule besonders zu beachten.

Qualitätsstandards

Zur Sicherung der oben genannten Ziele dienen *Qualitätsstandards*. Zusammen mit den entsprechenden Facharztgruppen sind Empfehlungen zur Diagnose und Therapie bei Berufskrankheiten zu erarbeiten. Empfehlenswert ist es, in diesen Ärzteorganisationen auf Bundesebene gewerbespezifische Arbeitsgruppen zu bilden. Dabei ist zwischen den Massen-BK (Haut, Wirbelsäule, Lunge) und den sog. Hochrisikogruppen (Krebs) zu unterscheiden. Bei Vorliegen solcher Standards für die wichtigsten Berufskrankheiten erhalten die Beteiligten einen Orientierungsrahmen. Daran hat sich auch das Vergütungssystem für Leistungserbringer zu orientieren.

Zulassungskriterien für die Krankenhäuser

Die stationäre Versorgung von Berufserkrankten setzt *qualifizierte* Kliniken voraus. Dazu sind Zulassungskriterien erforderlich, die aus den einzelnen Berufskrankheiten zu entwickeln sind. Vorbild sind die sog. §6-Krankenhäuser (Arbeitsunfälle). Zu den Kriterien gehört u. a. die Bereitschaft, arbeitsplatzbezogene Therapiekonzepte (Verhaltensprävention) anzubieten und Gewerbeambulanzen einzurichten, die Beratungen durchführen und Arbeitsbedingungen zur raschen Wiedereingliederung in das Erwerbsleben simulieren. Von besonderer Bedeutung für die Qualität des berufsgenossenschaftlichen Heilverfahrens wird der Kontakt zwischen Kliniken und Betrieb und damit der zwischen Klinikärzten und Betriebsärzten sein. Die Berufshelfer bzw. die Sonderbeauftragten für Berufskrankheiten der Verwaltungen sind einzubeziehen.

Gemeinschaftsfonds des Hauptverbandes

Das Netz der durch den *Gemeinschaftsfonds des Hauptverbandes* geförderten Kliniken, die sich mit der Prävention und Rehabilitation von Berufskrankheiten beschäftigen, ist auszuweiten. Bisher kümmern sich die Kliniken in Bad Reichenhall, Bochum und Falkenstein im wesentlichen um die Lungen- und Atemwegserkrankungen. In allen BG-Kliniken werden die Wirbelsäulen- und Meniskuserkrankungen betreut. Darüber hinaus gibt es in Ludwigshafen Behandlungseinheiten für Strahlengeschädigte, und in Bochum für Fälle aus den Fachbereichen der Endokrinologie, Kardiologie und Angiologie, Gastroenterologie (z.B. Hepatitis, Tropenerkrankungen) sowie der Schmerztherapie (z.B. Krebsschmerz). Neue Finanzierungsmodelle lassen nicht nur eine größere Vielfalt erwarten, sondern bieten die Grundlage für ein erstrebenswertes Konzept der flächendeckenden Spezialisierung (Führungsrolle spezieller Kliniken für einzelne BK).

Schulungsaufgaben

Zur Steuerung des Heilverfahrens gehört die *Schulung* über Ziele und Methoden der Steuerung des Heilverfahrens. Über die bisherigen Aktivitäten der Landesverbände hinaus bedarf es einer zentralen Schulungseinrichtung, u. a. für die Leistungserbringer (Ärzte), in der einheitliche Maßstäbe vermittelt werden. Um die Kommunikation zum Technischen Aufsichtsdienst zu fördern, bietet sich die Akademie für Arbeits- und Gesundheitsschutz in Sachsen an. Daneben gehört das Thema „Heilverfahren bei Berufskrankheiten" in den Katalog der Aus- und Fortbildung der Sachbearbeiter. Ein Weiterbildungskonzept erscheint erstrebenswert und eine Integration mit den Aufgaben in der oben genannten Akademie sinnvoll.

Statistische Begleitung

Mit dem Zielkonzept ist eine *statistische Begleitung* zu verbinden. Sie hat als Erkenntnisquelle für Schwachstellen und für Kostenentwicklungen zu dienen. Besonderes Augenmerk ist auf die statistische Kontrolle des Grundsatzes „Prävention/Rehabilitation vor Rente" zu legen. Zur Verifizierung dieses humanitären und wirtschaftlichen Erfolgzieles eines gesteuerten Verfahrens können auch gezielte Forschungsvorhaben zu Kosten-Nutzen-Analysen dienen.

Zusammenfassung

Sämtliche Ziele zur Steuerung des Heilverfahrens bei Berufskrankheiten sind so anzugehen, daß Vorarbeiten im Sinne einer Prioritätenliste effektiv genutzt werden. In Zusammenarbeit mit den anderen Bundesverbänden der Kostenträger (Sozialversicherungsträger), insbesondere mit denen der Krankenversicherung, ist zu prüfen, was vorhanden ist, was übernommen werden kann und was die Unfallversicherungsträger wegen der Besonderheiten der Berufskrankheiten noch erarbeiten müssen. Konkurrenzen sollten vermieden werden. Die Unfallversicherung tut gut daran, weiter dort Akzente zu setzen – so wie bei den Arbeitsunfällen – wo u. a. besondere Fälle z. B. eine besondere Behandlung von Diagnose- und Therapiemaßnahmen erfordern.

Zusammenarbeit zwischen ärztlichem Bereich und berufsgenossenschaftlicher Verwaltung

G. Eilebrecht und G. Hörster

Berufsgenossenschaftliche Verwaltung im Bereich der Heilbehandlung

Das Handeln der berufsgenossenschaftlichen Verwaltung im Bereich der Heilbehandlung wird im wesentlichen davon bestimmt,

- die Heilbehandlung mit „allen geeigneten Mitteln" zu gewähren (§ 556 RVO),
- alle Maßnahmen zu treffen, durch die eine möglichst bald nach dem Arbeitsunfall einsetzende *schnelle* und *sachgemäße* Heilbehandlung, insbesondere auch, soweit nötig, eine fachärztliche oder besondere unfallmedizinische Versorgung gewährleistet wird (§ 557 Abs. 2 RVO),
- die Verantwortlichkeit für die Durchführung der Heilbehandlung zu tragen und deutlich zu machen (§ 557 Abs. 2 RVO).

In erster Linie hat somit die berufsgenossenschaftliche Verwaltung *schnelle rechtzeitige* und *sachgemäße* Heilbehandlung nach einem Arbeitsunfall zu gewährleisten. Der Forderung nach einer unverzüglichen, also möglichst schnell nach dem Arbeitsunfall einsetzenden Heilbehandlung (§ 1 der RVA-Bestimmungen) haben die Berufsgenossenschaften insbesondere durch die Organisation des D-Arzt- und des Verletzungsartenverfahrens Rechnung getragen. Der Verletzte soll alsbald nach dem Unfall dem Arzt zugeführt werden, der in der Lage ist, alle erforderlichen Maßnahmen einzuleiten. Der behandelnde Arzt hält den Unfallverletzten an, sich unverzüglich einem D-Arzt vorzustellen (Leitnummer 29 ÄA). Im Verletzungsartenverfahren haben die behandelnden Ärzte für eine unverzügliche Einweisung in ein zugelassenes Krankenhaus zu sorgen (Leitnummer 45 ÄA). Die Heilbehandlung muß darüber hinaus auch sachgemäß sein (§ 1 RVA-Bestimmungen).

Gerade diesem Kriterium dienen die von den Unfallversicherungsträgern eingerichteten Verfahren:

- D-Arztverfahren
- Verletzungsartenverfahren
- H-Arztverfahren
- Beratungsfacharztverfahren
- Verfahren bei Augen- und Hals-Nasen-Ohren-Verletzungen

Für Fälle stationärer Weiterbehandlung wurde das Verfahren „Berufsgenossenschaftliche Stationäre Weiterbehandlung -BGSW-" und für die Nach-

und Weiterbehandlung von besonders schweren Funktions- und Leistungsbeeinträchtigungen durch Arbeitsunfälle im Bereich des Stütz- und Bewegungsapparates die „Erweiterte Ambulante Physiotherapie -EAP-“ eingeführt. Die Einzelentscheidung über die jeweils durchzuführende Maßnahme sollte möglichst ausschließlich vom Facharzt, in der Regel der D-Arzt, erfolgen. Liegt eine Verletzung nach § 6 der Bestimmungen des RAV vor, ist, um eine optimale Versorgung zu gewährleisten, die Einweisung in eine zum Verletzungsartenverfahren (VAV) zugelassene Klinik zwingend vorgeschrieben.

Steuerung des Heilverfahrens

Durch die erwähnten Verfahrensarten sind zumindest theoretisch die Rechtzeitigkeit und die Sachgemäßheit der Heilbehandlung organisatorisch sichergestellt. Gleichwohl bedarf es, um das gesetzlich vorgegebene Rehabilitationsziel zu erreichen, ungeachtet der bestehenden und sich im Regelfall bewährenden Verfahrensarten, des steten partnerschaftlichen Zusammenwirkens von Arzt und Berufsgenossenschaftlicher Verwaltung. Da letztlich die Verwaltung die Verantwortlichkeit für eine ordnungsgemäße Heilbehandlung zu tragen hat, können und dürfen sich die Berufsgenossenschaften zur Sicherstellung der bestmöglichen Heilbehandlung nach den gesetzlich einschlägigen Normen, aber auch nach den Erfahrungen aus der Praxis, nicht allein auf die den medizinischen Verfahrensarten innewohnenden Ordnungsmechanismen verlassen.

Sie müssen selbst auch handeln, um durch gezielte Überwachung und Steuerung des Heilverfahrens den gesetzlichen Forderungen und individuellen Bedürfnissen im konkreten Einzelfall gerecht werden zu können. Diesem Zweck dienen u. a. die von den Landesverbänden für die berufsgenossenschaftliche Sachbearbeitung erstellten „Hinweise zur Überwachung des Heilverfahrens“. So sind z. B. im Rahmen der Sachbearbeitung spezielle Einzelanordnungen (beispielsweise sofortige Zuweisung eines Schwerhandverletzten zu einem Handchirurgen) zu treffen, die den Heilverlauf entscheidend beeinflussen können. Auch für die Dauer der Behandlungsmaßnahmen ist es von besonderer Bedeutung, daß der Versicherungsträger die Heilbehandlung überwacht (Beispiel: Einweisung des Verletzten mit vollständig versorgter Unterschenkelfraktur in eine berufsgenossenschaftliche Unfallklinik, da zwischenzeitlich eine Osteomyelitis aufgetreten ist).

Eine effiziente Überwachung und Steuerung des Heilverfahrens durch die Verwaltung setzt indessen folgendes voraus:

1. Eine zeitgerechte, vollständige, sorgfältige Erst- und Folgedokumentation, z. B. im D-Arztverfahren der D-Arztberichte, Nachschauberichte, Zwischenberichte einschließlich der im Einzelfall in Betracht kommenden Ergänzungsberichte.

2. Unabhängig von einer etwaigen Aufforderung des Unfallversicherungsträgers hat der Arzt die Verwaltung über alle nachteiligen Zwischenfälle, wie z.B.
   - verfrühte Entlassung aus dem Krankenhaus,
   - unerwartete Heilkomplikationen,
   - Nichterscheinen des Verletzten zur Behandlung,
   - Verlegung in ein anderes Krankenhaus,
   - bei jeder wesentlichen Änderung der Diagnose und bei notwendiger Einleitung beruflicher Rehabilitationsmaßnahmen zu informieren.
3. Die Dokumentation muß objektiv sein. Verklausulierte Angaben oder in „Zurückhaltung" vorgenommene Umschreibungen, z.B. einer sich anbahnenden oder bereits manifestierten Osteomyelitis mit „kleine rötliche Schwellung", erschweren dem Sachbearbeiter der Berufsgenossenschaft als medizinischem Laien die Arbeit oder machen sie unmöglich.
4. Zur Mitbehandlung und/oder Klärung der Diagnose sind Ärzte anderer Disziplinen, aber auch, z.B. bei Handverletzungen, Ärzte der gleichen Fachrichtung hinzuzuziehen. Die Überwachungspflicht bezieht sich damit auch auf das Tätigkeitsfeld des jeweils zugezogenen Arztes. Statistische Erhebungen haben ergeben, daß dieser Aufgabe vielfach nicht nachgekommen wird. So ist in ca. 7% der einschlägigen Fälle die unmittelbare Hinzuziehung eines Neurologen und in 52% die Erstattung des Ergänzungsberichts (siehe 1.) bei Kopfverletzungen unterblieben.

Nur die Beachtung aller Rechte und Pflichten von Verwaltung und Ärzteschaft können eine bestmögliche Heilbehandlung der Unfallverletzten garantieren, wobei jegliches schematische Vorgehen rehabilitationsfremd ist [1].

Zusammenarbeit von Ärzteschaft und Verwaltung

Verspätete und unzureichende Berichterstattung

Eine exakte und umfassende ärztliche Dokumentation und Berichterstattung ist zum einen aus medizinischen Gründen, zum anderen wegen juristischer Erwägungen von überragender Bedeutung.

Unter medizinischen Gesichtspunkten sollte jeder konkrete Einzelfall sowohl für den Arzt wie auch die Berufsgenossenschaft jederzeit nachvollziehbar und überprüfbar sein, damit eine optimale Steuerung und Überwachung des Heilverfahrens gewährleistet werden kann.

Unter mehr juristischem Aspekt ist eine ordnungsgemäße Dokumentation und Berichterstattung zusätzlich für die versicherungsrechtliche Beurteilung des Falles und letztlich für die Leistungsgewährung von Wichtigkeit. Nur im Falle ordnungsgemäßer Berichterstattung kann eine Berufsgenossenschaft ihrer gesetzlich auferlegten Pflicht zur beschleunigten Leistungsfeststellung und zur Überwachung des Heilverfahrens nachkommen.

Trotz dieser an sich allgemein bekannten und bei Schulungen von D-Ärzten usw. immer wieder erläuterten Bedeutung rechtzeitiger und inhaltlich richtiger Berichterstattung fällt vielfach unangenehm auf, wann und mit welchem Inhalt z. B. D-Arztberichte bei den Berufsgenossenschaften eingehen.

Beginnend mit Berichterstattungen gegenüber unzuständigen Berufsgenossenschaften, folgend die Nichtangabe des Unternehmens, in dem der Verunfallte beschäftigt ist, bis hin zu unschlüssigen Befund- und Diagnoseangaben finden sich z. T. erhebliche Qualitätsmängel bei der Ausfüllung der Berichte. An Fehlern festzustellen sind:

- Absendung von Arztberichten an unzuständige Berufsgenossenschaften,
- falsche oder unzureichende Angaben über den Namen, das Geburtsdatum und die Krankenkasse des Versicherten,
- ungenaue oder fehlende Angaben zum Beschäftigungsunternehmen,
- Hinweis auf Nachfrage zur Unternehmerversicherung bei Selbständigen,
- nicht plausible und unschlüssige Angaben zum Unfallhergang, zu den Befunden und zur Diagnose,
- fehlende Angabe von Arbeitsunfähigkeit usw.

Werden ärztliche Berichte in erheblicher Zahl unzuständigen Berufsgenossenschaften übersandt, weil man beispielsweise aus Zeitgründen nicht versucht hat, den zuständigen Versicherungsträger zu ermitteln, so sind Bearbeitungsverzögerungen vorprogrammiert und die zuständige Berufsgenossenschaft kann ihrer gesetzlichen Verpflichtung zur Heilverfahrenssteuerung und -überwachung nebst Leistungsgewährung nur verspätet nachkommen.

Werden die Erstangaben des Verunfallten nicht genauestens dokumentiert und sind die erhobenen medizinischen Befunde und die gestellten Diagnosen unvollständig oder unzutreffend bezeichnet, so können diese Dokumente bei der Prüfung des geschilderten Ereignisses als Arbeitsunfall oder bei einer erst viele Monate später erfolgenden Begutachtung des Falles von entscheidender Bedeutung bzw. eher Bedeutungslosigkeit sein.

Ziel jeglicher ärztlicher Berichterstattung muß es sein, die Berichte unverzüglich und inhaltlich vollständig, präzise und umfassend zu erstatten.

Sicherlich mag es Wunschdenken sein, daß allein das Aufzeigen von Qualitätsdefiziten im Berichtswesen zu einer besseren Berichterstattung führen wird. Der Hinweis auf Qualitätsmängel soll jedoch ein Anstoß sein, sich der Bedeutung der ärztlichen Dokumentation und Berichterstattung bewußter zu werden, um so die Zusammenarbeit von Arzt und Unfallversicherungsträger zu verbessern.

Intensive Arztschulungen zur Bedeutung ärztlicher Dokumentation und ordnungsgemäßer Berichterstattung sind daher unentbehrlich.

Bei dieser Schulung im weiteren Sinne kann jede einzelne Berufsgenossenschaft insbesondere insofern mitwirken, als sie sofort nach Eingang eines mit Qualitätsmängeln behafteten Berichts den erstattenden Arzt auf die Defizite aufmerksam macht und frühzeitig eine ordnungsgemäße Berichterstattung fordert. Gedacht werden kann auch daran, daß D-Ärzte usw., die die Teilnahme an entsprechenden Fortbildungsveranstaltungen (in bestimmten Abständen und in entsprechender Anzahl) nachweisen müssen.

Eine bessere Qualität ärztlicher Dokumentation kann sich möglicherweise bereits durch die Verwendung der Chipkarte der Krankenkassen einstellen, da die auf dieser Karte gespeicherten Daten bei der Berichterstattung hinzugezogen werden könnten. Darüber hinaus wird man zukünftig im Bereich der Datendokumentation noch intensiver medizinische Daten, Befunde und Diagnosen erfassen müssen, um zum Zwecke medizinischer Qualitätssicherung eine über den bisherigen Bereich hinausgehende statistische Auswertung mit Qualitätsstandards, optimierten Heilverläufen usw. zu ermöglichen. Ähnliches plant man beispielsweise im Krankenkassenbereich, indem man zum ambulanten Operieren über eine anonymisierte Datendokumentation eine effektive und effiziente Qualitätssicherung erreichen will.

Schließlich würde auch die Verwendung eines einheitlichen Diagnoseschlüssels, den die Ärzte bereits bei der Berichterstattung einsetzen sollten, die Zusammenarbeit zwischen Ärzten und Verwaltung verbessern.

Behandlung von VAV-Fällen in nicht zugelassenen Krankenhäusern

In den letzten Jahren wird vermehrt vorgetragen, daß in zahlreichen Krankenhäusern trotz fehlender Zulassung zum sog. Verletzungsartenverfahren (VAV) (§ 6 der RVA-Bestimmungen vom 19. 06. 1936) Verletzungsartenfälle behandelt worden sein sollen.

Durch das VAV soll erreicht werden, daß Unfallverletze mit bestimmten schweren Verletzungen, die einer sofortigen besonderen unfallmedizinischen stationären Behandlung bedürfen, in dafür ausgewählte und von den Landesverbänden der gewerblichen Berufsgenossenschaften zugelassenen Krankenhäuser eingewiesen werden. Sofern ein Arbeitsunfallverletzter trotz eines Verletzungsartenfalles nicht einem an diesem Verfahren beteiligten Arzt bzw. Krankenhaus zugeführt wird, besteht die Pflicht der unverzüglichen Weiterleitung oder Überweisung in ein zugelassenes Krankenhaus. Eine evtl. bestehende Transportunfähigkeit, die angesichts der heute zur Verfügung stehenden technischen Hilfen selten sein dürfte, ist ggf. zu begründen (Leitnummern 44, 45 des Ärzteabkommens).

Das bedeutet, daß in den hier angesprochenen Fällen bei unterlassener Weiterleitung oder Überweisung eines Unfallverletzten ein Pflichtverstoß des Arztes bzw. Krankenhauses vorliegt. Somit stellt sich die Frage, wie diesem Pflichtenverstoß wirksam begegnet werden kann.

1. Ausgehend von einem unbewußten Pflichtenverstoß des Krankenhauses oder Arztes sollte die den Verstoß feststellende Berufsgenossenschaft zunächst aufklärend tätig werden und nach Möglichkeit, sofern dies noch medizinisch erforderlich ist, noch für eine Verlegung in ein zugelassenes Krankenhaus sorgen. Dies setzt allerdings voraus, daß alle Berufsgenossenschaften über einen aktuellen Informationsdienst mit Auflistung aller zugelassenen Krankenhäuser verfügen und die Sachbearbeitung das Gegebensein eines VAV-Falles feststellen und die Überprüfung der Behandlung in einem

zugelassenen Krankehaus vornehmen kann.
Vielleicht wird es einem D-Arzt bewußter, den Aspekt der Überweisung an ein zugelassenes Krankenhaus mitbeachten zu müssen, wenn der Berichtsvordruck D13 um die Angabe eines VAV-Falles ja/nein ergänzt wird.
Angesichts des erst recht späten Eingangs eines D-Berichtes bei der Berufsgenossenschaft, meist nach schon erfolgter Operation und Akutbehandlung, und der im Anschluß daran erforderlichen Prüfung des Vorliegens eines VAV-Falles ist eine rechtzeitige Verlegung in ein zugelassenes Krankenhaus und damit eine optimierte Heilbehandlung nur schwer zu verwirklichen.

2. Als weitere Möglichkeit, Behandlungen von §6-Fällen in nicht zum VAV zugelassenen Krankenhäusern zukünftig zu unterbinden, könnte eine Weigerung der Berufsgenossenschaft, die Kosten dieser stationären Heilbehandlung zu übernehmen, in Betracht gezogen werden.
Während man vor Inkrafttreten des § 11 Abs. 4 SGB V, nach dem die Unfallversicherungsträger ab dem 01. 01. 1991 für die Erbringung von Entschädigungsleistungen für Arbeitsunfälle und Berufskrankheiten allein zuständig sind, noch differenzierte zwischen der kassenärztlichen Heilbehandlung zu Lasten der Krankenkasse und der berufsgenossenschaftlichen Heilbehandlung mit den Unfallversicherungsträgern als Kostenträgern, so wäre eine unzulässige Behandlung von VAV-Fällen mangels Übernahme und tatsächlicher Durchführung eines berufsgenossenschaftlichen Heilverfahrens ausschließlich zu Lasten der Krankenkassen denkbar gewesen [2].
Nach Inkrafttreten des § 11 Abs. 4 SGB V hingegen sind die Unfallversicherungsträger alleinige Kostenträger für die Folgen von Arbeitsunfällen und Berufskrankheiten, so daß eine völlig andere Situation gegeben ist, wie sie noch den §§ 6, 6a der RVA-Bestimmungen zugrunde lag. Danach war grundsätzlich die Krankenkasse Kostenträger; daher bedurfte es zur Inpflichtnahme des Unfallversicherungsträgers eines besonderen Aktes, der auch nach außen dokumentierbar sein mußte.
Hierzu vorgesehen war nach den Bestimmungen eine Überweisung und infolge der Überweisung eine tatsächliche und rechtzeitige Behandlung in der besonderen Heilanstalt. Kommt somit heute eine berufsgenossenschaftliche Heilbehandlung mit entsprechender Kostentragungspflicht immer dann zustande, sobald nur ein Versicherungsfall vorliegt, fehlt es nunmehr an der Notwendigkeit, den Beginn der berufsgenossenschaftlichen Heilbehandlung besonders zu kennzeichnen.
Da auch Leitnummer 80 des Ärzteabkommens und die Bundespflegesatzverordnung nicht hinsichtlich der Behandlung in einem zugelassenen oder nicht zugelassenen Krankenhaus differenzieren, sondern die stationäre Behandlung mit der Aufnahme in das Krankenhaus beginnen lassen, ist es zumindest zweifelhaft, ob die Berufsgenossenschaften jegliche Kostentragung ablehnen können.
Betrachtet man die Problematik nicht unter dem Aspekt sozialversicherungsrechtlicher Vorschriften, sondern zieht unmittelbar oder analog zivilrechtliche Normen zu einer Anspruchsprüfung des nicht zugelassenen Krankenhauses gegenüber der Berufsgenossenschaft heran, so wird man vertragliche

Ansprüche des Krankenhauses mangels Zustandekommens eines entsprechenden Vertragsschlusses verneinen können. Ein D-Arzt kann nicht als befugt angesehen werden, zu Lasten der Berufsgenossenschaft Heilbehandlung von VAV-Fällen in einem nicht zugelassenen Krankenhaus durchführen zu lassen, so daß ein Behandlungsvertrag zwischen der Berufsgenossenschaft und dem Krankenhaus nicht zustandekommt.
Auch nach den Vorschriften über die Geschäftsführung ohne Auftrag, §§ 677ff. BGB, wird das Krankenhaus seine Aufwendungen nicht geltend machen können, da eine berechtigte Geschäftsführung des Krankenhauses wegen des offenkundig entgegenstehenden Willens der Berufsgenossenschaften, VAV-Fälle nicht in einem nicht zugelassenen Krankenhaus behandeln zu lassen, nicht bejaht werden kann.
Die Rechtsfolgen einer unberechtigten Geschäftsführung richten sich nach den §§ 678, 684 S. 1, 812ff. BGB, so daß es auch bei Anwendung zivilrechtlicher Normen nicht ausgeschlossen ist, daß das Krankenhaus mit Erfolg Wertersatz für seine Krankenhausbehandlung in Höhe der üblichen Vergütung verlangen kann.
Im Ergebnis ist somit eine Ablehnung jeglicher Kostenübernahme der im nicht zugelassenen Krankenhaus angefallenen Heilbehandlungskosten durch die Berufsgenossenschaft zumindest mit einem Prozeßrisiko verbunden; einschlägige Rechtsprechung zu dieser Fallgestaltung liegt bislang nicht vor.
Allerdings sollte die Berufsgenossenschaft bei Feststellung einer Behandlung eines VAV-Falles in einem nicht zugelassenen Krankenhaus dieses Krankenhaus zumindest ausdrücklich darauf hinweisen, daß zukünftig Kosten einer solchen Behandlung nicht übernommen werden. Vielmehr hat eine sofortige Überweisung in ein zugelassenes Krankenhaus zu erfolgen, sofern nicht Transportunfähigkeit des Verletzten gegeben ist.

3. Schließlich ist denkbar, gegen den D-Arzt, der einen VAV-Fall nicht einem zugelassenen Krankenhaus zuweist, Sanktionsmaßnahmen zu ergreifen. Zu den Pflichten eines D-Arztes gehört es u.a., das Ärzteabkommen zu beachten.

    In Leitnummer 45 diese Ärzteabkommens ist normiert:
    Im Verletzungsartenverfahren haben die behandelnden Ärzte dafür zu sorgen, daß die von dem Verfahren erfaßten Unfallverletzten unverzüglich einem der von den Trägern der Gesetzlichen Unfallversicherung bezeichneten Krankenhäuser überwiesen werden.

Damit gehört ein Handeln des D-Arztes nach Leitnummer 45 des Ärzteabkommens zu dessen Pflichten, die er nach der Zulassung zum D-Arztverfahren erfüllen muß. Von dieser Pflicht nach Leitnummer 45 des Ärzteabkommens sind auch D-Ärzte nicht entbunden [3]. Aber auch nach Ziffer 20 der Anleitung D-Arzt (Ausgabe Januar 1991) hat der D-Arzt im VAV dafür zu sorgen, daß die von dem Verfahren erfaßten Verletzten unverzüglich einem der von den Unfallversicherungsträgern bezeichneten Krankenhäuser überwiesen werden.
Zweifelhaft ist nun, wie ein (wiederholter) Pflichtenverstoß gegen Leitnummer 45 des Ärzteabkommens und Ziffer 20 der Anleitung zu ahnden ist.

Der Widerruf der Bestellung zum D-Arzt kann seitens des Landesverbandes jederzeit ausgesprochen werden. In den Richtlinien wird ein solcher Widerruf insbesondere für den Fall vorbehalten, daß wesentliche Änderungen der Verhältnisse, z. B. Umstrukturierung der Klinik, eintreten oder die Versorgung des Unfallverletzten aus Krankheits- oder Altersgründen nicht gewährleistet erscheint. Es wird ferner der Widerruf vorbehalten, wenn in der Praxis des D-Arztes in einem Zeitraum von 5 Jahren im Jahresdurchschnitt nicht mehr als 150 Unfallverletzte ärztlich versorgt werden. Da die Sachverhalte, in denen der Widerruf der Bestellung vorbehalten bleibt, nur „insbesondere" aufgezählt werden, ist ein Widerruf grundsätzlich auch in nicht aufgeführten Fällen möglich. Mithin ist es denkbar, daß Verstöße gegen die Verpflichtung, Fälle des VAV unverzüglich in ein zugelassenes Krankenhaus einzuweisen, die Zurücknahme der Bestellung zum D-Arzt zur Folge haben [3].
Dem zuständigen Landesverband der gewerblichen Berufsgenossenschaften ist Kenntnis zu geben, wenn ein D-Arzt seiner Verpflichtung nicht nachkommt [3]. Bei mehrfachen Verstößen, eine Abmahnung scheint sinnvoll, kann dann ein Widerruf der Zulassung erfolgen.

Funktion und Bedeutung des beratenden Arztes

Aufgabe des beratenden Arztes

Steuerung und Überwachung des Heilverfahrens

Nach § 556 RVO ist es Ziel der Heilbehandlung, mit allen geeigneten Mitteln die durch den Arbeitsunfall verursachte Körperverletzung oder Gesundheitsstörung und Minderung der Erwerbsfähigkeit zu beseitigen oder zu bessern, ihre Verschlimmerung zu verhüten und die Auswirkungen der Unfallfolgen zu erleichtern.

Dabei haben die Berufsgenossenschaften nach § 557 Abs. 2 RVO alle Maßnahmen zu treffen, durch die eine möglichst bald nach dem Arbeitsunfall einsetzende, schnelle und sachgemäße Heilbehandlung gewährleistet wird.

Die entsprechenden Verfahren wie das Verletzungsarten- und Durchgangsartenverfahren wurden geschaffen, um diesen gesetzlichen Auftrag zu erfüllen. Die Verfahren entbinden die Verwaltung aber nicht von ihrer Verpflichtung, das Heilverfahren zu überwachen und zu steuern.

Die Auswertung der von den am Heilverfahren beteiligten Ärzte erstellten Berichte und die Beurteilung der vorgeschlagenen Maßnahmen bereiten dem Unfallsachbearbeiter häufig Probleme. Zwar werden die Sachbearbeiter auf dem Gebiet der Unfallmedizin geschult und verfügen nach einiger Zeit praktischer Tätigkeit auch über ein gewisses medizinisches Wissen, um Störungen im Heilverlauf zu erkennen, die Kenntnisse sind aber nicht so vertieft, um insbesondere bei problematischen Verletzungen oder komplizierten Zusammenhängen die Ursache für die Verzögerungen im Heilverlauf zu erkennen und zu wissen, welche Maßnahmen geboten sind.

An dieser Stelle ist der Sachbearbeiter auf die Hilfe eines sachverständigen Beraters angewiesen. Diese Funktion erfüllt der beratende Arzt.

Der Sachbearbeiter legt dem beratenden Arzt die Fälle vor, in denen aufgrund der Schwere der Verletzung oder einer besonderen Problematik des medizinischen Zusammenhangs (z.B. Zusammentreffen von Unfallverletzung und Vorschaden) Komplikationen im Heilverlauf zu erwarten sind und daher eine besondere Steuerung durch die Verwaltung angezeigt ist.

Welche Fälle dem beratenden Arzt vorzulegen sind, ist nicht eindeutig bestimmt. Hierzu hat jede Verwaltung eigene Vorstellungen entwickelt und unterschiedliche Arbeitsanweisungen erlassen. Als Orientierung für den Sachbearbeiter gelten die „Hinweise zur Überwachung des Heilverfahrens", herausgegeben von den Landesverbänden der gewerblichen Berufsgenossenschaften.

Der beratende Arzt übt seine Beratertätigkeit in der Regel in der Verwaltung aus.

Ihm werden von den Sachbearbeitern die problematischen Fälle vorgetragen.

Der beratende Arzt

- wertet die Arztberichte aus,
- erläutert dem Sachbearbeiter die Zusammenhänge,
- schlägt andere oder weitergehende Behandlungsmaßnahmen vor,
- prüft eine Verlegung in ein anderes (zugelassenes) Krankenhaus oder in eine Spezialklinik,
- schlägt Untersuchungen auf anderen Fachgebieten vor,
- überwacht den Fortgang des Heilverfahrens durch Wiedervorlagetermin.

Überprüfung ärztlicher Stellungnahmen und Gutachten

Die ärztlichen Gutachten dienen der Beratung der Verwaltung auf medizinischem Fachgebiet, da dieses mangels eigener Fachkunde durch den Sachbearbeiter nicht abgedeckt werden kann.

Der Unfallsachbearbeiter darf das Gutachtenergebnis aber nicht unmittelbar in die Verwaltungsentscheidung übernehmen, sondern er hat eine selbständige und eigenverantwortliche Prüfung vorzunehmen und muß sich daher kritisch mit dem Gutachten auseinandersetzen.

Soweit es hierbei auf medizinische Zusammenhänge ankommt, ist der Sachbearbeiter auf die Beratung eines Arztes angewiesen. Dabei sollten Fälle, in denen Aussagen unklar oder nicht überzeugend dargestellt sind, zunächst dem Gutachter mit der Bitte um Ergänzung zurückgesandt werden.

Die Vorlage von Gutachten beim beratenden Arzt erfolgt in den meisten Fällen

- bei der Beurteilung schwieriger medizinischer Zusammenhänge,
- bei der Einschätzung der Funktionseinschränkung auf dem allgemeinen Arbeitsmarkt.

Die Einbeziehung des beratenden Arztes dient nicht der Überprüfung des Gutachters oder der Abwehr berechtigter Leistungsansprüche. Es soll vielmehr erreicht werden, die Verwaltungsentscheidung „gerechter" zu machen, indem gleiche Maßstäbe bei der Beurteilung zugrunde gelegt werden.

Anforderungen an den beratenden Arzt

Die fachliche Befähigung muß der eines D-Arztes entsprechen. Er muß eine mehrjährige Tätigkeit in einer berufsgenossenschaftlichen Unfallklinik oder in einem zum Verletzungsartenverfahren zugelassenen Krankenhaus ausgeübt haben.

Für seine Aufgabe im Rahmen der Heilverfahrenssteuerung wegen Folgen von Arbeitsunfällen sollte der beratende Arzt als Chirurg tätig sein. Nur so ist er in der Lage, stets den neuesten Stand der Operationstechniken und der Behandlungsmethoden beurteilen zu können und mit seinen Vorschlägen Akzeptanz bei den behandelnden Ärzten zu erreichen.

Für die Tätigkeit als Berater in Gutachtenfragen ist die praktische Tätigkeit als Chirurg dagegen nicht unbedingt erforderlich.

Hier kommt es wesentlich darauf an, daß der Berater die Beweisregeln und die wesentlichen Begriffe des Sozialrechts kennt und langjährige Erfahrung als Gutachter hat.

Daneben sollte der beratende Arzt ein hohes Maß an Kommunikationsbereitschaft mitbringen, denn der Erfolg seiner Arbeit hängt stark davon ab, daß er – quasi als Vermittler zwischen Verwaltung und behandelnden Ärzten – ein von beiden Seiten akzeptiertes Ergebnis erzielt.

Verhältnis behandelnder – beratender Arzt

Eine Zusammenarbeit zwischen dem behandelnden und dem beratenden Arzt stellt die Ausnahme dar. Das Verfahren beschränkt sich heute in vielen Fällen auf schriftliche Stellungnahmen.

Dabei stützt sich der beratende Arzt auf die Arztberichte in der Akte. Ein persönlicher oder telefonischer Kontakt findet in der Regel nicht statt. Der behandelnde Arzt, der dann durch die Verwaltung von den vorgeschlagenen Maßnahmen informiert wird und die schriftliche Stellungnahme zur Kenntnis erhält, reagiert oft empfindlich.

Die vorgeschlagenen Maßnahmen werden nur widerwillig akzeptiert und nicht selten ist der Patient der Leidtragende, weil er sich Behandlungsmaßnahmen unterziehen muß, die die Verwaltung vorschreibt, die sein behandelnder Arzt aber nicht unterstützt. Dem Patienten wird so das Gefühl vermittelt, daß das Ziel der Verwaltung nicht die Optimierung des Heilverfahrens, sondern die Beschränkung seiner Leistungsansprüche ist. Mißtrauen der Verwaltung gegenüber dem behandelnden Arzt wird signalisiert.

Dies kann vermieden werden, wenn der behandelnde Arzt frühzeitig einbezogen wird und Behandlungsvorschläge mit ihm abgestimmt werden. Hier hat der beratende Arzt eine wichtige Vermittlerrolle zwischen der Verwaltung und dem behandelnden Arzt; der behandelnde Arzt wird eine Maßnahme, die von einem fachkundigen Kollegen vorgeschlagen und mit ihm diskutiert wurde, eher unterstützen als eine vom Sachbearbeiter übermittelte. Erst wenn der behandelnde Arzt informiert ist, wird der Patient unterrichtet.

Der behandelnde Arzt wird sich solchermaßen abgestimmten Vorschlägen der Verwaltung nicht entziehen, denn schließlich ist er ebenso wie die Verwaltung an einem optimalen Heilerfolg interessiert und das Vertrauensverhältnis zwischen behandelndem Arzt und Patienten bleibt bei diesem Vorgehen erhalten.

Auch bei unterschiedlichen Auffassungen gutachtlicher Bewertungen empfiehlt sich oftmals der telefonische Kontakt, auch wenn nicht in jedem Fall Übereinstimmung erzielt werden kann. Die Kommunikation zwischen beratendem Arzt und Gutachter trägt aber dazu bei, Mißverständnisse auszuräumen und Mißtrauen abzubauen.

BGSW - EAP

Die für Fälle stationärer Weiterbehandlung von Unfallverletzten geschaffenen Verfahrensarten „Berufsgenossenschaftliche Stationäre Weiterbehandlung – BGSW –" und „Erweiterte Ambulante Physiotherapie – EAP –" sind den am Arbeitsunfallgeschehen beteiligten Ärzten mit entsprechenden Rundschreiben der Landesverbände (z. B. zur EAP vom Landesverband Rheinland-Westfalen mit Rundschreiben 5/94 vom 15. 02. 1994 und mit Rundschreiben D 4/94 an die Chefärzte der zugelassenen Krankenhäuser und die D-Ärzte) vorgestellt und erläutert worden.

Gleichwohl kann nicht verkannt werden, daß ohne weitergehende Informationsveranstaltungen, und zwar sowohl für die Sachbearbeitung und die Ärzteschaft, Anlaufprobleme dieser beiden Verfahrensarten nicht beseitigt werden können.

So müssen gerade in der ärztlichen Diskussion Abgrenzungskriterien zwischen Fällen der noch stationären normalen Behandlung, der BGSW und der EAP erörtert und festgelegt werden. So erstellen einige Kliniken, z. B. die BGU-Murnau, einen dezidierten Indikationskatalog für die Inanspruchnahme ihrer Klinik im BGSW-Verfahren. Andere BGSW-Kliniken, z. B. die BGU Duisburg-Buchholz, setzen im Regelfall eine persönliche Untersuchung des Verletzten vor einer Aufnahme voraus.

Häufig wird nach den Voraussetzungen gefragt, die für die Aufnahme in einer BGSW-Station vorliegen müssen, und nach Indikationen für die Verordnung eines EAP, so daß insgesamt noch ein erheblicher Informationsbedarf zu diesen beiden Verfahrensarten festzustellen ist.

Begutachtungswesen

Da das Begutachtungswesen schwerpunktmäßig von einer anderen Arbeitsgruppe behandelt wird, sollen hier nur zwei Anregungen zu einer verbesserten Gutachtenerstattung und damit einer besseren Zusammenarbeit von Verwaltung und Gutachter ausgesprochen werden.

Zum einen ist von der Sachbearbeitung zu fordern, die Unfallschilderung, von der der ärztliche Gutachter bei seiner Beurteilung auszugehen hat, in den Gutachtenauftrag mit aufzunehmen.

Zum anderen sind die Gutachtenvordrucke einer kritischen Überprüfung zu unterziehen, ob sie die wesentlichen Gesichtspunkte für die weitere Bearbeitung des Falles enthalten. So ist z.B. aufgefallen, daß der Vordruck *2. Rentengutachten* weder Diagnose und Anamnese, noch die Angabe eines Nachuntersuchungstermins vorgibt. Durch die in den Gutachtenvordrucken teilweise fehlenden Vorgaben besteht die Gefahr, daß Teile der Ursprungsdiagnose verloren gehen. Besonders bei Mehrfachverletzten können Anteile von Verletzungsfolgen vergessen werden und damit u.U. unbewertet bleiben, wenn der begutachtende Arzt nicht speziell gezwungen wird, alle Detailverletzungen zu Beginn des Gutachtens nochmals aufzuführen und damit sich selbst zu vergegenwärtigen.

Fehlende Angaben zum Nachuntersuchungstermin sind nach Auffassung zahlreicher Gutachter der häufigste Anlaß zu Rückfragen nach Begutachtungen.

Von den Gutachtern ist eine ständige Verbesserung ihrer versicherungsrechtlichen Kenntnisse zu fordern, um z.B. der Bedeutung von Schadensanlage und Vorschaden für die kausalrechtliche Beurteilung Rechnung tragen zu können.

Nicht nur verwaltungsjuristische Basiskenntnisse sind stetig neu zu vermitteln und zu erläutern, vielfach unterscheidet sich auch die medizinische Betrachtungsweise grundsätzlich und damit erheblich von der juristischen Denkweise mit der Folge, daß die Gutachten versicherungsrechtlich kaum nachvollziehbar sind, weil die Zusammenhänge und die gedankliche Begründung der gutachtlichen Argumentation quasi juristisch schwer subsumierbar sind. Hier sind weitergehende Schulungen von Gutachtern, insbesondere zu versicherungsrechtlichen, aber auch zu verfahrensrechtlichen Themenbereichen, dringend vonnöten.

Zusammenarbeit zwischen interdisziplinär tätigen Ärzten und sonstigen Fachleuten und ihre Auswirkungen auf das Verwaltungshandeln

Schließlich ist ein wichtiger Faktor der Qualitätssicherung das ständige interdisziplinäre Zusammenwirken von Fachärzten und sonstigen Spezialisten, was u.a. gerade bei diesem Kolloquium dadurch verdeutlicht wird, als erst eine vernünftige Zusammenarbeit zwischen behandelnden Chirurgen und Radiologen mit gegenseitigen Informations- und Beratungspflichten eine richtige Befundauswertung und Diagnosestellung ermöglicht.

Es sind Abgrenzungen vorzunehmen und es wird zu verdeutlichen sein, welcher Spezialist in welchem Umfang zur Erbringung technischer Diagnosen befugt ist und von wem Therapieleistungen in Vorschlag gebracht werden sollten. Um „mit allen geeigneten Mitteln“ therapieren zu können, bedarf es der konstruktiven und vertrauensvollen Zusammenarbeit zwischen behandelndem Arzt, D-Arzt, sonstigem Facharzt und den Unfallversicherungsträgern. Wissensdefizite über Bedeutung und Inhalte des berufsgenossenschaftlichen Heilverfahrens gerade bei der Hinzuziehung fachspezifisch eigenständiger therapeutisch tätiger Disziplinen sind zu beseitigen.

Beispielhaft hervorgehoben werden soll in diesem Zusammenhang das Zusammenwirken von D-Arzt und Radiologen, die z. B. bedingt durch klinikinterne Gegebenheiten in die Befundung einzuschalten sind, wobei es durchaus häufig zur Überschneidung von Befunden mit unterschiedlicher Darstellung einzelner Fakten kommt. Dieses wirkt sich sowohl für das berufsgenossenschaftliche Heilverfahren wie jedoch insbesondere für das Gutachtenwesen nicht gerade vorteilhaft für den Versicherten aus. Besonders soll auf die Gefahr drohender Qualitätseinbußen hingewiesen werden, wenn der D-Arzt vollständig aus der Röntgenbefundung im Zusammenhang mit Berufsgenossenschaftsheilverfahren und Gutachtenerstattungen herausgehalten werden sollte. Diagnostische Maßnahmen sollten niemals allein von einem Radiologen oder einer radiologischen Abteilung, sondern im sachlichen Zusammenwirken mit dem D-Arzt von beiden gemeinsam vorgeschlagen werden.

Abschließend muß darauf hingewiesen werden, daß aufgrund der sich stetig fortentwickelnden technischen Neuerungen (Kernspintomographie, Computertomographie, Bildprinttechniken, Computerisierung bildgebender Verfahren usw.) sich die gesamte medizinische Diagnostik und auch die damit zusammenhängende verwaltungsseitige Organisation vollständig ändern wird. Die Erstellung von Röntgennativaufnahmen dürfte in absehbarer Zeit in ihrer Bedeutung gegenüber anderen Maßnahmen deutlich zurückgedrängt werden; es ist unvermeidlich, die Verwaltungen nicht nur darauf hinzuweisen, sondern auch entsprechend zu schulen, um derartige, in Zukunft vermehrt zu erwartende Vorgänge organisatorisch in den Griff zu bekommen.

Anmerkungen

1. Zitiert aus „Arzt & BG“, Spier, Leuftink und Japtok, Kepnerdruck, Eppingen, 1. Auflage 1990
2. vgl. BSGE, 14, 233 ff./LSG Hamburg in Sozialgerichtsbarkeit 1973, 20
3. Haep, Ärztliches Gebühren- und Vertragsrecht, Essen, Kommentar zu Ltnr. 45 des Ärzteabkommens, Rd.-Zif. 3

Auswertung von Heilverläufen

M. Benz und M. Roesgen

Begriffliche Abklärungen

Unter „Heilverläufen" wird im folgenden die berufsgenossenschaftliche ambulante oder stationäre Heilbehandlung (Diagnose und Therapie) verstanden. Ausgeklammert bleiben alle Fragen kassenärztlicher Behandlung (vgl. insofern zum Thema der Qualitätssicherung die §§ 135ff. SGB V).

„Auswertung" heißt, daß die Dokumente über den Heilverlauf untersucht werden. Dabei wird das Thema so verstanden, daß die Auswertung nicht immer erst nach Abschluß des Heilverfahrens erfolgen soll. Zur Frage, ob nur eine Auswertung durch die Unfallversicherungsträger oder auch durch die Ärzte erfolgen soll, s. unten

Verpflichtung zur Auswertung von Heilverläufen

Eine gesetzlich normierte Pflicht der Unfallversicherungsträger zur Auswertung von Heilverläufen besteht (noch) nicht. Die Situation in der Gesetzlichen Unfallversicherung ist dadurch gekennzeichnet, daß der eigentlich zur Leistung verpflichtete Unfallversicherungsträger sich zur Erfüllung seiner Pflicht („Heilbehandlung") der Hilfe der Ärzte bedient. Durch die Verantwortung des Unfallversicherungsträgers für die Durchführung der Heilbehandlung nach § 557 Abs. 2 und 3 RVO („Unbeschadet der gesetzlichen Verantwortlichkeit der Versicherungsträger für die Durchführung der Heilbehandlung ···") ergibt sich für die Unfallversicherungsträger das dringende Anliegen, die Heilverläufe im Interesse der Versicherten und zur Vermeidung unnötiger Kosten daraufhin zu untersuchen, ob Verzögerungen des Heilverlaufs oder Mängel im Rahmen der medizinischen Betreuung festzustellen sind. Es gilt wie auch sonst im Arbeits- und Wirtschaftsleben: Wer Aufgaben delegiert, hat eine entsprechende Aufsichts- und Kontrollpflicht.

Für den niedergelassenen oder Krankenhausarzt ist es ein selbstverständliches Bestreben, die Qualität seiner Arbeit laufend zu überprüfen. Dies kann v.a. dadurch geschehen, daß dokumentierte Heilverläufe verglichen werden. Unter diesem Gesichtspunkt wird es für richtig gehalten, daß die Auswertung von Heilverläufen sowohl durch die Unfallversicherungsträger als auch im Wege der Selbstkontrolle durch die behandelnden Ärzte erfolgt.

Ziel der Auswertung: Qualitätssicherung

Damit ist auch schon das Ziel der Auswertung von Heilverläufen angesprochen, d.h. die Qualitätssicherung. Was heißt „Qualitätssicherung"? Nach Pietsch-Breitfeld u. Selbmann (1992) (Z Orthop 130: 352–356) gilt folgendes:

> Qualitätssicherung umfaßt alle Maßnahmen, die für die Erreichung einer geforderten Qualität der medizinischen Versorgung notwendig sind. Ein typischer Qualitätssicherungsprozeß enthält folgende Schritte: Systematische Beobachtung der Qualität der medizinischen Versorgung mit Hilfe von Qualitätsindikatoren, Beurteilung der Qualität durch Vergleiche mit Standards und Erkennen von Problemen, Analyse des wichtigsten Problems, Umsetzung geeigneter Problemlösungsmaßnahmen und Überprüfung, ob das Problem durch die neuen Maßnahmen auch beseitigt ist. Die einheitliche Dokumentation und die Aufarbeitung qualitätsrelevanter Informationen (Komplikationslisten, Profile, zeitliche Verläufe etc.) helfen den Kliniken, sich selbst zu beobachten, Probleme zu erkennen und sich von deren Beseitigung zu überzeugen.

Zur Qualitätssicherung gehört zunächst die Strukturqualität (Qualität der Ärzte, räumliche und apparative Ausstattung der Praxis oder des Krankenhauses), die im berufsgenossenschaftlichen Verfahren durch die festgelegten Anforderungsmerkmale bei den D- oder H-Ärzten bzw. für das Verletzungsartenverfahren „abgedeckt" sind. Unserer Arbeitsgruppe geht es um die Qualität der ärztlichen Arbeit.

Sofern in konkreten Fällen Mängel festgestellt worden sind, ist die Frage einer *Qualitätsverbesserung* zu diskutieren. Das Ziel ist für alle Arbeitsgruppen weitgehend einheitlich.

Fragen der Qualitätssicherung

Wenn die Zielsetzung für die Arbeitsgruppen weitgehend dieselbe ist, liegt es nahe, daß auch die zu untersuchenden Fragen weitgehend für die Arbeitsgruppen „Steuerung des Heilverfahrens bei Verletzungen" bzw. „Steuerung des Heilverfahrens bei Berufskrankheiten" und bei der Arbeitsgruppe „Auswertung von Heilverläufen" übereinstimmen. Es sind folgende Fragen, die sich zwar auf die stationäre Behandlung beziehen, mit Ausnahme der zweiten Frage aber auch für die ambulante Versorgung gelten:

- Wird der Versicherte sachgerecht medizinisch versorgt?
- Ist ggf. eine Verlegung in ein anderes Krankenhaus notwendig?
- Müssen andere Ärzte hinzugezogen werden?
- Ist die Dauer der Arbeitsunfähigkeit angemessen?
- Gibt es medizinisch oder verwaltungsmäßig bedingte Verzögerungen, Störungen oder Komplikationen im Heilverlauf?
- Ist eine Nachbehandlung erforderlich und welche ist erforderlich?

Das unmittelbare Ziel der Auswertung von Heilverläufen ist wie folgt zu skizzieren: Transparenz des Ablaufs, Erkennen von Verzögerungen im Heilverlauf, Eingrenzen von Komplikationen oder Störungen im Heilverlauf auf medizinischer oder Verwaltungsseite. Das Fernziel ist auf das Erfassen geeigneter Therapiemaßnahmen und die Eingrenzung geeigneter Behandler gerichtet.

Die Auswertung von Heilverläufen als Mittel der Qualitätssicherung

Entsprechend der „Zweigleisigkeit" des vorgeschlagenen Verfahrens (Fremdkontrolle durch Unfallversicherungsträger, Selbstkontrolle durch behandelnden Arzt bzw. Krankenhaus) stellen sich folgende Fragen sowohl für den Unfallversicherungsträger als auch für den Arzt (das Krankenhaus):

1. Was soll ausgewertet werden?
2. Wann, aus welchem Anlaß soll ausgewertet werden? Ist eine zusätzliche Überwachung des Heilverfahrens notwendig?
3. Wie kann die Abweichung des Ist-Zustandes vom Soll-Zustand festgestellt werden?
4. Ist gewährleistet, daß datenschutzrechtliche Vorschriften bei der Datenauswertung beachtet werden?
5. Welche Möglichkeiten der Qualitätssicherung und Qualitätsverbesserung bestehen für niedergelassene Ärzte?

Zu 1: Es ist zunächst festzustellen, welche Fakten bis jetzt dokumentiert werden. Das gilt sowohl für die ärztliche Stelle als auch für die Unfallversicherungsträger. Kann bei der Erfassung auf die ICD-Schlüsselung zurückgegriffen werden oder ist eine andere Schlüsselung von Diagnose, Therapie und Heilverlauf notwendig?

Jede Überwachung des Heilverfahrens setzt eine zeitgerechte, EDV-mäßige und vollständige *Erst- und Folgedokumentation* voraus. Die Diagnose, die Therapie und der Heilverlauf mit Operationen und Komplikationen sowie die Dauer der Arbeitsunfähigkeit, eine MdE oder Wiedererkrankung müssen dokumentiert werden. Für die Unfallversicherungsträger sind relevant D-Arztberichte, Nachschauberichte, Zwischenberichte oder im Einzelfall in Betracht kommende Ergänzungsberichte. Unabhängig von einer etwaigen Aufforderung hat der Arzt den Unfallversicherungsträger in folgenden Fällen zu unterrichten:

- bei verfrühter Entlassung aus dem Krankenhaus,
- bei unerwarteten Komplikationen während der Heilbehandlung,
- bei Nichterscheinen des Verletzten zur Behandlung,
- bei Verlegung des Verletzten in ein anderes Krankenhaus sowie
- bei jeder wesentlichen Änderung der Diagnose oder bei der notwendigen Einleitung beruflicher Rehabilitationsmaßnahmen.

Die Dokumentation muß objektiv sein, verklausulierte Angaben oder in „Zurückhaltung" vorgenommene Umschreibungen z.B. einer sich anbahnenden oder bereits manifestierten Osteomyelitis mit „kleiner rötlicher Schwellung", sind abzulehnen.

Zu 2: Der Unfallversicherungsträger als Verantwortlicher für das Heilverfahren darf nicht erst nach Abschluß der Heilbehandlung aktiv werden. Der Unfallversicherungsträger *muß laufend und regelmäßig* auswerten. Schulungen zur Verbesserung der Qualität der Sachbearbeitung sind empfehlenswert. Die Auswertung jedes D-Arztberichtes durch den beratenden Arzt des Unfallversicherungsträgers wird als zu weitgehend empfunden. Ergibt die Auswertung der unter 1 angesprochenen Dokumente sowie weiterer Unterlagen (z.B. Röntgenbilder, Operationsberichte, Vorkrankheitenverzeichnis, histologische Befundberichte) sowie der Berichte im Rahmen des sog. Sammelbesuchsverfahrens (eine Intensivierung erscheint wünschenswert) im Einzelfall eine Abweichung von ärztlichen Standards (vgl. dazu die Ausführungen unter 3), ist von der Berufsgenossenschaft der beratende Arzt hinzuzuziehen.

Neben der Auswertung der eingehenden Berichte, Dokumente und Unterlagen sollte in jedem Fall durch den Unfallversicherungsträger eine EDV-gestützte *Überwachung der Dauer des Heilverfahrens* je nach der Art der Verletzung unter Zugrundelegung der ärztlichen Standards erfolgen. Werden bestimmte Zeiträume überschritten, ohne daß der zu erwartende Heilerfolg eingetreten ist, wird der behandelnde Arzt vom Unfallversicherungsträger um Stellungnahme gebeten.

Es ist zu überlegen, ob nicht im Wege der Selbstkontrolle bereits auf ärztlicher Seite eine regelmäßige EDV-mäßige Überwachung des Heilverfahrens erfolgen soll. Dadurch ließen sich im Interesse der optimalen medizinischen Rehabilitation der Versicherten Verzögerungen vermeiden.

Zu 3: Jeder Vergleich des Ablaufs oder des Ergebnisses des einzelnen Falles kann nur dann aussagefähig sein, wenn die in den verschiedenen Urkunden oder Dokumentationen benutzten Begriffe einheitlich verwendet werden. Ohne eine *einheitliche Terminologie* (Nomenklatur) ist ein Soll-Ist-Vergleich nicht möglich. Beispiel soll der Begriff der „Komplikation" sein. In der Rehastatistik der Unfallversicherungsträger wird der Begriff in einer ganz bestimmten Weise verstanden (Abb. 1).

Bei den Standards gibt es z.B. Erkenntnisse über
- zeitliche Abläufe (vgl. die sog. Weller-Tabelle zur Überwachung des Heilverfahrens) oder
- Art und Ausmaß möglicher Komplikationen (Komplikationsrate).

Welche ärztlich anerkannten Standards oder Richtwerte existieren, müßte festgeschrieben werden. Wünschenswert wäre, wenn Abweichungen von anerkannten Richtwerten oder Sollwerten bei der Diagnose, der Therapie und der Heilverläufe erfaßt werden.

Zu 4: Jede Auswertung, die im Sinne des Datenschutzes unbefugten Dritten zugänglich gemacht wird, muß anonymisiert werden, wenn nicht eine Einwilligung des Versicherten zur Weitergabe personengeschützter Daten vorliegt.

Anleitung zur Verschlüsselung der Bundesstatistik der Rehabilitationsmaßnahmen gemäß § 53 Schwerbehindertengesetz einschließlich BG-interner Ergänzungen

Feld-Nr.	Stelle(n) im Datensatz	Feldlänge	Feldinhalt
21	101-102	2	Komplikations-diagnose

Eine Komplikation in der medizinischen Rehabilitation ist in der Regel anzunehmen und hier zu signieren, wenn die Dauer der stationären Heilbehandlung gegenüber vergleichbaren Fällen signifikant verlängert wurde oder wenn ein Folgezustand eingetreten ist, der dem regulären Heilverlauf nicht entspricht.

Zu beachten ist, daß eine Reihe von Verletzungsfolgen als normale Folge bestimmter Verletzungen vorkommen können, aber auch als in der medizinischen Rehabilitation aufgetretene Komplikation, die bei normalem Heilverlauf nicht zu erwarten war.

Allgemeine Komplikationen

05 = Unfallunabhängige Komplikationen durch Vorerkrankungen
10 = Entblutungsschock
11 = Septischer Schock
12 = Allgemeininfektion (Sepsis)
13 = Thrombose
14 = Embolie
15 = Tod

19 = Sonstige nicht aufgeführte Komplikation

Lokale Komplikationen

Weichteile
20 = Ausgedehnte Narben mit funktioneller/kosmetischer Beeinträchtigung
21 = Infektion
22 = Nervenlähmungen nach Behandlung (auch Osteosynthese)
23 = Sekundärnekrose (Absterben von Gewebe)

Knochen/Gelenke
30 = Verzögerte Bruchheilung/Pseudarthrose (Falschgelenkbildung)
31 = Fehlstellung, auch Verkürzung
32 = Osteomyelitis (Knochenmarkentzündung)
33 = Arthrose der Gelenke
34 = Einsteifung der Gelenke
35 = Dystrophie des Knochens und der Weichteile (Ernährungsstörung)

Januar 1992

Abb. 1. Anleitung zur Rehastatistik nach § 53 Schwerbehindertengesetz (S. 73)

Zu 5: Hier ist bei den ambulanten Ärzten auf die Möglichkeit der im Rahmen der Gesetzlichen Krankenversicherung entwickelten Institution der *Qualitätszirkel* hinzuweisen. Die Teilnahme an Qualitätszirkeln ist freiwillig. Die teilnehmenden Ärzte derselben Fachrichtung beschreiben im Rahmen einer kollegialen Diskussion unter Leitung eines Moderators ihre eigene ärztliche Handlungsweise (diagnostische und therapeutische Vorgehensweise). Nach den Richtlinien der Kassenärztlichen Bundesvereinigung vom 03. 05. 1993 haben Qualitätszirkel folgende Ziele:

- Beschreibung und – wenn möglich – Abbildung der eigenen Tätigkeit,
- Vergleich mit teilnehmenden Kollegen und Erfahrungsaustausch,
- Analyse und Bewertung der eigenen Tätigkeit nach Qualitätskriterien,
- Feststellung von Übereinstimmung mit bestehenden Leitlinien,
- Identifizierung und Begründung von Abweichungen, Modifikation vorhandener Leitlinien gemäß den Bedingungen der ambulanten Praxis,
- Entwicklung und Anwendung praktikabler Problemlösungen,
- Überprüfung der Ergebnisse angewandter Problemlösungen.

Ziel einer solchen Gruppe ist also, ihr eigenes ärztliches Handeln an diagnostischen und therapeutischen Leitlinien zu messen, daraus Hinweise für Problembereiche zu gewinnen und geeignete Lösungsmöglichkeiten zur praktischen Qualitätsverbesserung zu entwickeln. Es muß die Möglichkeit bestehen, kritische Stellungnahmen zu Außenseitermethoden abzugeben. Der Datenschutz bringt es mit sich, daß beim Erfahrungsaustausch personengeschützte Daten anonymisiert werden müssen.

Qualitätszirkel sollten auf 10–12 (15) Personen beschränkt sein. Die Arbeit sollte in geeigneter Form protokolliert werden. Es erscheint sinnvoll, wenn die Berufsgenossenschaften oder der Landesverband die Organisation der Qualitätszirkel übernehmen. Das könnte im Rahmen der ärztlichen Fortbildung oder eines ärztlichen Erfahrungsaustausches geschehen. Es ist zu überlegen, ob nicht mit der Zulassung zum D-Arzt die Verpflichtung zum regelmäßigen nachgewiesenen Besuch derartiger weiterbildender Qualitätszirkel verknüpft werden sollte. Ferner ist zu diskutieren, ob Qualitätszirkel bei bestimmten Themen nicht auch für Ärzte einer anderen Fachrichtung (interdisziplinärer Erfahrungsaustausch) geöffnet werden sollten. Die Teilnahme muß für die Ärzte kostenneutral sein.

Zusammenfassung

Es ist daran zu erinnern, daß „Komplikation" nicht identisch ist mit „Behandlungsfehler". Es erscheint auch wichtig, daß die Offenlegung komplizierter Heilverläufe nicht mit einer Überprüfung haftungsrechtlicher Ansprüche durch den Unfallversicherungsträger verknüpft wird. Andernfalls kann ein vertrauensvolles Zusammenwirken zwischen Ärzten und Unfallversicherungsträgern nicht erwartet werden.

Moderne Datenverarbeitung und Kommunikationssysteme

P.-M. HAX und W. RÖMER*

Die Arbeitsgruppe hat sich zum Ziel gesetzt, einen möglichst umfassenden Überblick über alle derzeit möglichen und sinnvollen Instrumente zur Qualitätssicherung bzw. Qualitätsverbesserung im berufsgenossenschaftlichen Heilverfahren allgemein und im Gutachtenwesen speziell durch EDV-Einsatz auszuarbeiten und zu den einzelnen Lösungsansätzen Stellung zu beziehen.

Einsatz von Datenverarbeitung und Kommunikationssystemen aus der Sicht der Verwaltung

Die Träger der Gesetzlichen Unfallversicherung sind gesetzlich verpflichtet, alle Maßnahmen zu treffen, durch die eine möglichst bald nach dem Arbeitsunfall einsetzende schnelle und sachgemäße Heilbehandlung gewährleistet wird. Zu diesem Zweck betreibt die Gesetzliche Unfallversicherung seit langem eine intensive Steuerung und Überwachung des Heilverfahrens.

Es ist im Zeitalter des Computers selbstverständlich, daß sich die Träger der Gesetzlichen Unfallversicherung verstärkt der Möglichkeiten der modernen Datenverarbeitung bedienen. Ziele einer solchen computergestützten Sachbearbeitung sind Verbesserungen im Bereich:

- Steuerung und Überwachung des Heilverfahrens
- Transparenz des Rehabilitationsgeschehens
- Verbesserung der Dokumentation und der Datenqualität
- weitestgehend automatische Erstellung von Statistiken
- Kostenüberwachung und -kontrolle
- Qualitätssicherung und -kontrolle
- Verbesserung des medizinischen Wissens der Mitarbeiter
- Entwicklung von Bearbeitungsstandards
- Gewinnung von Planungsdaten

Ausgangspunkt einer computergestützten Sachbearbeitung ist die datenverarbeitungsgerechte Erfassung von Diagnosen und ihre automatische Indexierung. Ist die Diagnose derart verschlüsselt, können aus den hinterlegten

* Mitwirkende: W. Hehling, Verwaltungs-Berufsgenossenschaft Hamburg, Dr. med. M. Kötting, BG-Unfallklinik Duisburg, Dr. med. M. H. Ruidisch, BG-Unfallklinik Murnau.

Parametern verschiedene Kategorien abgeleitet werden, je nach der dem Fall angemessenen Bearbeitungsintensität. Weiterhin kann der Sachbearbeiter über Tabelleneinträge Hinweise über die Art und Dauer des Heilverfahrens und damit für eine gezielte Steuerung und Überwachung der Heilbehandlung erhalten.

Damit soll nicht versucht werden, die medizinische Kompetenz der im berufsgenossenschaftlichen Heilverfahren eingeschalteten Ärzte durch den Computer zu ersetzen, aber es ist kein Geheimnis, daß Verbesserungen in der Heilbehandlung zu erzielen sind, wenn zwischen den am Rehabilitationsprozeß Beteiligten ein verbessertes Zusammenspiel stattfindet.

Datenaustausch BG – Ärzte

Im Zeichen der angekündigten „globalen Datenautobahn" liegt es nahe, Daten, die zunehmend in den Arztpraxen und Kliniken digital erstellt (Berichte, Abrechnungen usw.) und in den Verwaltungen wieder in die EDV eingegeben werden, direkt als Datenfile zu übertragen.

Die Identität des Verfassers könnt durch eine „Kode-Unterschrift" sichergestellt werden. Der Datenschutz bei der Übermittlung wäre duch Verschlüsselung zu sichern. Vergleichbare Überlegungen existieren bei den Gesetzlichen Krankenkassen. Insoweit wäre über eine Kooperation aller Sozialversicherungsträger nachzudenken.

Computereinsatz bei der Begutachtung des Haltungs- und Bewegungssystems

Ein an der Orthopädischen Universitätsklinik Essen entwickeltes Programm basiert auf einer Befunderfassung zunächst mit einem Untersuchungsbogen. Dabei werden bereits wesentliche Anteile des Untersuchungsbefundes durch Markieren von entsprechenden Feldern kodiert. Soweit eine Kodierung mangels genügender Häufigkeit unzweckmäßig erschien, werden entsprechende Klartextergänzungen während des Programmlaufes vom Computer angefordert und in den Gesamttext integriert. Das Programm stellt dann einen Untersuchungsbefund zusammen, der als ASCII-File zur Verfügung steht und in verschiedene Textverarbeitungssysteme zur Weiterverarbeitung eingelesen werden kann. Die Stammdaten des Gutachtenauftrages werden separat gespeichert und stehen für die Rechnungsstellung, die im Dialog vorgenommen wird, zur Verfügung. Zum Ausdruck kann auf ein eigenes Druckprogramm zurückgegriffen werden, das Zeilenabstände, Ränder, Schriftart, Zeilenzahl u.a. einstellt und jede Seite mit einer Kopfzeile und Seitenzahl versieht. Die Daten für die Bewegungsbögen werden für einen vorgedruckten Bogen aufbereitet und in diesen angegeben.

Für die Bewertung von Berufs- oder Erwerbsunfähigkeit steht ein Dialogprogramm zur Verfügung, mit dessen Hilfe das Leistungsbild des Untersuchten rasch zusammengestellt werden kann.

Das Programm kann natürlich nicht die eigentliche ärztliche Leistung, die in Befunderfassung und Beurteilung besteht, ersetzten, hilft aber all denen, die nicht automatengleich parallel zur Untersuchung des Patienten einen lesbaren fehlerfreien und vollständigen Befund diktieren können.

Spracherkennungssysteme

Das während des Kolloquiums demonstrierte Spracherkennungssystem analysiert gesprochenen Text mit einem aktiven Vokabular von bis zu 32 000 Wörtern und einem hochentwickelten Sprachmodell und stellt diesen zur Ansicht auf dem Bildschirm dar. Anschließend kann der Text an ein beliebiges Anwendungsprogramm zur Weiterverarbeitung gegeben werden.

Das IBM-Spracherkennungssystem ermöglicht es, die meisten Aufgaben mit weniger Schreibarbeit zu erledigen. Das ist v. a. für Fach- und Führungskräfte wichtig, die ihre Korrespondenz und Büroarbeit vereinfachen wollen. Aber auch dann, wenn die Hände für andere Tätigkeiten frei bleiben sollen, wie das bei Ärzten, Krankenschwestern, Rechtsanwälten, Mitarbeitern im Außendienst, in Labors, Werkhallen oder Lagern häufig der Fall ist, wird Spracherkennung vorteilhaft eingesetzt.

Selbst schwierige Fachausdrücke, wie beispielsweise medizinische, juristische oder komplexe Geschäftstexte, können ohne Verwendung der Tastatur problemlos eingegeben werden. Dafür stehen spezielle Fachvokabulare zur Verfügung. 70–100 Wörter können pro Minute diktiert werden. Die Weitergabe der eingegebenen Texte ist am selben Gerät an alle Anwendungen möglich, die auf OS/2(TM), DOS unter OS/2 oder IBM WIN-OS/2(TM-)Plattformen arbeiten. Zur Weitergabe an andere Geräte und Systemplattformen (z. B. über TCP/IP) werden die dafür vorhandenen Produkte eingesetzt.

Das IBM Personal Dictation System arbeitet unter OS/2. Es ist in Deutschland seit dem 1. 3. 1994 in der Version US Englisch verfügbar.

Möglichkeiten moderner Textverarbeitungsprogramme auf graphischen Benutzeroberflächen

Hier ist in erster Linie an die Integration von Röntgenbildern in den Gutachtentext zu denken, aber auch von Sonographiebildern oder Videostandbildern von Arthroskopien. Es gibt inzwischen relativ preisgünstig Erweiterungen für Laserdrucker, die es erlauben, Graustufenbilder von akzeptabler Qualität auf Normalpapier auszudrucken. Voraussetzung für ein solches Verfahren ist jedoch, daß die Bilder digitalisiert sind. Dies ist bei Videobildern (Sonographiegerät, Stillvideokamera, Arthroskopievideokette) relativ unproblematisch. Für die Digitalisierung von Röntgenbildern in brauchbarer Qualität werden aber sehr teure und zudem meist relativ langsame Scanner benötigt, deren Anschaffung und Betrieb sich für den oben genannten Zweck allein nicht lohnt. Wenn jedoch ein Röntgenbildscanner ohnehin vorhanden ist und alle Röntgenbilder für die Archivierung routinemäßig digitalisiert werden, ist die Benutzung der Bilddateien für den Einbau in Textdokumente sinnvoll. Außerdem können digitalisierte Röntgenbilder in Kommunikationssysteme eingesetzt werden.

Kommunikationssysteme

Digitalisierte Bilder lassen sich über Telefon oder ISDN-Leitungen schnell und kostengünstig übertragen. Dadurch kann ein Bild gleichzeitig an mehreren Stellen (Klinik, Arztpraxis, Berufsgenossenschaft, beratender Arzt) zur Verfügung stehen. Zeitaufwendiges Suchen nach Bildern könnte entfallen. Bildverluste wären ausgeschlossen. Als Erweiterungen für normale PC sind inzwischen für teilweise weniger als 10000 DM Audio- bzw. Videokonferenzsysteme erhältlich, die bei der Bildübertragung über das ISDN-Netz eine Auflösung von 352×288 Bildpunkten mit bis zu 15 Bildern pro Sekunde ermöglichen. Für die Übertragung von Röntgenbildern dürfte diese Auflösung noch nicht reichen. In naher Zukunft sind hier jedoch deutliche technische Verbesserungen zu erwarten.

Gutachtendatenbank

Der Ersatz des normalen Posteingangsbuches für die Verwaltung von Gutachtenaufträgen durch eine spezielle PC-Datenbank bietet mehrere Vorteile. Bei Installation im Netzwerk kann die Datenbank gleichzeitig von mehreren Stellen eingesehen und bearbeitet werden. Über einstellbare Bearbeitungsfristen lassen sich säumige Sachbearbeiter ermitteln und hausintern rechtzeitig mahnen, bevor eine externe Mahnung eingeht. Durch die Eingabe einiger weniger zusätzlicher strukturierter Informationen zu dem jeweiligen Fall kann eine Gutachtendatenbank aufgebaut werden, aus deren Auswertung sich später u.U. wichtige Schlüsse ziehen lassen (zusätzliche Informationen z.B. UZ-Gutachten ja/nein, UZ anerkannt ja/nein, Körperregion). Beispielsweise wäre damit folgende Abfrage möglich: Wie häufig erkennt welcher Gutachter bei der Frage nach dem Unfallzusammenhang (UZ) nach einer Rotatorenmanschettenruptur den ursächlichen Zusammenhang an? Es sind auch klinikübergreifend zentrale anonymisierte Auswertungen möglich, ähnlich wie bei den von den Ärztekammern durchgeführten Qualitätssicherungsmaßnahmen in der Chirurgie.

Volltextdatenbanken

In den meisten Kliniken werden heute für die Gutachtenerstellung Textverarbeitungsprogramme eingesetzt. In der Regel werden die jeweiligen Textdateien nach dem Namen des Versicherten benannt. Sonstige strukturierte Informationen werden meist nicht erfaßt und gespeichert. Damit ist der spätere gezielte Zugriff auf eine bestimmte Textdatei bzw. ein bestimmtes Gutachten nur über den Namen des Versicherten möglich, allenfalls noch über das Dateierstellungsdatum. Ein Volltextdatenbankprogramm kann aus der Gesamtmenge der Textdateien einen Stichwortindex anlegen, so daß später mit Hilfe dieser Stichwortliste Suchabfragen durchgeführt werden können. Bei den Recherchen können verknüpfte Suchbedingungen angegeben werden, also z. B. die Suche nach allen Gutachten, die die Begriffe „Unfallzusammenhang", „Schulter" und „Rotatorenmanschette" enthalten. Alle Textdateien, die diese Suchbegriffe enthalten, werden dann aus der Gesamtmenge heraussortiert und angegeben.

Qualitätsansprüche an den ärztlichen Gutachter und Ansprüche an die Bearbeitungszeit

H. BILOW und V. KAISER

Der Qualitätsaspekt bei der ärztlich-medizinischen Begutachtung

Die Sachverständigentätigkeit und speziell die Begutachtungsarbeit erfordern prinzipiell das gleiche Leistungsbemühen des Arztes wie bei seiner „klassischen" Aufgabe der Patientenbehandlung. Das Postulat einer „Unteilbarkeit der qualifizierten Berufsarbeit" bzw. „gleichrangigen Qualitätsverpflichtung in allen Tätigkeitsfeldern" ist berufsethisch und rechtlich begründet und unterscheidet sich im Grundsatz auch nicht von den Anforderungen in anderen Berufen. Unter diesem Betracht hat der gutachtlich tätige Arzt einen Qualitätsanspruch, im Sinne einer allgemeinen Berufspflicht, an sich selbst zu stellen und muß ihm aus eigenen Stücken gerecht werden. Schon von daher erwarten der Auftraggeber, z.B. der Sozialleistungsträger oder das Sozialgericht, und die anderen Beteiligten, die Versicherten bzw. Leistungsberechtigten im allgemeinen eingeschlossen, eine qualifizierte Gutachtenerstattung, ungeachtet dessen, daß sie – mit unterschiedlicher rechtlicher Begründung sowie Ausgestaltung – einen entsprechenden Anspruch geltend machen können und spezielle Interessen dahinterstehen.

Als grundlegende, umfassende Berufspflicht des Arztes ist der Qualitätsanspruch auch in seinem Inhalt (bei den verschiedenen Tätigkeitsbereichen) identisch. Hieraus erwachsen aber einzelne Anforderungen der Arbeit des Sachverständigen bzw. konkrete Leistungsmerkmale des Gutachtens, die andererseits den Gesamttatbestand der Qualitätsbegutachtung ausmachen. Insoweit gibt es spezifizierte Qualitätsansprüche an den ärztlichen Gutachter, nicht zuletzt die Ablieferung seiner Expertise innerhalb einer angemessenen Zeit. Der Aspekt der Qualität weist als Beschaffenheitskriterium noch ein weiteres Merkmal auf: Er ist nicht a priori auf Personen bezogen. Deshalb kommt dem Qualitätsanspruch im Ergebnis eine absolute Geltung zu, so daß auch bei der ärztlich-medizinischen Begutachtung eine umspannende Qualitätsverantwortung besteht. Sie erstreckt sich – im Prinzip – gleichermaßen auf die Verwaltungen, als Besteller des Gutachtens und Leistungserbringer gegenüber dem Unfallversicherten: Mit ihrer Feststellung der Begutachtungsgrundlagen und der Auftragserteilung im Rahmen ihres Verwaltungs- und Beweisverfahrens haben sie einen maßgeblichen Einfluß auf die Gutachtenergebnisse und können deshalb einen beachtlichen Beitrag zur Gutachtenqualität im Einzelfall leisten.

Einzelbeobachtungen in der Begutachtungs- bzw. Verwaltungspraxis und singuläre Untersuchungen lassen den Schluß zu, daß nicht unerhebliche Qualitätsdefizite im ärztlich-medizinischen Begutachtungswesen bestehen, obgleich das Ausmaß im chirurgisch-orthopädischen Bereich weitaus geringer erscheint als bei den Gutachten anderer Fachgebiete. Jedenfalls sind gezielte Optimierungsanstrengungen letztlich für alle Gutachterkreise bzw. Begutachtungssachen – im Bereich der Gesetzlichen Unfallversicherung – gerechtfertigt und damit zugleich gefordert, und zwar auch unter Ausklammerung des Sondergebiets der Berufskrankheiten. Unabhängig davon muß die Qualitätssicherung im Begutachtungswesen als eine Daueraufgabe verstanden werden, um das erreichte Leistungsniveau nicht zu gefährden. In diesem Zusammenhang ist noch zu berücksichtigen, daß der Erfüllung des fachlich-medizinischen Qualitätsanspruchs bei der Gutachtenerstattung eine übergeordnete Bedeutung zukommt: Die Sachverständigenleistung vermag ein Zeichen für die generelle Arbeitsgüte des einzelnen Arztes sein, insbesondere auch für seine Heilungsbemühungen gegenüber den Patienten. So besteht auf der anderen Seite die Gefahr, daß durch fehlerhafte Begutachtungen das Vertrauen in die ärztliche Tätigkeit insgesamt erschüttert wird. Diese Verknüpfungen lassen sich (sachlich) aus dem „Rückkopplungseffekt" auf die Behandlungstätigkeit des Arztes herleiten; insbesondere setzen die Diskussion und Beantwortung von Gutachtenfragen den aktuellen wissenschaftlichen Erkenntnisstand voraus, und die – in den Begutachtungsfällen der Gesetzlichen Unfallversicherung typischerweise erforderlichen – analytischen Kausalbeurteilungen werden in vergleichbarer Weise bei der Diagnosestellung verlangt.

Die Qualitätsansprüche an den Gutachter

Hauptinhalt der Begutachtungsqualität

Der Qualitätsanspruch an den Gutachter ergibt sich zunächst aus seiner unmittelbaren Aufgabe bzw. dem eigentlichen Zweck der Expertise: Es soll mitgeholfen werden, einen (für die Leistungsgewährung an den Versicherten) maßgeblichen Sachverhalt zu klären. Dabei geht es letztlich um die Feststellung der objektiven „medizinischen Wahrheit", die Voraussetzung einer inhaltlich richtigen Verwaltungsentscheidung ist. An diesem (materiell bestimmten) „Idealprofil" muß auch die konkrete Gutachtenqualität ausgerichtet bzw. die einzelne Begutachtung gemessen werden. Das bedeutet zugleich, daß der Anspruch auf eine qualifizierte Begutachtung generell auf die Ergebnisse der ärztlichen Sachverständigenarbeit abzielt, wie sie sich objektiv und unabhängig vom individuellen Leistungsvermögen darstellen. Eine andere Frage ist, ob dieser allgemeine Qualitätsanspruch auch im Einzelfall realisiert werden kann bzw. vom Arzt erfüllt werden muß.

Eine weitere (inhaltliche) Dimension erhält die Begutachtungsqualität durch den (Begleit-)Rahmen, in dem der Arzt tätig wird, bzw. aus der Funktion des Gutachtens: Der Sachverständige ist Berater des (allein entscheidenden) Versicherungsträgers und seine Expertise dient als Beweismittel im Verwaltungsverfahren. Deshalb beinhaltet der Qualitätsanspruch auch, daß ein insgesamt zwecktaugliches Gutachten erstattet wird. Die Gebrauchsfähigkeit bestimmt sich nach der – im Auftrag erklärten oder erkennbaren – Verwendungsabsicht der Verwaltung, die wiederum grundsätzlich dem gesetzlichen Rahmen der Gutachtenerstattung entspricht; dabei kann es neben den wesenstypischen Qualitätsanforderungen auch spezielle Beschaffenheitsprofile des konkreten Gutachtens geben. Aus diesen Gründen umfaßt der Qualitätsanspruch nicht nur die medizinisch-fachliche Richtigkeit der Feststellungen und Beurteilungen, sondern bezieht sich außerdem auf die formale und v.a. verfahrensrechtlich vorgezeichnete Seite der Begutachtung und verlangt die Einhaltung bestimmter methodischer Kriterien. Unter eine solche mehr äußere Ordnungsmäßigkeit ist z.B. auch die fristgerechte Gutachtenerstattung einzuordnen. Nicht zuletzt besteht noch die (Qualitäts-)Verpflichtung, daß bei der Begutachtung keine berechtigten Interessen der Beteiligten verletzt werden, eingeschlossen eine schadenfreie Durchführung der Untersuchung.

Die beschriebene objektive, allgemeine Begutachtungsqualität ist im Prinzip zugleich Gegenstand des einzelnen, individuellen Qualitätsanspruchs an den jeweiligen Gutachterarzt: Dieser erfüllt seine Verpflichtung (gegenüber dem Auftraggeber und anderen Beteiligten) regelmäßig durch die Erstattung der Qualitätsexpertise und sonstige einwandfreie Begutachtung. Dazu sind alle einzelnen Beschaffenheits- bzw. Leistungsmerkmale, sowohl die allgemeintypischen jedes Gutachtens als auch die speziellen der konkreten Begutachtungssache, einzuhalten, die im Ergebnis und uneingeschränkt eine Qualitätsbegutachtung ausmachen. Hinsichtlich der zutreffenden Feststellung und Bewertung von Tatsachen, insbesondere bei der Befunderhebung und Diagnosestellung, sowie der sachlich richtigen Beurteilung von Fragen, v.a. im Rahmen der Kausalität, ist jedoch Qualitätsanspruch mehr subjektiv ausgerichtet: Es kann insoweit vom Arzt nur verlangt werden, daß er die – nach dem aktuellen Stand der Wissenschaft – erforderlichen und – aufgrund der allgemeinen Umstände – zumutbaren Bemühungen unternimmt, um eine größtmögliche Gewißheit bei der Beantwortung der ihm gestellten Beweisfragen bzw. Annäherung an die „Idealqualität" zu erreichen.

Persönliche Qualifikationsmerkmale des Gutachters

Eine Begutachtung, einschließlich die Expertise selbst, weist nur (objektiv) die erforderliche (Beschaffenheits- bzw. Leistungs-)Qualität auf, und der einzelne Arzt kann nur die an ihn gestellten Qualitätsansprüche erfüllen, wenn er selbst für die Gutachtenerstattung ausreichend qualifiziert ist. Darum muß sich der Arzt – auch als Berufspflicht – letztlich selbst bemühen; er hat außerdem für das Vorhandensein der persönlichen Sachverständigenvoraussetzungen einzustehen. Diesen individuellen Qualitätsanforderungen begegnen aus vielfältigen Gründen nicht geringe prinzipielle Schwierigkeiten, was auch den allgemeinen Leistungsstand der ärztlich-medizinischen Begutachtung wesentlich mitbestimmt: Die Gutachtertätigkeit hat generell einen nachrangigen Stellenwert gegenüber dem Heilauftrag des Arztes bzw. der kurativen Patientenbehandlung als dem traditionellen, zentralen Berufsinhalt. Zum Ausdruck kommt dies auch in der ungenügenden Berücksichtigung der Gutachtenerstattung in der ärztlichen Aus- und Weiterbildung. Zusätzliche allgemeine Probleme bereiten dem Arzt die enge Berührung der Gutachtenerstattung mit dem Rechtlichen, die andersartige, unmittelbar medizinische Denkweise und Arbeitsmethodik sowie das schriftliche Ausarbeiten von durch Dritte nachvollziehbaren Gedankengängen.

Damit der Arzt in seiner Person über das notwendige „Begutachtungs-Know-how“ verfügt, hat er sich auf dem aktuellen Stand der Wissenschaft seines Fachgebiets zu halten; es sind die neuesten medizinischen Kenntnisse und jüngsten ärztlichen Erfahrungen in das Gutachten einzubringen. Darüber hinaus muß er wesentliche versicherungsrechtliche Grundbegriffe kennen und die formale, zum großen Teil rechtlich ausgerichtete Begutachtungsmethodik beherrschen. Eine bedeutsame Qualitätsbedingung stellt ferner die praktische Erfahrung in der Gutachtenerstattung dar: Ohne längere und intensive Übung läßt sich gerade bei dieser ärztlichen Tätigkeit die erforderliche Arbeitsgüte, eine zuverlässige Beurteilung und die Erstellung eines voll zwecktauglichen Gutachtens nicht erreichen. Die engagierte Sachverständigentätigkeit ist mithin wiederum Conditio sine qua non für die eigene Qualifizierung, so daß beispielsweise der Begutachtungsschulung im Krankenhaus durch übergeordnete Ärzte und der steuerndkontrollierenden Auftragserteilung durch die Verwaltung besondere Bedeutung zukommt.

Diese objektiven, personenbezogenen Qualitätsanforderungen bedingen ihrerseits eine diesbezügliche subjektive Einstellung und dementsprechende Verhaltensweise des Arztes. Es muß zur eigenen Weiterqualifizierung bereit sein, u.a. durch Teilnahme an Weiterbildungsmaßnahmen und Verwendung von Arbeitshilfen bei der einzelnen Gutachtenerstattung. Ferner sollte ein Interesse an den Ergebnissen der Überprüfung des Gutachtens durch den Unfallversicherungsträger oder das Gericht bzw. am Ausgang des jeweiligen Verfahrens bestehen, sowie die Bereitschaft vorhanden sein, diese Informationen („feedback“) bei den zukünftigen Begutachtungsfällen zu berücksichtigen. Eine Qualitätsbegutachtung, die Eigenqualifizierung hierzu und alle diesbezüglichen Anstrengungen gelingen aber nur bei einem ausgeprägten Qualitätsbewußtsein und einer positiven Leistungsmotivation wie bei den anderen ärztlichen Tätigkeitsfeldern, insbesondere der Heilbehandlung. Dann wird der Gutachter auch erst den zwei höchstpersönlichen Grundpflichten, als prinzipiellen Qualitätsanforderungen, gerecht werden: Unparteilichkeit und Objektivität, die bei der gesamten Begutachtungstätigkeit zu beachten sind.

Sicherung der Qualitätsansprüche

Die berechtigten Forderungen der Beteiligten auf eine qualitätsvolle Begutachtung beschränken sich nicht auf ihre Gewährleistung durch die Überprüfung der einzelnen Sachverständigenarbeit: Mit dieser nachträglichen Qualitätskontrolle kann nur die Expertise selbst korrigiert werden und nicht mehr andere Teile der Gutachtenerstattung, wie etwa ein unsachgemäßes Verhalten des Arztes während der Untersuchung; abgesehen davon hat die Mängelbeseitigung nicht selten eine weitere Belastung des Versicherten, etwa durch eine erneute Untersuchung, sowie einen vermehrten Aufwand beim Auftraggeber zur Folge, und im übrigen erfahren nachteilige Korrekturen beim Anspruchsteller und dem Gericht oft eine geringere Akzeptanz. Vielmehr sind die Qualitätsansprüche auch auf die Zukunft gerichtet, zur Sicherung einer von vornherein qualifizierten, nicht nachbesserungsbedürftigen Begutachtung im Einzelfall. Nur wenn i. allg. eine fehlerfreie Gutachtenerstattung erwartet werden kann, ist eine zuverlässige Verwaltungsarbeit möglich und das Betreuungsverhältnis zwischen dem Versicherungsträger und Leistungsberechtigten vom erforderlichen Grundvertrauen getragen. Schon aus diesen prinzipiellen Gründen bedarf es auch im ärztlich-medizinischen Begutachtungswesen präventiv wirkender und strukturierter Qualitätssicherungsmaßnahmen. Insoweit wird dann durch solche Aktivitäten eine vorbeugende, allgemein wirkende Kontrolle ausgeübt; weitere, aber damit zusammenhängende Effekte und angestrebte Ziele sind eine Steigerung des generellen Qualitätsniveaus oder wenigstens die Aufrechterhaltung des aktuellen, guten Leistungsstandes. Auch deshalb muß diese Qualitätssicherung als eine Daueraufgabe verstanden werden, und ihre Realisierung stellt einen Prozeß dar, d. h. ein fortwährendes und handlungsbeeinflussendes Bemühen.

Anstrengungen zu einer zukünftigen Gewährleistung der Qualitätsansprüche werden auch hinsichtlich der Gutachterärzte heute bereits in vielfältiger Weise und von mehreren Organisationen unternommen. Es handelt sich hierbei aber um punktuelle bzw. isolierte Einzelaktionen, die in verstärktem Maße systematisiert, insbesondere gesamtheitlich geplant sowie unter übergreifenden Gesichtspunkten organisiert und institutionalisiert durchgeführt werden sollten. Hierzu sind alle bisherigen und weiteren Maßnahmen, ungeachtet wer der jeweilige Träger ist oder sein wird, in ein strategisches, zielorientiertes und längerfristiges Globalkonzept einzubinden und aufeinander auszurichten. An diesen Unternehmungen haben sich grundsätzlich alle für die Begutachtungsqualität Verantwortlichen und Kompetenten, neben den Verwaltungen bzw. ihren Verbänden v. a. die Repräsentanten der wissenschaftlichen Fachgebiete, zu beteiligen. Über die Grundlagen der Qualitätssicherung, z. B. über den Inhalt und die Kriterien der Begutachtungsqualität sowie über Meßmethoden und Optimierungsverfahren, sollte dann eine inhaltliche Abstimmung erreicht werden, etwa in Form von Konventionen und gemeinsamen Strategiepapieren. Die Beteiligten müßten sich dabei auch zweckmäßigerweise auf spätere Überprüfungen der zwischenzeitlich erzielten Begutachtungssituation sowie der Effizienz durchgeführter Aktionen verständigen.

Generelle Ansatzpunkte für einzelne Qualitätssicherungsmaßnahmen sind die persönliche Gutachterqualifikation, die unmittelbare Begutachtungsmethodik sowie – und keineswegs zuletzt – die Motivation für das ärztliche Berufsfeld der Gutachtertätigkeit, einschließlich Qualitätsbewußtsein. In den einzelnen

Aktionen können und sollten alle drei Orientierungen angelegt sein, wenn auch mit unterschiedlichem Gewicht bzw. divergierenden direkten Zielsetzungen. Bei der Projektierung von Verfahren ist zu prüfen, inwieweit die allgemeinen Qualitätsprinzipien, v.a. in methodisch-technischer Hinsicht, eine Hilfestellung bieten. Qualitätssicherungsmodelle in anderen Arzt- bzw. Leistungsbereichen und Konzeptionen fremder Berufs- und Wirtschaftszweige sind auf ihre Vorbildeignung für das spezielle Gebiet der ärztlich-medizinischen Begutachtung zu untersuchen. Abgesehen davon werden – beispielhaft – die z.T. schon vorhandenen bzw. verwirklichten Projekte sowie diskutierten Unternehmungen für erfolgversprechend erachtet: Herausgabe allgemeiner begutachtungsmethodischer Arbeitshilfen, Erstellung inhaltlich-medizinischer Gutachtenempfehlungen bzw. inhaltlicher Anhaltspunkte für einzelne Verletzungsbilder bzw. Begutachtungsfälle, Zusammenstellung von Gutachterverzeichnissen, Aufwertung der Begutachtung als Ausbildungsinhalt und Prüfungsgegenstand, Erweiterung der Fortbildungsangebote auf dem Begutachtungssektor, Expertengespräche zu speziellen medizinischen und rechtlichen Begutachtungskomplexen.

Ansprüche an die Bearbeitungszeit

Die Erstattung des Gutachtens innerhalb der vereinbarten oder vom Auftraggeber zu erwartenden Frist gehört zum allgemeinen Anforderungsprofil der Begutachtung, da die Gebrauchstauglichkeit des Gutachtens durch eine verspätete Ablieferung beeinträchtigt werden kann. Die Bearbeitungszeit ist damit eine wesentliche Voraussetzung mangelfreier Sachverständigentätigkeit; der Qualitätsanspruch an der Arzt erstreckt sich auch auf diesen Aspekt einer generellen – neben der inhaltlichen Richtigkeit und korrekten Abfassung erforderlichen – Ordnungsmäßigkeit der Gutachtenerstattung. Auch hier besteht eine bedeutsame Mitverantwortung der auftraggebenden Verwaltung, die v.a. durch ihre sachgerechte Vorarbeit (z.B. ausreichende Klärung und Festlegung des Ausgangssachverhalts) und zielgerichtete Steuerung der Gutachtenerstattung (z.B. bei notwendigen Zusatzbegutachtungen) diesen Qualitätsaspekt wesentlich beeinflussen kann.

Das Gütekriterium der zügigen Begutachtung ergibt sich aus der Verpflichtung des Unfallversicherungsträgers, die gesetzlichen Leistungen dem Berechtigten ohne zeitliche Verzögerung zukommen zu lassen. Dabei gilt für das Feststellungsverfahren der Verwaltung, in dem das Gutachten eingeholt wird, ausdrücklich das Beschleunigungsgebot. Daneben verlangen spezielle Vorschriften, wie etwa für die (zeitliche) Feststellung der Dauerrente oder das entscheidungsmäßige Umsetzen veränderter Leistungsvoraussetzungen, eine umgehende Feststellung des aktuellen medizinischen Sachverhalts. Eine alsbaldige Bearbeitung des schriftlichen Gutachtens ist daneben auch aus der Sicht der Arztes gefordert, da andernfalls die einzelnen Umstände der Untersuchung, soweit nicht sofort detaillierte Aufzeichnungen gemacht wurden, möglicherweise nicht mehr exakt in Erinnerung sind und deshalb nicht mehr zuverlässig wiedergegeben werden können. Damit ist aber die Sicherheit der darauf aufbauenden Beurteilungen berührt, und es wird die Qualität des Gutachtens insgesamt gefährdet.

Zwei generelle „Resolutionen" des Arbeitskreises

1. Es wird empfohlen, ein Gesamtkonzept der Qualitätssicherung für die ärztlich-medizinische Begutachtung in der Gesetzlichen Unfallversicherung, mit Grundsätzen und einem Maßnahmenprogramm, aufzustellen. Die Initiative hierzu könnte vom Hauptverband der gewerblichen Berufsgenossenschaften gebündelt und gesteuert werden, der sich auch als Träger und Organisationsrahmen der weiteren Realisierung anbieten würde. Das Projekt sollte dann zusammen mit Repräsentanten bzw. zuständigen Gremien der Ärzteschaft untersucht und weiterbetrieben werden. Die Einzelheiten einer solchen Konzeption könnten gemeinsam besetzte Arbeitskreise prüfen und vorschlagen. Die Verabschiedung müßte dann wieder in der unmittelbaren Autorität des Hauptverbandes der gewerblichen Berufsgenossenschaften und der beteiligten Ärzteschaft erfolgen. Der Maßnahmenkatalog ließe sich dann zweckmäßigerweise dezentral, in den verschiedenen berufsgenossenschaftlichen und ärztlichen Bereichen, umsetzen.
2. Unabhängig von der ersten Empfehlung sollte eine allgemeine „Motivationsoffensive" bei den Ärzten für das Begutachtungswesen gestartet werden. Es geht hierbei v.a. darum, den Stellenwert der Gutachtertätigkeit in dem persönlichen Meinungsbild der Ärzte zu steigern sowie das Interesse für die Begutachtung zu verstärken. Auch dieses Vorhaben müßte konzeptionell untersucht und strategisch geplant, sowie mit detaillierten, konkreten Maßnahmen realisiert werden. Hierzu bietet sich ebenfalls die oben skizzierte Vorgehensweise an.

Anmerkung

Zur Ergänzung wird verwiesen auf: Kaiser V (1994) Qualitätssicherung bei der Begutachtung für die Gesetzliche Unfallversicherung. In: Hierholzer G, Kunze G, Peters D (Hrsg) Gutachtenkolloquium 9. Springer, Berlin Heidelberg New York Tokyo, S 265–291

Rundgespräch – Qualitätssicherung und Kontrolle im berufsgenossenschaftlichen Heilverfahren

Zusammengefaßt und redigiert von S. Hierholzer

Steuerung des Heilverfahrens nach Unfallverletzung

(Referenten: M. Hansis und N. Erlinghagen; Mitwirkende bei der Gruppenarbeit: C. Gissel, H. Hermichen, G. Maintz, H. Spohr, J. Wessely und V. Weskott)

Die häufigste Ursache für Zeitverzögerungen im berufsgenossenschaftlichen Heilverfahren nach Unfällen ist in der Regel unzulängliches Zusammenwirken zwischen behandelndem D-Arzt und der Verwaltung der zuständigen Gesetzlichen Unfallversicherung. Die Ursache hierfür liegt einerseits darin, daß von der ärztlichen Seite aus die notwendigen Informationen (D-Arztbericht) erst spät oder gar nicht (z.B. bei Behandlung durch einen nicht zum D-Arztverfahren zugelassenen Arzt) an die berufsgenossenschaftliche Verwaltung geht. Andererseits nehmen die berufsgenossenschaftlichen Verwaltungen nicht immer konsequent die Möglichkeiten wahr, regulierend in das Heilverfahren einzugreifen, wie z.B. durch eine Verlegung eines Polytraumatisierten in ein traumatologisches Zentrum mit Spezialabteilungen, durch die Einschaltung der Berufshilfe oder in Abhängigkeit vom Ausmaß der Funktionsminderung durch die Einleitung einer erweiterten ambulanten Physiotherapie (EAP) bzw. einer berufsgenossenschaftlichen stationären Weiterbehandlung (BGSW) (Erlinghagen).

Um den Verwaltungsablauf des berufsgenossenschaftlichen Heilverfahrens zu optimieren, sind die Informationsmittel jeder der drei Phasen zu nutzen (Hansis):

1. Der behandelnde D-Arzt hat die Erst- und Nachfolgeinformation (D-Arzt- und Nachschaubericht, ggf. Ergänzungsbögen) an die zuständige Berufsgenossenschaft zu gewährleisten. Die Verwaltung übt ihre Kontrollfunktion nicht nur hinsichtlich der Überprüfung der Berichte auf Vollständigkeit hin aus, sondern auch hinsichtlich der Möglichkeit, Verlegung in Spezialabteilungen zu veranlassen. Ihr obliegt darüber hinaus die Aufklärungsfunktion über das D-Arzt-Verfahren überhaupt.
2. Der D-Arzt ist verpflichtet, vollständige Informationen über die von ihm durchgeführten Behandlungsmaßnahmen zu geben. Aufgetretene Komplikationen sind zu benennen und nicht verschleiernd darzustellen. Die Bekanntgabe

eines Behandlungsplanes ist wünschenswert, wodurch die Gesetzliche Unfallversicherung die Möglichkeit zur weiteren Planung erhält wie z.B. mit Einleitung von Berufshilfe- bzw. und Belastungserprobungsmaßnahmen oder einer EAP oder BGSW (Hansis).

3. Der Zeitpunkt des Abschlusses des Heilverfahrens ist der Berufsgenossenschaft unaufgefordert mitzuteilen, ebenso wie die Information über die Leistungsfähigkeit des Versicherten, insbesondere dann, wenn die Führung des Verletzten durch Arbeitsplatzprobleme erschwert ist (Erlinghagen).

Es wird dafür plädiert, den beratenden Arzt aus seiner anonymen Stellung herauszunehmen. Er sollte vielmehr mit dem D-Arzt über entstehende Probleme korrespondieren. Dies könnte in eigens hierfür eingerichteten, regelmäßigen Sprechstunden des Beratungsarztes erfolgen. Die Einrichtung von Konsiliarrunden wird befürwortet, die viele Animositäten ersparen und Kommunikationslücken vermeiden helfen könnten. Mit der Umsetzung dieser Vorschläge wäre der Überwachung des Heilverfahrens der Überwachungscharakter zu nehmen, vielmehr lebte in ihr eher der beratende Charakter, was sicherlich die Akzeptanz durch die D-Ärzte verbessern könnte (Hansis).

Steuerung des Heilverfahrens bei Berufskrankheiten

(Referenten: F. Mehrhoff und S. Brandenburg; Mitwirkende bei der Gruppenarbeit: O. Blome, E. Borsch-Galetke, G. Köhler, W. Pappai und J. Schürmann)

Berufskrankheiten unterscheiden sich von den Folgen nach Arbeitsunfällen grundsätzlich in ihrem Entstehungsmechanismus: Die Veränderungen entstehen langsam, zunächst unbemerkt bis zur Ausbildung einer Erkrankung. In § 3 der Berufskrankheitenverordnung ist die besondere Aufforderung an den Unfallversicherungsträger fixiert, der Entstehung einer Gefahr der Berufskrankheit entgegenzuwirken. Hieraus resultiert ein Maßnahmenkomplex, der neben medizinischen Maßnahmen auch diejenigen beinhaltet, die beispielsweise den Arbeitsplatz selbst betreffen. Größte Priorität erhält dabei der Aspekt der Vorbeugung.

Beispielhaft wird in diesem Zusammenhang auf das Hautarztverfahren verwiesen, das bei entsprechender Exposition und Betroffenheit die Pflicht des Versicherten zur Vorstellung bei einem Hautarzt beinhaltet. Dieser erstattet an die Berufsgenossenschaft dann Bericht, wenn die Möglichkeit der Entstehung, Verschlimmerung oder des Wiederauflebens einer Berufshautkrankheit besteht. Damit ist dem Aspekt der Früherkennung Rechnung getragen, prophylaktische Maßnahmen zur Arbeitsplatzerhaltung können eingeleitet werden. Andererseits muß die hautschädigende Tätigkeit möglichst früh beendet werden, wenn die pathologischen Veränderungen unverändert stark persistieren. Weiterhin beinhaltet das Hautarztverfahren die qualifizierte Kontrolle des Krankheitsverlaufs (Brandenburg).

Die Mängel des Hautarztverfahrens entsprechen denjenigen des D-Arztverfahrens: Bei grundsätzlich funktionsfähigen Strukturen wird dem Verwaltungsablauf nicht – häufig seitens der Ärzte – Rechnung getragen. In Abhängigkeit von ihrer „berufsgenossenschaftlichen Schulung" besteht ein unterschiedliches Meldeverhalten. Dies betrifft sowohl den Verdacht der Entstehung einer Hauterkrankung durch den Beruf, als auch die Qualität der Diagnostik und Berichterstattung. Ebenso ist die Überwachung des Heilverlaufs und die Beratung der Versicherten durch den Dermatologen unterschiedlich. Es bietet sich daher an, die Behandlung und Beratung der Versicherten durch ausgewählte Hautärzte durchführen zu lassen. Diese sollten – in Analogie zum D-Arzt – Voraussetzungen erfüllen (z.B. Teilnahme an Weiterbildungsmaßnahmen zum Hautarztverfahren), die der Berufsgenossenschaft die Steuerung des Heilverfahrens ermöglichen. In einigen gewerbedermatologischen Ambulanzen wird diese Aufgabe bereits qualifiziert geleistet.

Auch seitens der Verwaltung ist das Verfahren zu optimieren: Der Arzt braucht beispielsweise Hinweise auf berufliche, innerbetriebliche Umstände: Bei besonderer Exposition muß der Arbeitsplatz frühzeitig durch den Technischen Aufsichtsdienst untersucht werden. Es sollte die regelmäßige Beratung und Schulung, wie z.B. des hautschonenden Arbeitens, durch Fachkräfte am Arbeitsplatz erfolgen. Im Sinne des Versicherten ist die Zusammenarbeit mit dem Betriebsarzt wünschenswert:

Zur Einrichtung eines BK-Arztverfahrens bieten sich also die Grundlagen des Haut- oder D-Arztverfahrens an. Mit seiner Ermächtigung wird der BK-Arzt bei Bedarf sofort mit der Einleitung des BK-Arztverfahrens auch die adäquate Behandlung beginnen oder sie veranlassen, und bei optimaler Handhabung könnten Verzögerungen nicht auftreten. Dabei sollten die Kompetenzen des BK-Arztes entsprechend denen des D-Arztes gestärkt werden. Auch hier gilt die enge Zusammenarbeit zwischen BK-Arzt und Betrieb. Neben den BK-Ärzten sollte es auch klinikbezogene Behandlungskonzepte geben, wobei Schwerpunkte bei den Massenerkrankungen der Haut, Wirbelsäule, Lungen- und Atemwege zu setzen sind (Brandenburg, Mehrhoff).

Es ist vorgesehen, daß sich in der Entwicklung befindliche BK-Verfahren im laufenden Jahr in den Verbandsgremien zum Abschluß zu bringen. Anregungen aus der aktuellen Tagung werden aufgenommen. Insbesondere bei der Früherkennung der neuen Berufskrankheiten ist die arbeitsplatzbezogene Ermittlung durch den Technischen Aufsichtsdienst in Zusammenarbeit mit dem Betriebsarzt von großer Wichtigkeit. Der Hausarzt, der in aller Regel zuerst von den Versicherten angesprochen wird und den ersten Verdacht z.B. einer berufsbedingten Wirbelsäulenerkrankung äußert, muß in ein entsprechendes Informationssystem einbezogen werden (Mehrhoff).

Eine wirksame Früherkennung wird von verschiedenen seiten aus in der Einschaltung eines Arbeitsmediziners gesehen, der den Arbeitsplatz, den Versicherten und die Möglichkeiten vor Ort kennt; er fungiert damit als BK-Arzt. Er kann zwar keine spezifische Behandlung einleiten, er gibt aber Hinweise, ob eine Behandlung erforderlich ist und wo. Allerdings ist das BK-Arztverfahren wegen der Vielfalt der Berufskrankheiten (Haut-, Wirbelsäulen-, Atemwegserkrankungen) organisatorisch nicht so einfach wie das D-Arztverfahren zu handhaben, d.h. es kann kein einheitliches BK-Arztverfahren für alle Berufskrankheiten geben, und möglicherweise muß für jede Berufskrankheit ein besonderes Verfahren entwickelt werden (Peters).

Zusammenarbeit zwischen ärztlichem Bereich und berufsgenossenschaftlicher Verwaltung

(Referenten: G. Eilebrecht und G. Hörster; Mitwirkende bei der Gruppenarbeit: S. Behrens, W. Dürr, K. Hinrichsen und M. Krause)

Das Bemühen der Berufsgenossenschaften um Qualitätssicherung wird von ärztlicher Seite insbesondere im Hinblick auf die anstehende Europaharmonisierung nachhaltig unterstützt. Die bestehenden Strukturen sind funktionsfähig und nur in der Ausführung verbesserungsbedürftig. Dabei bietet es sich an, die Anonymität zwischen Ärzteschaft und berufsgenossenschaftlicher Verwaltung aufzuheben (Hörster).

Auch bei der Diskussion der Zusammenarbeit zwischen ärztlichem Bereich und berufsgenossenschaftlicher Verwaltung wird aus berufsgenossenschaftlicher Sicht das Berichterstattungswesen seitens der Ärzte nicht selten als unzulänglich befunden. Dies betrifft sowohl den eigentlich medizinischen Sachverhalt, z.B. die exakte Befundbeschreibung, die Diagnosen oder die Nomenklatur, als auch verwaltungstechnische Angaben, wie z.B. zur zuständigen Berufsgenossenschaft, zur Dauer der Arbeitsunfähigkeit oder zum Zeitpunkt des Abschlusses des Heilverfahrens. Hier sollte mit der Autorität des beratenden Arztes Aufklärungsarbeit erfolgen. Bei wiederholten Mängeln sollte aber die Möglichkeit des Entzugs der D-Arztzulassung bestehen (Eilebrecht).

Auch ist z.B. die Behandlung größerer Verletzungen durch ein nicht zum Verletzungsartenverfahren zugelassenes Krankenhaus nicht statthaft. Eine für diesen Fall diskutierte Kostenverweigerung ist rechtlich derzeit allerdings nicht möglich, da die Berufsgenossenschaften ab 1. 1. 1991 als alleinige Kostenträger für die Entschädigungen von Arbeitsunfällen und Berufskrankheiten verantwortlich sind (Eilebrecht).

Insgesamt wird der Funktion des beratenden Arztes jeder Berufsgenossenschaft große Bedeutung beigemessen. Es erscheint aber als wünschenswert, die Anonymität zwischen behandelnder D-Ärzteschaft auf der einen Seite und beratendem Arzt auf der anderen Seite aufzulösen. Der Beratungsarzt sollte vielmehr mit dem behandelnden Arzt sprechen, um das Verhältnis Patient – behandelnder Arzt nicht zu belasten (Eilebrecht). In jedem Falle aber muß der beratende Arzt die z.Z. akzeptierten Behandlungsrichtlinien kennen, wenn er das Heilverfahren steuern will. Dies gilt sowohl für die operative Technik als auch für eine evtl. sich anschließende funktionelle Therapie (Hörster).

Bei der Steuerung des Heilverfahrens bietet es sich an, die berufsgenossenschaftlichen Kliniken mit ihren Spezialabteilungen einzubeziehen. Dies gilt insbesondere für die Verlegung von Verletzten nach erfolgter primärer Therapie in Einrichtungen, die den Anforderungen des berufsgenossenschaftlichen Heilverfahrens entsprechen. Informationsbedarf besteht für die Berufsgenossenschaftliche Stationäre Weiterbehandlung (BGSW) hinsichtlich des Zeitpunktes der Verlegung in eine Spezialeinrichtung wie auch für die Erweiterte Ambulante Physiotherapie (EAP).

Im Rahmen der Begutachtungstätigkeit ist es aus ärztlicher Sicht wünschenswert, alle verwaltungsseitig abklärbaren Tatsachen vorzubereiten, so daß sich der ärztliche Gutachter auf die eigentlichen medizinischen Fragen beschränken kann. Damit könnte der Gutachtenauftrag bereits die Ergebnisse der Ermittlung zum Unfallhergang enthalten. Die Beantwortung der Unfallzusammenhangsfrage wäre damit vereinfacht und sicherlich zügiger. Darüber hinaus wird es für sinnvoll angesehen, in regelmäßigen Konferenzen Verbesserungsvorschläge für das Gutachtenformularwesen zu diskutieren.

Die Medizintechnik, insbesondere im Bereich der Diagnostik, aber auch in der Therapie, wie Sonographie, CT, MRT oder im Rahmen der Physiotherapie die Isokinetik, entwickelt sich in diesen Jahren exponentiell fort. Diese Umwälzung muß von den Medizinern an die berufsgenossenschaftlichen Verwaltungen weitergegeben werden, so daß die jeweiligen Richtlinien regelmäßig aktualisiert werden. Gleichzeitig sind Archivierung und Dokumentation der Unterlagen entsprechend auszurichten. Die zunehmende Spezialisierung mit der künftig sich ändernden Struktur in den Kliniken bringt es auch mit sich, daß z. B. die Röntgenbefundung nicht mehr durch den D-Arzt stattfindet, sondern durch einen Röntgenologen. Dadurch sind Qualitätseinbußen speziell in der Begutachtung zu befürchten (Hörster).

Auswertung von Heilverläufen

(Referenten: M. Benz und M. Roesgen; Mitwirkende bei der Gruppenarbeit: P. Coumanns und J. van Loh)

Die Überwachung des Heilverfahrens setzt eine zeitgerechte, mit EDV erfaßbare und vollständige Erst- und Folgedokumentation voraus, die Diagnose, Therapie mit Verlauf inklusive Operation und Komplikationen, Dauer der Arbeitsunfähigkeit, MdE oder eine Wiedererkrankung enthält. Eine Diagnosenverschlüsselung nach dem ICD-System in Anlehnung an die Gesetzliche Krankenversicherung wird derzeit nicht befürwortet. Dagegen ist eine einheitliche Terminologie sowohl für Krankheitsbezeichnung als auch für die Therapie wünschenswert, um Vergleiche vornehmen zu können. Dabei geben medizinische Richtlinien den berufsgenossenschaftlichen Verwaltungen Richtwerte für zeitliche Abläufe an die Hand. Dies dient sowohl der Verwaltung als auch den Ärzten zur Kontrolle. Andererseits müssen bei besonderen Verläufen Abweichungen von entsprechenden Standards zur Kenntnis gegeben werden. Bei dem gesamten Berichtswesen muß im übrigen der Datenschutz beachtet werden (Benz, Roesgen).

Zur Auswertung des Heilverlaufes ist es nicht möglich, jeden D-Arztbericht dem beratenden Arzt zur Kontrolle vorzulegen. Vielmehr sollte seitens der berufsgenossenschaftlichen Verwaltungen das Sammelbesuchsverfahren intensiviert und die Schulung der Sachbearbeiter unterstützt werden. Das Ziel der Auswertung der Heilverläufe besteht in der Qualitätssicherung. In diesem Zusammenhang wird die Einrichtung der Qualitätszirkel angesprochen, die beispielsweise von den Gesetzlichen Krankenversicherungen geführt werden. Allerdings sollte hier der Hauptverband oder auch der Landesverband der Berufsgenossenschaften initiativ werden. Insgesamt ist die Qualitätssicherung abhängig vom Grad der Fort- und Weiterbildung sowohl der D-Ärzte als auch der Angehörigen der Verwaltungen (Benz). Qualitätszirkel auf Landesverbandebene besteht bereits in den D- und H-Ärzte-Tagungen und in den von den 4 berufsgenossenschaftlichenUnfallkliniken/Sonderstationen durchgeführten Unfallmedizinischen Tagungen (Peters).

Moderne Datenverarbeitung und Kommunikationssysteme

(Referenten: P.-M. Hax und W. Römer; Mitwirkende bei der Gruppenarbeit: W. Hehling, M. Kötting und M. H. Ruidisch)

Zur Qualitätsverbesserung und -sicherung im berufsgenossenschaftlichen Heilverfahren und speziell im Gutachtenwesen können EDV-Instrumente herangezogen werden. Sie dienen auch der Möglichkeit der Kommunikationsverbesserung zwischen berufsgenossenschaftlicher Verwaltung und Ärzten. Damit ist die Steuerung und Überwachung des Heilverfahrens besser zu planen und transparenter zu gestalten, die Dokumentation und Datenqualität anzuheben, Statistiken sind automatisch zu erstellen. Mit der EDV ist auch eine Kostenüberwachung und -kontrolle möglich. Neben diesen qualitätssichernden Maßnahmen kann die EDV auch zur Verbesserung des medizinischen Wissens der Mitarbeiter in den berufsgenossenschaftlichen Verwaltungen beitragen, z.B. durch computerindizierte Vorlagetermine und zur Gewinnung von Bearbeitungsstandards und Planungsdaten.

Grundsätzlich kann die EDV zur Verbesserung des Datenaustausches zwischen Berufsgenossenschaft und Ärzten beitragen. Dies gilt insbesondere dann, wenn in Arztpraxen oder Kliniken zunehmend Daten digital erstellt werden, z.B. Berichte, Abrechnungen usw., die dann über einen direkten Datenträgeraustausch den Adressaten erreichen. Detailprobleme, wie z.B. Unterschriften von Berichten und Autorisierung zur Absendung, sind mit der modernen Technik durch Kode-Unterschriften lösbar. Der Datenschutz kann mit dem Einsatz von Verschlüsselungsprogrammen gewährleistet werden. Die bisher genannten Punkte betreffen im wesentlichen die Verwaltungsseite (Römer).

Beim heutigen technischen Stand der Textverarbeitungssysteme ist es auch kein Problem mehr, Bilddateien – z.B. Röntgen-, Sonographie- oder arthroskopische Videostandbilder – in Textdateien zu integrieren. Hierfür kann mit einem normalen Laserdrucker ein Graustufenbild auf Normalpapier gedruckt werden. Sinnvoll ist dies allerdings erst dann, wenn Röntgenbilder digitalisiert vorliegen. Digitale Bilddateien lassen sich auch zur Kommunikation zwischen

Kliniken, zwischen niedergelassenen und Klinikärzten, zwischen beratenden Ärzten und Berufsgenossenschaften über Datenleitungen austauschen. Ebenso als Kommunikationssystem sind Audio- und Videokonferenzsysteme einzusetzen, die über eine ISDN-Telefonanlage mit normalen Telefongebühren eine Konferenz mit Bilddemonstration ermöglichen.

Von ärztlicher Seite her wird an den Einsatz von Textbausteinen zur Beschleunigung, Erleichterung, Komplettierung und Verbesserung bei der Gutachtenerstellung gedacht. Kritischen Einwänden gegenüber ist vorzubringen, daß der erfahrene Gutachter mit einem solchen Programm ein Instrument an der Hand hat, um z.B. die Vollständigkeit seiner Befunde zu sichern. Bei der Verwaltung von Gutachtenaufträgen können Datenbanksysteme eingesetzt werden. Auch hier resultiert eine Qualitätskontrolle darüber, welcher Auftrag wie lange von wem bearbeitet wird, es können hausintern Mahnungen vergeben werden usw. Über Volltextdatenbanken läßt sich ein Schlagwortindex anlegen, über den vielfältige Abfragen möglich sind (Hax, Kötting).

Ein weiterer Bereich der Datenverarbeitung erstreckt sich auf das Spracherkennungssystem, das sich gerade für die Gutachtenerstellung anbietet, da hierbei kurze Wörter ganzen Textbausteinen zugeordnet werden können und damit z.B. auch der Zeitverlust durch das langsamere Sprechen auszugleichen ist (Hax).

Qualitätsansprüche an den ärztlichen Gutachter und Ansprüche an die Bearbeitungszeit

(Referenten: H. Bilow und V. Kaiser; Mitwirkende bei der Gruppenarbeit: U. Heitemeyer, J. Oehme, E. Reinhardt und F. Schröter)

Im Rahmen des berufsgenossenschaftlichen Heilverfahrens besteht grundsätzlich die gleiche Qualitätsverpflichtung bei der Begutachtung wie bei der Behandlung des Patienten, also der eigentlichen medizinischen Handlung. Allerdings ist dieses Bewußtsein beim Arzt nicht stark ausgeprägt; vielmehr wird die Gutachtentätigkeit als lästig empfunden. Eine Ursache hierfür besteht wohl darin, daß diese Verwaltungsarbeit im Rahmen des Studiums als unattraktiv gilt und damit weniger eindringlich gelehrt wird, obwohl das „Qualitätsgutachten" mit korrekter Befundung und Kausalitätsbeurteilung für den einzelnen betroffenen Versicherten von eminenter Bedeutung sein kann. Daher müssen alle Wege geschaffen werden, zur Qualitätsverbesserung im Gutachtenwesen beitragen können (Bilow).

Hierfür ist die formale Strukturierung jedes Gutachtens geeignet (Kaiser): Seitens der Verwaltung ergeht an den beauftragten Arzt ein gezielter Gutachtenauftrag mit konkreter Fragestellung für die korrekte Feststellung der Tatsachen. Hauptinhalt eines Qualitätsgutachtens besteht in der korrekten Befundung und Bewertung der Unfallfolgen einschließlich der Kausalitätsbeurteilung. Die Kriterien müssen der maßgeblichen Verwendungsabsicht der Verwaltung Rechnung tragen; diese hat nach der gesetzlichen Vorgabe der

Berufsgenossenschaft im Rahmen des Verwaltungsverfahrens die Unfallfolgen festzustellen. Da das Gutachten Beweismittel ist, müssen die Gutachten objektiv inhaltlich richtig und formal methodisch sachgerecht erstattet werden.

Voraussetzung hierfür ist die Qualitätsanforderung an den Arzt, der auf dem aktuellen medizinischen Kenntnisstand und mit der formalen Begutachtungsmethodik vertraut sein muß. Die Qualitätssicherung im Begutachtungswesen beinhaltet auch die Bemühung um Neutralität und Objektivität, diese sind grundlegende Voraussetzungen für die Erstellung eines Gutachtens. Der Gutachter muß Qualitätsbewußtsein haben, Nachwuchsärzte müssen für die Gutachtenerstattung bereits in der Aus- und Weiterbildung motiviert werden.

Insgesamt ist eine zügige Bearbeitungszeit wünschenswert. Denn ein bedeutsames Qualitätskriterium ist eine zügige Bearbeitung, die zur frühzeitigen Leistungsfeststellung der Rente oder des Verletztengeldes führt. Zur Qualitätssicherung im Begutachtungswesen sollte ein Gesamtkonzept aufgestellt werden, und zwar zentral auf der Ebene des Hauptverbandes und von Ärztegremien. Weiterhin sollte eine Motivationsoffensive für das Begutachtungswesen gestartet werden, womit die Bearbeitungszeiten sicher zu beeinflussen sind (Kaiser, Bilow).

Sachverzeichnis